脊柱和四肢
体格检查

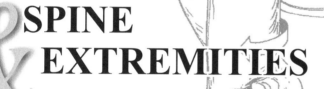

Physical Examination of the
SPINE
&EXTREMITIES

著者　［美］Stanley Hoppenfeld

主译　裴　斌　曾宪涛　王　谦

北京科学技术出版社

图书在版编目（CIP）数据

脊柱和四肢体格检查 /（美）斯坦利·霍本菲尔德（Stanley Hoppenfeld）著；裴斌，曾宪涛，王谦主译. —北京：北京科学技术出版社，2018.7（2019.7重印）

书名原文：Physical Examination of the Spine and Extremities

ISBN 978-7-5304-9607-7

Ⅰ.①脊… Ⅱ.①斯…②理…③裴…④曾…⑤王… Ⅲ.①脊柱–体格检查②四肢–体格检查 Ⅳ.①R194.3

中国版本图书馆CIP数据核字（2018）第068231号

版权登记号：01-2016-7388

Authorized translation from the English language edition, entitled PHYSICAL EXAMINATION OF THE SPINE AND EXTREMITIES, 1st Edition by HOPPENFELD, STANLEY, published by Pearson Education, Inc, Copyright © 1976 Prentice Hall, A Division of Pearson Education.

ISBN 97808385 78537

脊柱和四肢体格检查

著　　者：〔美〕Stanley Hoppenfeld	电子信箱：bjkj@bjkjpress.com
主　　译：裴　斌　曾宪涛　王　谦	网　　址：www.bkydw.cn
责任编辑：于庆兰	经　　销：新华书店
责任印制：吕　越	印　　刷：三河市国新印装有限公司
图文制作：北京永诚天地艺术设计有限公司	开　　本：788mm×1092mm　1/16
出 版 人：曾庆宇	字　　数：248千字
出版发行：北京科学技术出版社	印　　张：18
社　　址：北京西直门南大街16号	版　　次：2018年7月第1版
邮政编码：100035	印　　次：2019年7月第2次印刷
电话传真：0086-10-66135495（总编室）	ISBN 978-7-5304-9607-7/R·2479
0086-10-66113227（发行部）	
0086-10-66161952（发行部传真）	

定　　价：89.00元

译者名单

主　译：裴　斌（湖北医药学院附属襄阳市第一人民医院）

　　　　曾宪涛（武汉大学中南医院）

　　　　王　谦（湖北医药学院附属襄阳市第一人民医院）

副主译：叶恒波（湖北医药学院附属襄阳市第一人民医院）

　　　　廖晓龙（湖北医药学院附属襄阳市第一人民医院）

译　者：（按姓氏拼音排序）

　　　　艾金伟（湖北医药学院附属襄阳市第一人民医院）

　　　　陈　磊（湖北医药学院）

　　　　段余钡（湖北医药学院）

　　　　黄国鑫（湖北医药学院）

　　　　兰　姗（湖北医药学院）

　　　　李　露（湖北医药学院附属襄阳市第一人民医院）

　　　　李德胜（湖北医药学院附属襄阳市第一人民医院）

　　　　李铭扬（湖北医药学院附属襄阳市第一人民医院）

　　　　廖晓龙（湖北医药学院附属襄阳市第一人民医院）

　　　　刘江涛（湖北医药学院附属襄阳市第一人民医院）

　　　　裴　斌（湖北医药学院附属襄阳市第一人民医院）

　　　　石　叶（湖北医药学院）

　　　　唐玲玲（湖北医药学院）

　　　　王　谦（湖北医药学院附属襄阳市第一人民医院）

　　　　王配军（湖北医药学院）

　　　　吴文凤（湖北医药学院）

　　　　夏稳伸（湖北医药学院附属襄阳市第一人民医院）

　　　　叶恒波（湖北医药学院附属襄阳市第一人民医院）

　　　　曾宪涛（武汉大学中南医院）

　　　　张爱枚（湖北医药学院）

　　　　张慧婷（湖北医药学院）

　　　　周新春（湖北医药学院附属襄阳市第一人民医院）

谨将此书献给我的妻子 Norma，感谢她为我的生活增添了新的内涵。

献给我的父母，他们是我最敬爱的老师。

献给学习、修订、传承本书知识的所有人。

致 谢

一人不成书。在此我向众多可敬的人致谢！

首先感谢我的助手 Richard Hutton 及 Hugh homas 6 年来一直相伴。我们为该书的完成共同努力，共同收获成功的喜悦。

感谢阿尔伯特·爱因斯坦医学院矫形外科同事（Elias Sedlin、Robert Schultz、Uriel Adar、David Hirsh 和 Rashmi Sheth）的鼎力相助。

感谢关节病医院的主治医师们，他们在我实习期间言传身教，传授给我大量宝贵知识。我将这些知识传承下去，以此表达感激之情。

感谢阿尔伯特·爱因斯坦医学院矫形外科的住院医师采用本书内容进行临床教学。

感谢 Joseph Milgram 在多年的教学生涯中既是良师，又为益友。

感谢 Arthur J. Helfet 参与本书撰写并在膝关节体格检查教学中运用本书内容。

感谢英国同事在美国期间参与脊柱和四肢体格检查的教学并对本书写作所提出的建议：Clive Whalley、Robert Jackson、David Gruebel-Lee、David Reynolds、Roger Weeks、Fred Heatley、Peter Johnson、Richard Foster、Kenneth Walker、Maldwyn Griffiths 和 John Patrick。

感谢 Nathan Allan Shore 在颞下颌关节方面卓越的教学工作以及他不断赋予我灵感的火花。

感谢 Arthur Merker 的友情，感谢他为我们提供位于海边的居所，让我们能安心开展工作。

感谢 Paul Bresnick 在我们开始撰写下肢章节时给予的帮助。

感谢 Allan Apley 的友情支持及在修订该书时提供的宝贵建议。

感谢 Frank Ferrieri 在我撰写本书时替我分担工作。

感谢 Laurel Courtney 不吝时间对书稿提出修订意见。

感谢 Sis 和 David 在撰写本书期间始终不渝地支持。

感谢 ED Delagi 倾听我的想法及对步态章节的修订。

感谢 Morton Spinner 对腕和手部章节的修订并提出了宝贵建议。

感谢 Mel Jahss 对足踝部章节的修订并为该章节撰写打下牢固基础。

特别感谢我们的助理秘书 Muriel Chaleff 长时间的友情支持并慷慨参与本书出版。

感谢 Joan Nicosia 在准备腕手部章节提供的帮助。

感谢 Lauretta White 6 年来辛勤付出、打印保存文件，使我们能有条不紊地开展工作。

感谢 Anthea Blamire 在文秘工作方面的支持。

感谢 Carol Halpern 不辞劳苦地帮助我们打印本书出版文稿。

感谢 Sabina DeFraia 长期及时地打印大量书稿。

感谢 Doreen Berne 在 Appleton–Century–Crofts 出版公司处理书稿时表现出的专业态度。

感谢 Steven Abramson 在本书出版和页面包装上提供的有力帮助。

感谢 Laura Jane Bird 在本书设计上提供的帮助。

感谢出版商让我们团队的努力有一个完美的结局。

前　言

在我做住院医师和随后的教学生涯中，我渴望拥有一本简洁清晰的关于脊柱和四肢体格检查的工具书。按照我的设想，这本工具书能指导临床医生、医学生对脊柱四肢及病变进行正确、高效、全面的体格检查。本书有三个重要特征：篇章结构紧凑、插图丰富、方便教学。基于临床医师、医学生的需求和教学经验，我们撰写了本书。

按此初衷，本书每一章节对应某一特定部位的体格检查过程，并根据特殊的体格检查需要进行了一些调整。

为了更好地理解体格检查过程，该书配有 600 多幅插图。它们都是我们长期教学经验的结晶。耗时 3 年多我们才完成插图及相应章节文字描述的绘制编撰工作。大部分插图用极简明的方式展示了临床医生应该掌握的相关基本知识，另一些则精确地描述了解剖细节。多数插图是从检查者角度出发，力图教会读者通过模仿学会准确的体格检查方法。

在每一个章节的撰写过程中，我们既遵循体格检查的基本原理，也运用本书的教学方法。该教学方法已经在阿尔伯特·爱因斯坦医学院成功应用 7 年，不仅使住院医师、医学生、不同专业的临床医师受益，还惠及物理治疗师及其他专业人士。虽然教授方法相同，但针对不同的人群，教学深度有所变化。

需要强调的是，没有什么能取代经验丰富的高年资医师直接指导下的体格检查实践。书本不能替代经验丰富的高年资医师的指导，当然也不能仅依靠个人经验来指导医师进行体格检查。但该书可以将临床医师从学习体格检查的基础知识、重要概念及体检技巧的负担中解放出来，使之能更多关注体格检查的关键性细节问题。引用威廉·奥斯勒（Willian Osler）的格言："学医没有书本做引导就如同在茫茫大海上漂泊却没有航海图，看书若无临床实践就如同学习航海却从未出海航行。"

衷心希望该书能成为临床医师及医学生快速掌握脊柱及四肢体格检查基础知识的一本工具书。

Stanley Hoppenfeld,M.D.

目　录

第一章

肩部体格检查

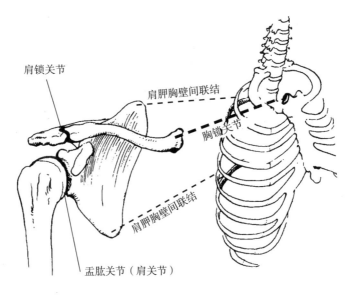

肩锁关节

肩胛胸壁间联结

胸锁关节

肩胛胸壁间联结

盂肱关节（肩关节）

图 1-1　肩胛带

肩胛带由 3 个关节及 1 个直接"联结"组成：

（1）胸锁关节；

（2）肩锁关节；

（3）盂肱关节（肩关节）；

（4）肩胛胸壁间联结。

这 4 部分共同完成协调性动作（图 1-1）。肩关节是一个不稳定关节，与髋关节深凹的髋臼窝不同，其关节窝表浅（图 1-2）。肱骨由软组织、肌肉、韧带及一个关节囊连接在肩胛骨上，仅有很少的骨性结构支撑。

首先观察肩部外形，其次触诊其骨性结构及肩胛带周围软组织。体格检查包括活动范围检查、肌肉测试、神经系统评估及特殊检查。

视诊

患者进入诊室即开始视诊；行走时，评估其动作协调性及对称性。正常步态时，一侧上肢与对侧下肢协调一致地摆动。患者将衣物退至腰部时，观察其肩部的运动节奏。正常情况下，肩部活动流畅、自然、两侧对称；异常的动作表现为不对称地抖动或变形，患者尝试用无效的、无痛的动作来替代有效但痛苦的动作。初步视诊包括肩部的水疱、脱位、擦伤、瘢痕，以及其他现有和既往病变的体征。

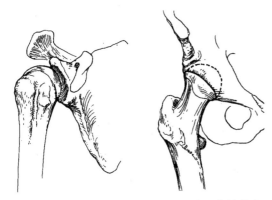

图 1-2　肱骨仅有很少的骨性结构支撑。肩关节窝表浅而髋臼窝深凹

观察时，比较每个部位的对称性，注意大体解剖轮廓、一般情况和有无病理表现。双侧对比是发现病变最简单的方法，常可观察到肢体的细微变化。比较是作好体格检查的重要方法，不仅用于视诊、触诊、活动度评估、神经检查同样有效。

不对称往往很明显。例如，一侧手臂处于不自然位置，手臂横过躯干前面内收（移向中线）或远离躯干外展时，在腋窝处留下明显的空隙；或是患者手臂呈内旋内收，像一个索要小费的侍者（ERB 麻痹）（图 1-3）。

锁骨是肩前部最明显的骨性标志（图 1-4）。锁骨是支撑骨，使肩胛骨保持在胸部后侧并阻止关节盂向前方移动。锁骨内侧端与胸骨柄相连构成胸锁关节，外侧端与肩峰相连构成肩锁关节。锁骨几乎全部位于皮下，仅有薄的颈阔肌覆盖，体表轮廓突出，故发生骨折或脱位时非常明显。若无锁骨支撑，皮肤正常的嵴样凸起（锁骨轮廓）将消失，产生明显的圆肩畸形。

然后观察三角肌区，三角肌区是肩胛带前方突出的块状结构。肩部的圆润外形是由于三角肌呈帘状覆盖在肩峰与肱骨大结节之间所致。通常肩部外形饱满而圆润，两侧对称（图 1-4）。一旦三角肌发生萎缩，肩部失去肌肉填充，下方的肱骨大结节将会变得异常明显。肩关节脱位时，肱骨大结节前移，肩部将出现畸形，外侧饱满的轮廓消失，肩峰下方呈阶梯状改变，手臂稍稍偏离躯干部（图 1-5）。

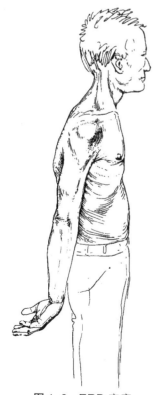

图 1-3 ERB 麻痹

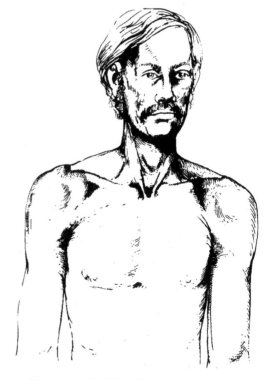

图 1-4 锁骨几乎全部位于皮下，轮廓明显

三角肌－胸大肌肌间沟位于锁骨侧凹的正下方，肩内侧缘（图1-4）。该沟位于三角肌纤维与胸大肌纤维的交汇处，是肩前区外科手术切口最常用的入路部位。三角肌－胸大肌肌间沟也是头静脉的体表标志，当无静脉可用时，头静脉可供静脉移植使用。

检查肩胛带后侧面（图1-21）时，肩胛骨是该区最明显的骨性标志，它是基底部位于胸廓后方的一块三角形骨。嵴状隆起外形使肩胛骨易于体表定位。它覆盖第2～7肋，内侧缘距胸椎棘突约2英寸（5cm）（图1-22）。肩胛冈内侧光滑的三角形区域平第3胸椎棘突。肩胛骨顺应胸廓及胸椎轻度后凸的形状而弯曲。肩胛骨在背部不对称

提示前锯肌无力或萎缩，呈翼状外形（图1-66）。先天性翼状肩畸形（Sprengel病）是出现肩胛骨不对称的另一种病因，该病是由于胚胎发育时肩胛骨下降不全所致。高耸的肩胛骨导致明显的蹼颈或短颈畸形（图1-6）。

躯干后正中线位于两侧肩胛骨中间，脊柱棘突清晰可见。注意观察脊柱是否呈一直线，是否向侧方弯曲（脊柱侧凸）（图1-7）。脊柱侧凸可导致一侧肩胛骨明显低于对侧，优势侧肌肉更发达。休曼（Scheuermann）病或青少年驼背会造成"圆背"或胸椎后凸（图1-8）。

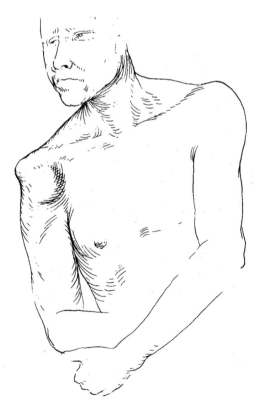

图1-5　肩关节脱位

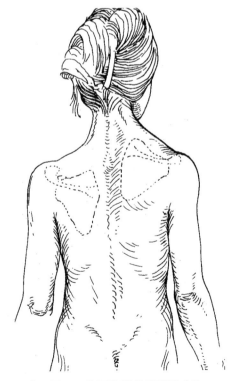

图1-6　肩胛骨——先天性翼状肩畸形（Sprengel病）——部分未塌陷的肩胛骨

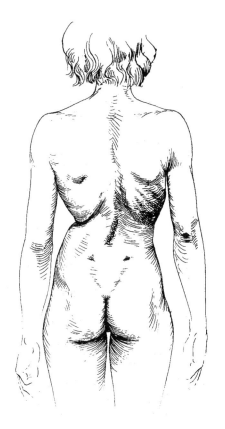

图 1-7　脊柱侧向弯曲（脊柱侧凸）

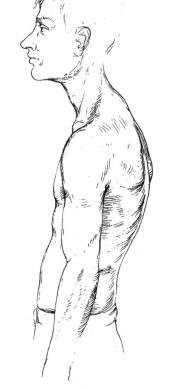

图 1-8　胸椎过度后凸——青少年休曼（Scheuermann）病或青少年驼背

骨骼触诊

骨骼触诊为评估相关解剖结构提供了一种系统有序的方法。患者坐位，检查者位于患者后方，将手置于患者三角肌及肩峰处。触诊应轻柔、力度适中、循序渐进，使患者有安全感。手呈持杯状姿势最为有效，可用指尖感觉皮肤温度。

胸骨上切迹　自三角肌和肩峰处向内侧移动触诊（图 1-9，图 1-10）直至胸骨上切迹。

胸锁关节　胸锁关节位于胸骨上切迹外侧，应双侧触诊。锁骨悬于胸骨柄稍上方，关节位置很表浅。正常锁骨位于胸骨柄上方，通过胸锁韧带和锁骨间韧带维持正常位置。锁骨脱位常表现为向内上方的移位；锁骨会移位至胸骨柄顶部，两侧明显不对称。

锁骨　自胸锁关节沿着锁骨光滑的前上方表面向外侧滑动触诊（图 1-11）。附着于锁骨的肌肉均起自锁骨后下方，锁骨前上方除颈阔肌外无其他肌肉附着。先触诊锁骨凸起的内侧 2/3，再触诊凹陷的外侧 1/3。注意：凸起、骨擦感或连续性中断提示可能存在骨折（图 1-12）。瘦弱患者，可在锁骨上神经越过锁骨的部位触及该神经。

喙突　在锁骨凹陷最深处，将手指放在距离锁骨前缘 1 英寸（2.5cm）处，向后外

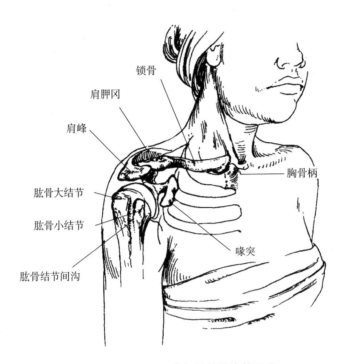

锁骨

肩胛冈

肩峰

肱骨大结节

肱骨小结节

肱骨结节间沟

胸骨柄

喙突

图 1-9　肩部骨性结构前面观

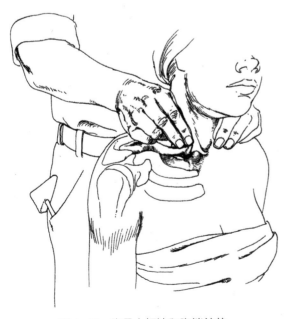

图 1-10　胸骨上切迹和胸锁关节

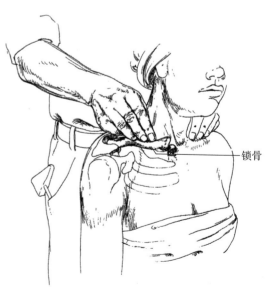

锁骨

图 1-11　锁骨触诊：内侧 2/3 凸起且呈管状

侧斜向按压，直到触及喙突（图 1-13）。喙突面向前外侧，仅内侧面及尖端可触及。它位于胸大肌深层，在三角肌 - 胸大肌三角区用力按压则可触及。

肩锁关节 回到锁骨，继续向外侧约 1 英寸（2.5cm）处触诊，可触及皮下的肩锁关节（图 1-14）。尽管锁骨外 1/3 开始变

得平坦，但没有失去圆润轮廓，略突出于肩峰上方。手指向内推压锁骨外侧粗大的肩峰端，更易于触及肩锁关节。或让患者运动肩胛带使肩锁关节活动，也更易于触诊（图 1-15）。嘱患者屈伸肩部数次，可感觉到关节活动。肩关节的骨性关节炎或锁骨外侧端

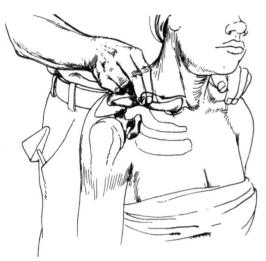

图 1-12 锁骨凹陷的外侧 1/3

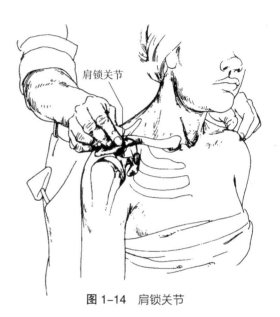

图 1-14 肩锁关节

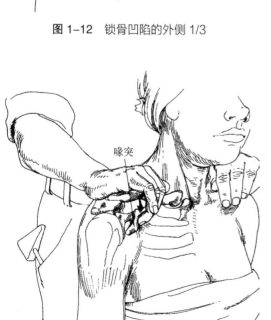

图 1-13 喙突

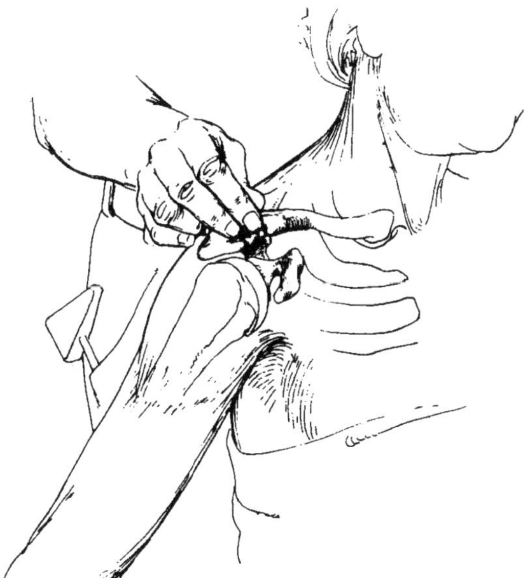

图 1-15 患者转动手臂，使肩锁关节易于触诊

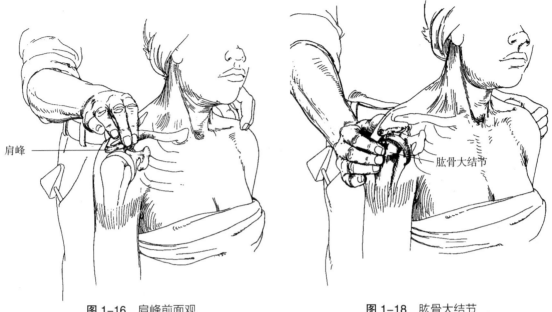

肩峰

图 1-16 肩峰前面观

图 1-18 肱骨大结节

肱骨大结节

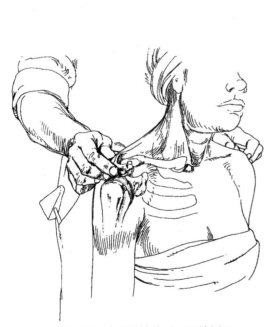

图 1-17 肩峰骨性的后面及外侧面

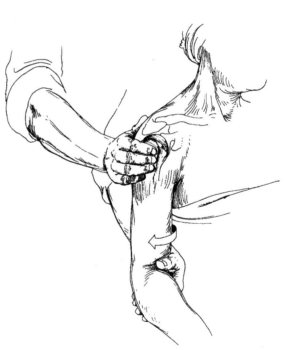

图 1-19 肱骨结节间沟及肱骨小结节

脱位时，肩锁关节易于触诊且可闻及"噼啪"音。

肩峰 肩峰呈矩形，为肩部最高点。触诊其骨性后面及前部（图 1-16，图 1-17）。

肱骨大结节 从肩峰外侧缘向侧方触诊至肱骨大结节，它位于肩峰外侧缘下方（图 1-18）。在肩峰外侧与肱骨大结节之间有一小的阶梯样结构。

肱骨结节间沟 肱骨结节间沟位于肱骨大结节前内侧，外侧界为大结节，内侧界为小结节。上臂外旋时结节间沟位置更加暴露，易于触诊，可扪及平滑移行的大结节、小结节和结节间沟（图 1-19，图 1-20）。触诊结节间沟时须小心，因为肱二头肌长头及其滑膜内衬在沟内行走。触诊时用力过度不仅会伤害患者，且会使患者紧张，不利于后续检查。注意肱骨小结节与喙突在同一平面。

肩胛冈 从肩峰向内后方移动，到肩胛冈逐渐变细处对其进行触诊（图 1-21）。注意肩峰与肩胛冈形成一个连续的弓状结构（图 1-22）。肩胛冈斜跨肩胛骨背面上 4/5，止于肩胛骨内侧平坦光滑的三角形区域（图 1-23）。沿肩胛骨内侧界向上触摸至肩胛骨上角（图 1-24）。因为被肩胛提肌覆盖，且向前方弯曲导致界限不清，肩胛骨上角不如肩胛骨下角易于触诊。在临床上肩胛骨上角很重要，因为颈椎病变疼痛常放射至该处。

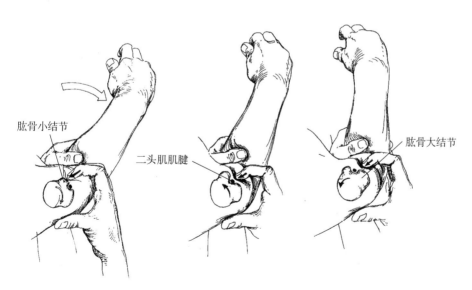

图 1-20 触诊肱骨结节间沟时需小心，用力过度会伤害患者。旋转肱骨可触摸到肱骨结节间沟的壁

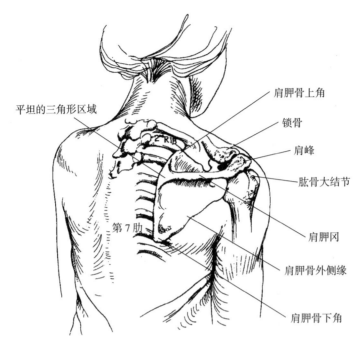

平坦的三角形区域

肩胛骨上角

锁骨

肩峰

肱骨大结节

第7肋

肩胛冈

肩胛骨外侧缘

肩胛骨下角

图 1-21 肩部骨性结构后面观

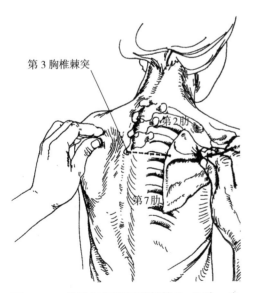

第3胸椎棘突

第2肋

第7肋

图 1-22 放松时肩胛骨覆盖第 2~7 肋，内侧缘距胸椎棘突 2~3 英寸（5~7.5cm）

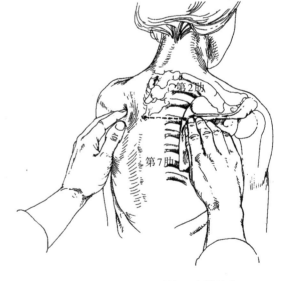

第2肋

第7肋

图 1-23 肩胛冈正对第 3 胸椎棘突

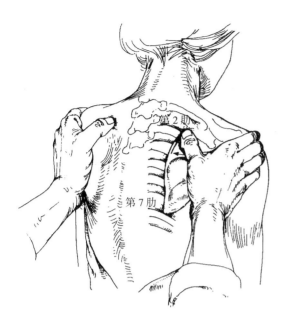

图 1-24 在肩胛骨内侧缘触诊肩胛骨上角

肩胛骨内侧缘 自肩胛骨上角沿距胸椎棘突约 2 英寸（3 横指的宽度，约 7.5cm）的肩胛骨内侧缘向下触诊（图 1-25），而肩胛冈内侧缘的三角形区域位于 T3 水平。从肩胛骨下角沿肩胛骨外侧缘触诊，因为被覆背阔肌、大圆肌、小圆肌，该区不易触及（图 1-26）。

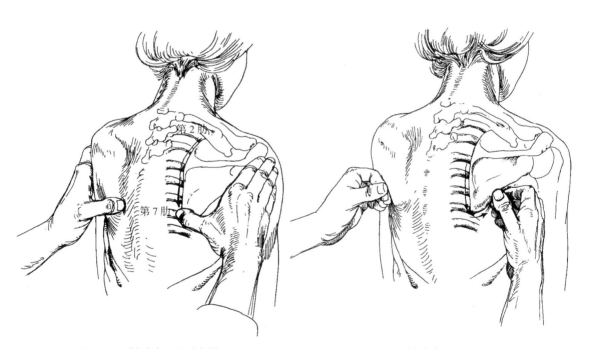

图 1-25 触诊肩胛骨内侧缘 　　　　　**图 1-26** 触诊肩胛骨外侧缘

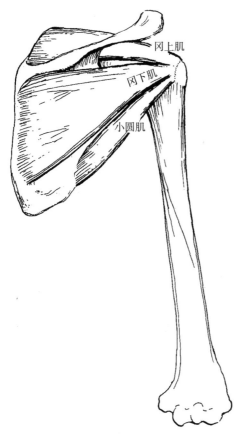

图 1-27　冈上肌、冈下肌及小圆肌——SIT 肌群

软组织触诊临床分区

肩部软组织检查分为 4 个临床区域。

（1）肩袖；

（2）肩峰下滑囊及三角肌滑囊；

（3）腋窝；

（4）主要肩胛带肌群。

　　对相关区域的讨论包括特殊病变及其临床意义。解剖分区触诊有 3 个目的：①明确肩部软组织结构间的相互关系；②查明解剖异常；③发现异常肿物。肩胛带肌肉触诊时，除关注单块肌肉的状态（是否肥大或萎缩）外，还需评估其肌力、连续性、大小及形状。准确定位压痛区域并明确原因。

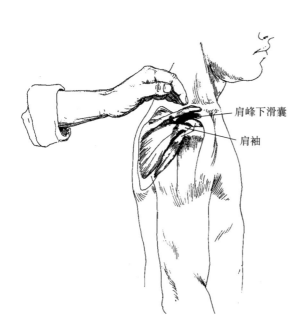

图 1-28　肩袖位于肩峰下方

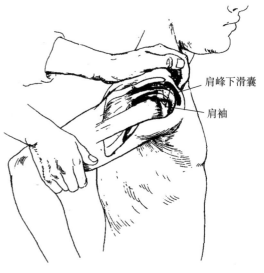

图 1-29　被动后伸肩部可使肩袖易于触诊

Ⅰ区——肩袖

肩袖具有重要的临床意义。肩袖退行性病变及肌腱起点撕裂相当常见，会引起肩关节活动受限，尤其是外展受限。肩袖由4块肌肉组成，其中3块在肱骨大结节止点处可扪及。这3块肌肉为冈上肌、冈下肌、小圆肌，总称为"SIT肌群"。"SIT"是根据附着点顺序，由肌肉名称首字母组合而成（图1-27）。手臂垂于身旁，冈上肌位于肩峰正下方，冈下肌在冈上肌后方，小圆肌在前两块肌肉正后方。肩袖的第4块肌肉——肩胛下肌，位于上述肌肉前方，无法扪及。

由于肩袖位于肩峰正下方，只有从肩峰下旋转出来才可触及（图1-28）。握住手臂近肘关节处，后抬肘部，使肩部被动后伸，肩袖移出，易于触诊。从肩峰前缘稍下方触诊暴露的球形肩袖组织（图1-29）。SIT肌群不易区分，可将其附着于肱骨大结节或邻近处作为一个整体进行触诊。触痛可由肌肉缺损或撕裂引发，或是肌肉从肱骨大结节止点处撕脱所致。肩胛下肌是肩袖中最易损伤的肌肉，多见于近止点处。

Ⅱ区——肩峰下滑囊及三角肌下滑囊

肩峰下滑囊炎及三角肌下滑囊炎是引起肩部疼痛及活动受限的常见疾病。肩峰下滑囊向前旋转时，肩袖在肩峰下方被动伸展。滑囊主要由两部分组成：肩峰下部及三角肌下部。在肩峰边缘正下方，可触及部分滑囊（图1-30）。自肩峰前缘，肩峰下滑囊可延伸至肱骨结节间沟。自肩峰外侧缘，滑囊延伸至三角肌下方，使其与肩袖分开，且两处都可自由活动（图1-31）。像肩袖一样，肩

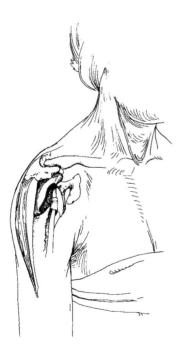

图1-30 肩峰下滑囊及三角肌下滑囊从肩峰边缘下方旋出时部分可触及

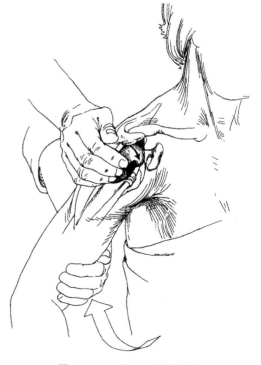

图1-31 三角肌下滑囊触诊

峰下滑囊触诊时须小心仔细，因为发生滑囊炎时此处非常敏感。注意有无异常的组织增生或固定压痛。增厚的滑囊在肩部运动时常伴"噼啪"音。

Ⅲ区——腋窝

腋窝是一个四边形锥体样结构，通向上肢的血管及神经在其中走行（图1-32）。检查者立于患者前方，用一只手外展患者手臂，示指及中指轻轻插入患者腋窝（图1-33）。然后将患者手臂放回身体侧方，放松腋窝顶部皮肤，向头侧施压使手指深入腋窝，检查淋巴结数目，观察有无淋巴结肿大及压痛（图1-34）。

胸大肌和背阔肌分别构成腋窝饱满的前、后壁。内侧壁是第2～6肋及其上方的前锯肌，外侧壁是肱骨结节间沟。盂肱关节形成腋窝锥体的顶部，蹼状的皮肤及筋膜组织构成腋窝底部。腋窝前后壁交汇于肱骨结节间沟，并向内在胸壁分开。臂丛神经及腋动脉通过腋窝顶部至上肢，支配上肢感觉和运动及供血。

继续向腋窝内侧壁触诊，将手指紧紧按压在患者肋部，触诊前锯肌（图1-34），并与对侧比较。接着触诊患者腋窝侧壁，即肱骨结节间沟。肱动脉是外侧象限最易触及的结构。喙肱肌呈条索状，在其与肱三头肌长头之间向肱骨干轻轻施压，可感觉到肱动脉搏动（图1-35）。

当患者臂部外展（偏离中线）时，可触及腋窝前壁和后壁。外展时胸大肌及背阔肌变得紧张，易于触诊。

触诊腋窝后壁时，将背阔肌握在拇指、示指及中指之间（图1-36）。随后从上到下触诊背阔肌宽阔的区域。转向前壁，用同样方法触诊胸大肌（图1-37）。胸大肌以宽阔

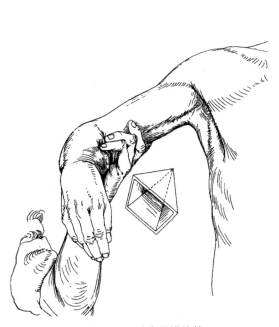

图1-32 腋窝呈锥体状

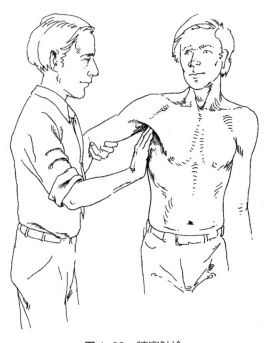

图1-33 腋窝触诊

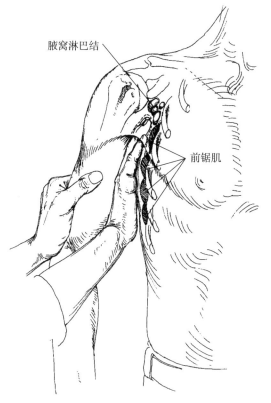

图 1-34　触诊淋巴结

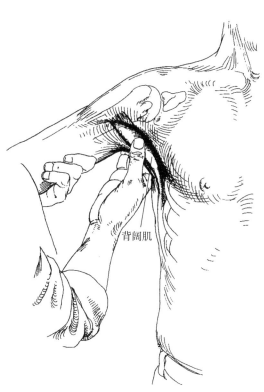

图 1-36　背阔肌触诊——腋窝后壁

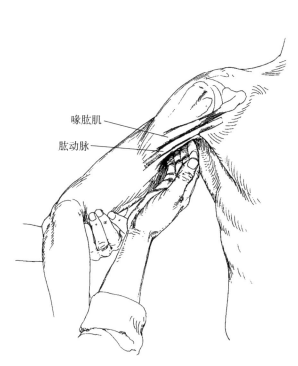

图 1-35　肱动脉触诊

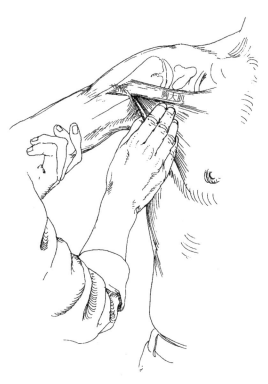

图 1-37　胸大肌触诊——腋窝前壁

的肌束起自锁骨及胸骨,以细扁的肌腱止于肱骨。触诊胸大肌及背阔肌,感觉其肌张力及状态,并与对侧比较。

Ⅳ区——肩胛带主要肌肉

对比检查双侧肩胛带肌肉,确定其大小、形状、连续性和质地。双侧对比不仅可发现大体解剖的异常,如轮廓异常、肿块、肌肉断裂或肌肉缺失,还可明确局部解剖异常。

注意:疼痛是主观症状,而触及的异常是客观、可重复的。

首先自上而下触诊肩部前面肌肉,再按同样顺序触诊后面肌肉。

胸锁乳突肌　具有重要的临床意义,原因如下:①它是血肿高发部位,血肿可造成斜颈;②其前、后缘的淋巴结常因感染而肿大;③颈部过伸性损伤常累及胸锁乳突肌,如挥鞭样损伤。

握住胸锁乳突肌基底部,双侧同时进行全程肌肉触诊(图1-38,图1-39)。胸锁乳突肌有两个头,内侧头起自胸骨柄,外侧头起自锁骨内1/3。向乳突的止点处触诊,检查淋巴结是否肿大。当患者头部转向一侧,

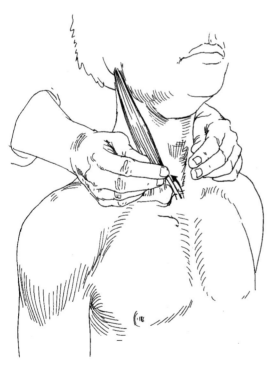

图1-38　胸锁乳突肌

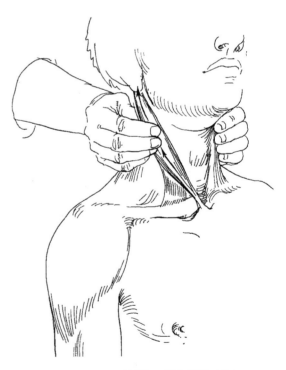

图1-39　同时触诊双侧胸锁乳突肌

再转向另一侧时，更易于触诊胸锁乳突肌及其远侧起点。有经验者，检查胸锁关节时可触诊胸锁乳突肌起点。

胸大肌　胸大肌常先天性部分或完全缺如，临床上具有重要意义。胸大肌的两个头全部起自胸骨及锁骨内侧 2/3，几乎形成一个连续的弧形区域。起点位于锁骨外侧凹陷，此处是三角肌 – 胸大肌肌间沟的内侧界。构成腋窝前壁，胸大肌止于肱骨结节间沟的外侧缘。

检查腋窝时，可以触及胸大肌止点。触诊两侧胸大肌，重点触诊其内侧部分，用 5 根手指触摸其表面（图 1-40）。肋软骨联结紧贴胸骨外侧，可通过胸大肌进行触诊（图 1-41）。该联结可因创伤或 Tietze 综合征（又称肋软骨结合处综合征）而变得柔软和肿大（肋软骨炎）。向胸大肌止点处移动触诊，注意它越过肱骨结节间沟止于沟的外侧缘。如有压痛，应明确是沟内的压痛还是肌肉本身的疼痛。乳房位于胸大肌表面且附着于肌肉前方的筋膜。触诊时注意有无肿块或粘连。

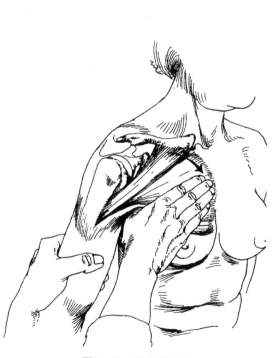

图 1-40　胸大肌触诊

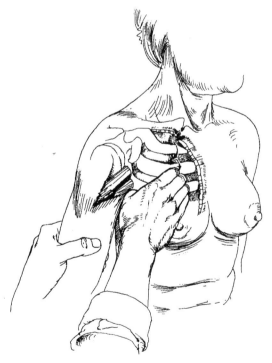

图 1-41　肋软骨联结

肱二头肌 屈肘时肱二头肌突起明显，易于触诊。有时肱二头肌长头自起点处撕脱，呈球形卷曲在肱骨中段，外形与健侧截然不同。肌肉向下延续为腱膜越过肘关节，止于桡骨粗隆（图1-42），由近至远进行触诊。接着向近端触诊，直至肱骨结节间沟及行走于沟内的肱二头肌长头腱（图1-43）。肱二头肌近端易发生腱鞘炎，长头腱易自肱骨结节间沟滑脱。肩外旋时，易触及肱骨结节间沟内的肌腱。

三角肌 这块肌肉与肩袖及三角肌下滑囊相连，与滑囊炎病变有关，有重要临床意义。肩部损伤可致肌肉萎缩。肩关节脱位引起的腋神经损伤可引起三角肌萎缩，使其失去张力。

三角肌起自锁骨外1/3部，起点宽大连续，包绕肩锁关节及肩峰前、外、后面，并向下延伸至肩胛冈。三角肌锁骨部起于锁骨外侧凹陷，该处是胸大肌止点，三角肌的肌腹构成肩部圆隆外形。三角肌肌束沿上臂下行逐渐变细，约在肱骨中部集中，止于三角肌粗隆。以肩峰的骨性标志为参照，从肩峰前、外、后缘向三角肌止点处线性触诊（自起点到止点）（图1-44，图1-45）。三角肌前部覆盖肱骨结节间沟，沟内的压痛难以与三角肌前部压痛鉴别，因为这两个部位的压痛都很常见。仔细检查三角肌前外侧部的特定压痛点，该处压痛往往提示滑囊炎。有经验者，可将三角肌与肩峰、肱骨头、肩胛冈一起触诊。

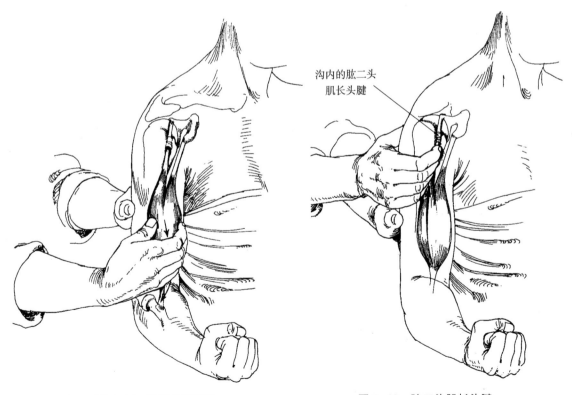

沟内的肱二头肌长头腱

图1-42 肱二头肌触诊　　　　　图1-43 肱二头肌长头腱

斜方肌　斜方肌上半部损伤常与机动车事故及其他原因引起的颈部扭伤相关，可致血肿形成。将斜方肌外侧部轻握在拇指及其他四指间，从其枕区起点至其展开覆盖于锁骨及肩峰处，认真触诊。斜方肌位于锁骨、肩峰及肩胛冈止点的大部分区域均与三角肌交织在一起，此处很难区别两块肌肉。沿肩胛冈上部触诊（此处是斜方肌起点及三角肌止点部位），检查该处的压痛以及两块肌肉在大小、轮廓及连续性的差异。从肩胛冈处触诊斜方肌下角（图1-46），手指自上而下从两侧向中间集中，直到触及肌肉远端位于T12棘突的止点。与颈部斜方肌比较，此处斜方肌不明显。

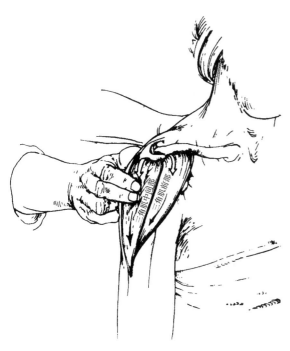

图1-44　三角肌前部及中间部

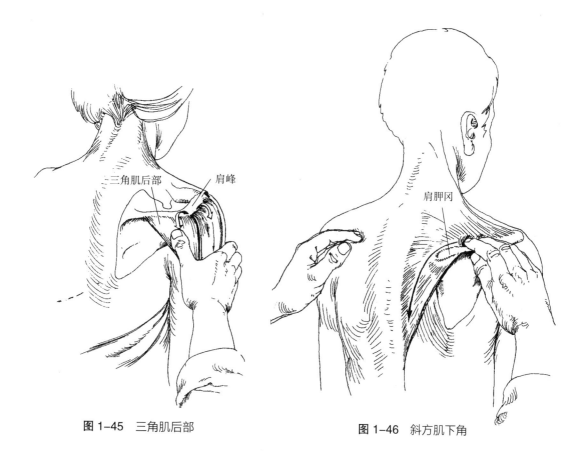

图1-45　三角肌后部

图1-46　斜方肌下角

大、小菱形肌　菱形肌是姿势肌，它使肩关节保持在"立正"姿势。从事文秘工作者，由于久坐及长时间打字，经常抱怨背部菱形肌部位疼痛。这是肌肉损伤所致，易反复发作。

菱形肌起自 C7～T5，向外下方斜行，止于肩胛骨内侧缘。因大、小菱形肌难以区别，应作为一个整体进行触诊。

定位肩胛冈内侧端光滑的三角形区域，便于触诊菱形肌。此处正对 T3 棘突，是小菱形肌的止点部。嘱患者肩部内旋、屈肘、手臂置于后背，使菱形肌隆起，以区别其上方的斜方肌（图 1-47）。患者用力向后靠，检查者用力前推对抗患者，使菱形肌可触及。首先触诊菱形肌肌腹，再斜行向下触摸脊柱棘突与肩胛骨内侧缘之间 2 英寸（5cm）的区域。触诊对侧，进行比较。

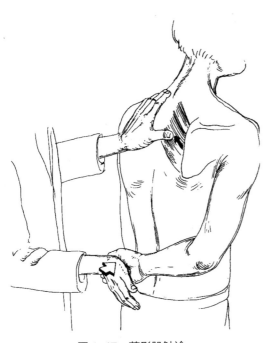

图 1-47　菱形肌触诊

背阔肌　从髂嵴宽阔的起始部到肩关节，背阔肌逐渐变细变窄，肌束相互交织，止于肱骨结节间沟基底部。

前面已触诊背阔肌止点周围。后伸上臂使背阔肌沿腋窝侧皱襞突出更明显。检查者拇指放入腋窝作为基点，其他四指呈地毯式触诊肌肉后面。继续向尾部触诊，直到肌肉界限模糊。触诊对侧，进行比较。虽然有患者抱怨"肌肉拉伤"，但背阔肌临床意义不大。

前锯肌　触诊腋窝内壁时已经检查过前锯肌。再次触诊会发现它像刀刃一样呈锯齿状覆盖第 1～8 肋。前锯肌的作用是将肩胛骨内侧缘固定于胸壁，使肩胛骨在肩部活动时紧贴胸廓（图 1-66）。

活动范围

用主动及被动测试检查患者活动是否受限。主动测试是让患者自行完成活动，被动测试则是检查者移动患者肢体从而完成一定范围的活动。当患者主动活动检查困难时需使用被动活动检查。如果患者能够顺利完成一整套动作，则无须被动测试。

肩胛带的活动范围包括 6 个动作：①外展；②内收；③后伸；④前屈；⑤内旋；⑥外旋。这些动作相结合，可为肩部提供大范围多样的运动方式。

主动活动范围检查

阿普莱（Apley）摸背试验是评估患者主动活动的最快捷方法。首先检查外展及外旋动作，嘱患者从头部后方触摸对侧肩胛骨内上角（图 1-48）。接着，嘱患者从头部前方触摸对侧肩峰，以确定内收及内旋范围（图 1-49）。然后，嘱患者从背后侧触摸对侧肩胛骨下角（图 1-50），进一步确定内收及内旋范围。检查中，注意观察是否存在活动受限、动作不连贯或不对称。

　　另一种方法是让患者手臂内收 90°，肘关节伸直。然后嘱患者双侧手掌旋后向上，手臂继续外展，直至双手在头顶上方相碰（图 1-51）。可检查完整的双侧肩部外展情况，并同时双侧对比。然后嘱患者将手置于颈后，向后推送肘关节，测试外展及外旋。最后检查内收及内旋，嘱患者双手自下方置于背后尽量向上，且越高越好，像要抓住肩胛骨下角。快速测试的最大优点是双侧同步，便于检查活动对称性及发现患侧的微小缺陷。

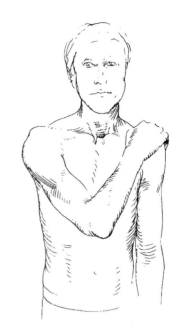

图 1-49　内旋及内收测试

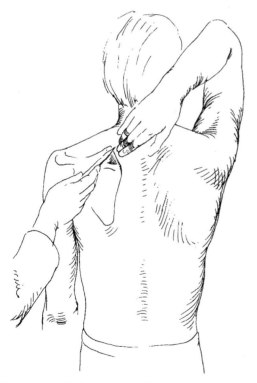

图 1-48　阿普莱（Apley）摸背试验：外旋及外展

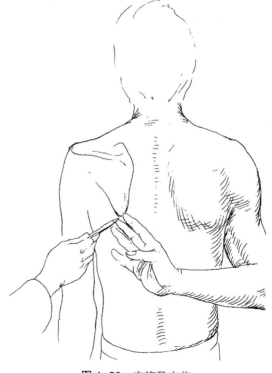

图 1-50　内旋及内收

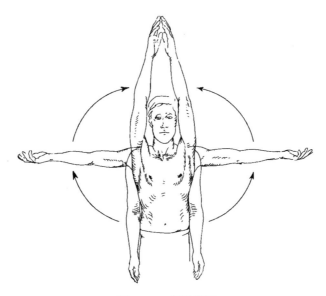

图 1-51 活动范围

被动活动范围检查

　　如患者不能主动完整地完成肩胛带活动，考虑使用被动检查。患者不能主动完成活动的原因众多：可能存在肌无力、软组织挛缩（关节囊病变、韧带病变，或肌肉挛缩）或骨性活动障碍（骨性强直或骨赘）。被动测试是检查者提供动力，排除了患者自身肌肉力量的作用（不作为一个影响因素）。因此，被动测试可用来判断活动范围受限是否与肌肉力量相关。如果被动测试时，活动范围正常，而主动活动时受限，则认为活动受限的原因是肌力问题。如果被动测试时患者活动受限持续存在，即使关节废用而引起的肌无力通常存在骨性（关节内）或软组织（关节外）阻滞才是主要原因。

　　检查关节内阻滞的性质和感觉，以区别关节内阻滞与关节外阻滞。如果用力时阻滞较轻，呈生涩橡胶样感觉，阻力多来自关节外。未达到正常活动范围时，活动突然中断，阻力多来自关节内（骨性）。

　　整个测试中，患者需完全放松。一旦患者紧张、恐惧或无安全感，肌肉会变得紧张并夹紧关节，不能顺利完成一整套被动测试。检查时患者坐位或站立位均可，动作要轻柔。检查中患者需屈肘，以限制上臂活动，使肩胛带运动容易且准确。被动测试时检查者一只手固定患者肢体，另一只手进行操作。

　　检查肩胛带活动范围（尤其是外展）时应该将动作分解为 3 类：①纯盂肱运动；②肩胸运动；③盂肱与肩胸联合运动。

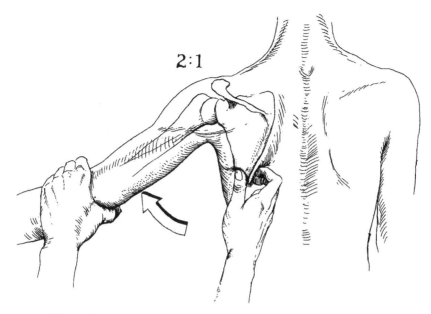

图 1-52　外展检查：外展动作发生在盂肱关节及肩胸关节，两关节动作比率为 2：1

外展——180°

内收——45°

外展动作发生在盂肱关节及肩胸关节，两关节动作比率为 2：1，即每外展 3°，则 2° 发生在盂肱关节，1° 发生在肩胸关节。检查者立于患者背侧，一只手固定患者肩胛骨下角以固定肩关节（图 1-52）；另一只手外展患者上臂。在外展到约 20° 前保持患者肩胛骨固定不动（即自由盂肱运动）。从这个节点开始，肱骨与肩胛骨一起按 2：1 比率完成外展运动。如果此时盂肱关节不能按正常比率与肩胸关节完成外展，而是僵持在内收状态，患者可能存在冻结肩综合征（图 1-53）。冻结肩综合征时，患者可通过单纯肩胸关节运动完成耸肩至肩外展近 90°。

另一种检查外展活动的方法是测试时检查者紧按患者肩峰以固定肩胛骨。这样可确

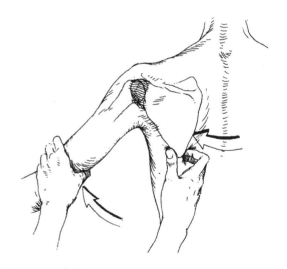

图 1-53　冻结肩综合征：无盂肱运动，仅肩胸运动

保盂肱运动时肩胸关节基本不动，同时手放在肘关节稍上方（这样可单独检查盂肱关节）。然后尽量缓慢向上、向外活动患者上臂，使其能轻松外展。

检查外展运动时应注意观察患者是否存

在犹豫或痛苦表情。正常情况下，纯盂肱关节的外展可接近 90°。检查时，检查者手部置于肩胛骨顶部，并感觉肩胛骨开始活动。肩外展进一步达到 120°。此时，肱骨外髁颈会撞击肩峰（图 1-54）。只有在肱骨外旋，肱骨头处关节面积增大，并且当外髁颈转动离开肩峰顶部时，肩关节才能达到完全外展（图 1-55，图 1-56）。

将患者手臂放回原位并移动手臂横跨胸前保持内收。正常内收时手臂与身体夹角可达 45°。检查对侧肩关节并进行比较。内收运动可因滑囊炎或肩袖撕裂而受限（尤其是冈上肌区域）。

前屈——90°

后伸——45°

肩部进一步后伸，患者将会因手臂的运动而微微倾斜身体。此时用手握住患者肩峰，固定肩胛骨并使患者整个身体保持稳定。检查者的手会阻止或至少感觉到肩部运动。将另一只手放在患者肘关节近端，移动患者手臂使其后伸。通常患者手臂会后伸约 45°。向前移动患者手臂，自解剖位转为屈曲位。正常患者肩部前屈可达 90°。检查对侧，进行比较。屈伸活动受限提示肱二头肌肌腱炎或肩部滑囊炎。

内旋——55°

外旋——40°～45°

检查内旋、外旋动作时，立于患者前方，使其肘关节固定于腰部，防止患者用外展代替内旋或用内收代替外旋。检查时用手握住患者手腕，保持屈肘约 90°，以肩关节为支点，前臂为参照，外旋患者上臂。外

旋范围为 40°～45°。滑囊炎是外旋受限的原因之一。然后将患者上臂放回原位并转为内旋。通常运动在被身体阻挡而中断前，上臂内旋可达 55°。

神经检查

肩关节神经检查用于评估肩部肌群的肌力，也可提示因运动能力减弱而导致的活动范围受限程度。除肌肉检测，还需检查反射及感觉，进一步明确肩关节神经支配的完整性。

肌力检查

肩部肌肉涉及 9 个动作：①前屈；②后伸；③外展；④内收；⑤外旋；⑥内旋；⑦提肩（耸肩）；⑧缩肩（立正姿势）；⑨肩前屈上举（够物）。

为方便起见，这些动作可分为不同类别。这样可以不间断地从一个动作转换为另一个，持续地进行检查。如从屈到伸的运动轨迹是连续性的，检查者可直接从屈转为伸进行检查。

神经检查时，患者可根据舒适程度自行选择站或坐。肩胛带的肌肉检查可按不同功能群组分别进行。

前屈

主要前屈肌群

（1）三角肌前部：腋神经，C5。

（2）喙肱肌：肌皮神经，C5～C6。

次要前屈肌群

（1）胸大肌（锁骨头）。

（2）肱二头肌。

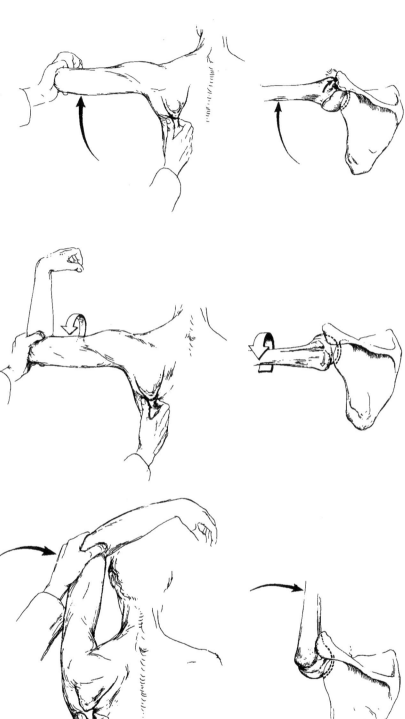

图 1-54 肩关节持续外展至接近 120°，肱骨外髁颈撞击肩峰

图 1-55 只有当肱骨外旋时才能充分外展

图 1-56 肱骨外旋，肱骨头处关节面积增大，并转动外髁颈使其离开肩峰顶端

（3）三角肌前部。

操作者立于患者后方，手掌按压患者肩峰，固定肩胛骨，同时对三角肌前部进行触诊。另一只手置于患者肘关节近端，手指握住患者上臂前面及肱二头肌（图1-57）。

屈肘90°，嘱患者逐渐前屈肩关节。同时逐渐增加阻抗力，直到患者能克服最大阻力。检查对侧，进行对比，根据肌力分级表来评估检查结果（表1-1）。

表1-1　肌力分级表

肌肉等级	释义
5级——正常	对抗重力及最大阻力完成运动
4级——良好	对抗重力及部分阻力完成运动
3级——一般	抗重力完成运动
2级——差	无重力完成运动
1级——微弱	肌肉轻微收缩，无关节运动
0级——无	完全无肌肉收缩

后伸

主要后伸肌群

（1）背阔肌：胸背神经，C6、C7、C8。

（2）大圆肌：肩胛下神经，C5、C6。

（3）三角肌后部：腋神经，C5、C6。

次要后伸肌群

（1）小圆肌。

（2）肱二头肌（长头）。

操作者立于患者后方，继续固定肩峰。将拇指放在患者肩关节后方，便于在患者肩部主动后伸时触诊三角肌后部，感觉其肌张力。将对抗手放在肘部近端后方，手掌及鱼际抵住肱骨后面。检查肌肉伸展时，用拇指触诊肱三头肌。将抵抗手自上臂前面移至上臂后面，从肩部前屈检查平稳过渡至肩部后伸检查。

嘱患者屈肘并缓慢后伸上臂。当患者肩关节转为后伸状态时，逐渐施压直到患者能克服最大阻力（图1-58）。

外展

主要外展肌群

（1）三角肌中间部：腋神经，C5、C6。

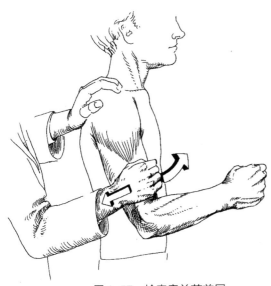

图1-57　检查肩关节前屈

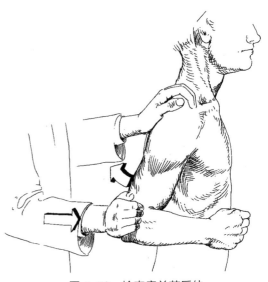

图1-58　检查肩关节后伸

（2）冈上肌：肩胛上神经，C5、C6。

次要外展肌群

（1）三角肌前部及后部。

（2）前锯肌（直接作用于肩胛骨）。

操作者仍立于患者后方，继续固定肩峰，将固定手稍外移，这样当固定肩胛带时可触及三角肌中间部。另一只手置于肘部近端，同时将手从肱骨后方移至肱骨外侧以施加最大阻抗力。这时手掌按压肱骨外上髁及髁上嵴，手指呈扇形置于上臂前面。

嘱患者上臂外展，同时逐渐施压直至患者能克服的最大阻力（图1-59）。

内收

主要内收肌群

（1）胸小肌：中间及外侧胸前神经，C5、C6、C7、C8、T1。

（2）背阔肌：胸背神经，C6、C7、C8。

次要内收肌群

（1）大圆肌。

（2）三角肌前部。

操作者仍立于患者后方，固定手置于肩峰，抵抗手置于肘关节近端。因为胸大肌是主要内收肌，固定手自肩峰向前下移动以触诊胸大肌。嘱患者上臂稍外展并移动抵抗手，以便将拇指压在肱骨内侧。

嘱患者上臂内收，同时逐渐施压直至患者能克服的最大阻力（图1-60）。

外旋

主要外旋肌群

（1）冈下肌：肩胛上神经，C5、C6。

（2）小圆肌：腋神经分支，C6。

次要外旋肌

三角肌后部

操作者立于患者侧方，使其屈肘90°，

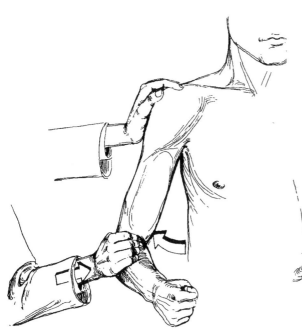

图1-59　检查肩关节外展

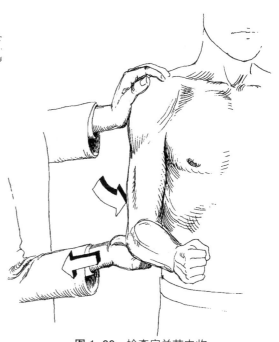

图1-60　检查肩关节内收

前臂中立位。将患者肘关节置于腰部以固定其上肢。这样可防止患者用肩部内收来代替单纯的外旋运动。检查者将抵抗手置于患者腕部，提供最大阻力。因检查外旋时固定与对抗需要检查者双手远离肌肉，不能触及外旋肌群。外旋肌群位于深部，一般也不易触及。

嘱患者上臂向外旋转。开始外旋上臂时，逐渐施压，直到患者能克服的最大阻力（图1-61）。

内旋

主要内旋肌群

（1）冈上肌：肩胛上神经及肩胛下神经，C5、C6。

（2）胸大肌：中间及外侧胸前神经，C5、C6、C7、C8、T1。

（3）背阔肌：胸背神经，C6、C7、C8。

（4）大圆肌：肩胛上神经降支，C5、C6。

次要内旋肌

三角肌前部

操作者仍立于患者侧方，其肘部抵于腰部以固定上臂，屈肘90°。固定肘部可防止患者以外展代替单纯的内旋运动。固定手置于腕部近端并稍作移动，手掌置于桡骨茎突上方，以便手指能抓紧手腕掌面。

嘱患者逐渐旋转上臂到达身体前方，同时增加对其腕部的阻抗力（图1-62）。

提肩（耸肩）

主要提肩肌群

（1）斜方肌：副神经（脊髓根），即第XI对脑神经。

（2）肩胛提肌：C3、C4和肩胛背神经分支，C5。

次要提肩肌群

（1）大菱形肌。

（2）小菱形肌。

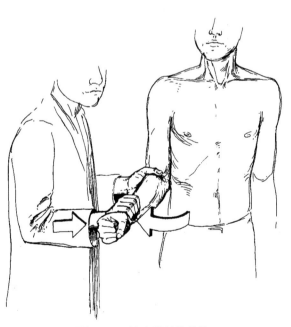

图1-61　检查肩关节外旋

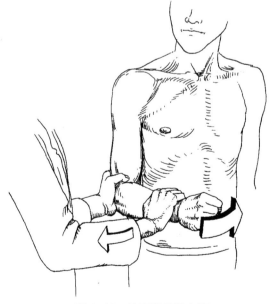

图1-62　检查肩关节内旋

操作者立于患者身后，双手分别置于患者双侧肩峰。检查者手的外侧区域既可让斜方肌自由活动，也可给检查者的手提供一个有力的支撑。一侧手对抗耸肩时，也为对侧提供了平衡。将拇指放在斜方肌外侧部后方，以便触诊这块肌肉。肩胛提肌起自肩胛骨内上角，位于斜方肌深面，不能触及。

嘱患者提肩，逐渐向下施加对抗力，直至患者能克服的最大阻力（图1-63）。通常肩胛提肌能克服最大对抗力使肩部上提。须双侧检查并注意比较提肩活动中的差异。

缩肩运动（立正姿势）

主要缩肩肌群

（1）大菱形肌：肩胛背神经，C5。

（2）小菱形肌：肩胛背神经，C5。

次要缩肩肌

斜方肌

操作者立于患者前方，双手手掌向前置于肩峰，手指置于肩关节后面。手指须放在患者肩部后方，这样当以拇指为杠杆，推或屈患者肩部时，能为肩部提供动力（图1-64）。

嘱患者回缩肩部呈"立正姿势"（最大程度缩肩），然后前屈患者肩部。注意勿使手指抠入肌肉组织。

肩部前屈上举（够物）

主要前屈上举肌

前锯肌：胸长神经，C5、C6、C7。

肩部前屈上举是指相对于胸部的肩关节向前的运动，尤其是指够物最后的那一段动作。

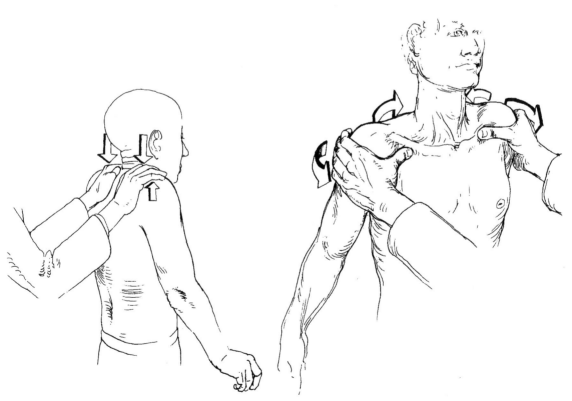

图1-63　检查提肩（耸肩）运动　　　　图1-64　检查缩肩运动（立正姿势）

检查时，嘱患者屈臂90°（平行于地面），然后屈肘以便其手能触摸到肩部。检查者一只手置于脊柱保持躯干稳定，防止患者以躯干的旋转代替单纯的肩部前伸。将手置于肘关节下方，手掌握住关节。嘱患者屈曲的上臂前伸，就像他要用肘部触碰墙壁一样。当患者肩部前屈上举时，逐渐加大阻抗力，直至他能明显克服的最大阻力（图1-65）。检查时，应注意患者肩关节发生的任何晃动。此时，晃动提示前锯肌力量减弱。这种情况在患者推墙或做俯卧撑运动时更为明显（图1-66）。

反射检查

肱二头肌与肱三头肌均穿过盂肱关节，须检查其反射。这两块肌肉主要为肘关节肌肉，其反射检查详见第54页。

感觉检查

从神经学水平上说，上肢的感觉神经支配可用皮节或节段来描述。肩部感觉支配如下。

（1）上臂外侧：C5 神经根——三角肌外侧部小块圆形区域为绝对支配区（腋神经）（图1-67）。

（2）上臂内侧：T1 神经根。

（3）腋窝：T2 神经根。

（4）从腋窝到乳头：T3 神经根。

（5）乳头：T4 神经根（图1-68）。

肩部的感觉须双侧对比检查。确定神经损伤相关节段与皮节很重要。肌肉检查及感

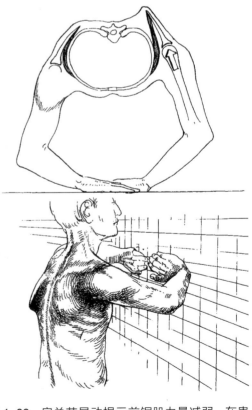

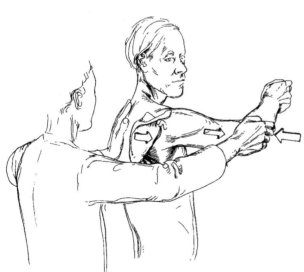

图1-65 检查肩部前屈上举（够物）

图1-66 肩关节晃动提示前锯肌力量减弱，在患者推墙或做俯卧撑运动时更为明显

觉检查的结果常用来确定与病变相关的神经节段。

　　检查一侧肩周部位感觉时，用大头针轻刺皮肤，询问患者是否有针刺感。检查对侧，检查每处皮肤后做好标记。然后，询问患者双侧肩部感觉是否相似。感觉异常可为增强（感觉亢进）、减弱（感觉迟钝）或全部缺失（麻木）。

　　肩关节脱位常导致腋神经损伤，引起三角肌外侧面的小块感觉麻痹。

　　感觉检查是主观感受，既不客观，又无法证实。如果患者因某些原因不能做出合适的回答，感觉检查则无意义。

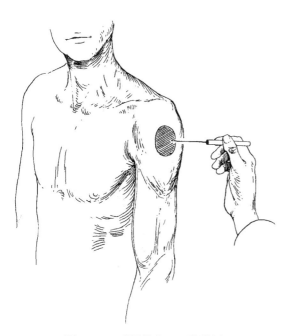

图 1-67　感觉检查——臂外侧

特殊检查

　　根据解剖及病理变化的不同，每个关节都有一些特殊检查。怀疑某种病变时，这些检查对于确诊有重要意义。这里是与肩关节相关的 3 个特殊检查：①叶加森（Yergason）试验用来检查肱二头肌长头的稳定性；②垂臂试验用来检查肩袖损伤；③恐惧试验用来检查肩关节脱位。

　　叶加森（Yergason）试验　该试验用来检查肱二头肌长头肌腱在肱骨结节间沟内的稳定性。检查时，嘱患者充分屈肘。检查者一只手握住患者肘关节，另一只手抓住患者腕部。在患者抵抗的情况下，外旋其手臂，同时下拉其肘关节（图 1-69）。如果肱二头肌肌腱不能固定于肱骨结节间沟，它会自沟内脱出，患者会感到疼痛。反之，则无任何症状（图 1-70）。

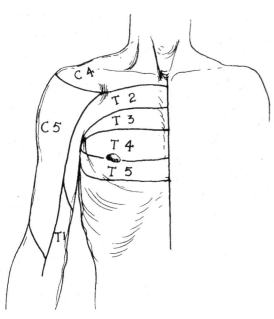

图 1-68　肩关节皮肤感觉的神经支配节段

垂臂试验 该试验用来检查肩袖是否撕裂（图 1-71）。嘱患者充分外展手臂（图 1-72），然后慢慢垂下手臂置于身体侧方。

如肩袖有撕裂伤（尤其是冈上肌），手臂将会从外展 90° 位置直接垂落至身体侧方（图 1-73）。不管尝试多少次，患者都不能缓慢自如地垂下手臂。患者肩外展时，轻叩其前臂会使手臂垂落至身体侧方。

肩关节脱位恐惧试验 该试验用来检查习惯性肩关节脱位，将患者手臂外旋外展至一定位置，即可发生肩关节脱位。脱位发生前，患者会出现明显的惊慌及恐惧表情，并且会拒绝进一步动作（图 1-74）。该试验与膝关节髌骨脱位恐惧试验相似。

相关区域检查

肩关节是牵涉痛的常发部位，有必要对引发牵涉痛的相关区域进行全面检查。心血

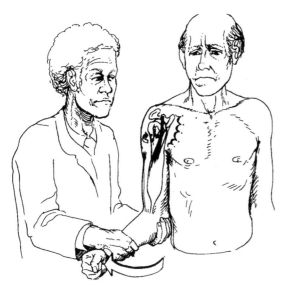

图 1-69 叶加森（Yergason）试验：检查肱二头肌长头腱在肱骨结节间沟内的稳定性

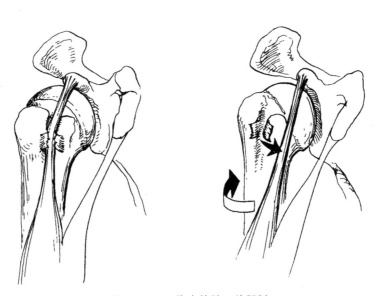

图 1-70 不稳定的肱二头肌腱

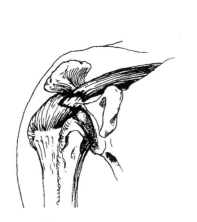

图 1-71　肩袖撕裂

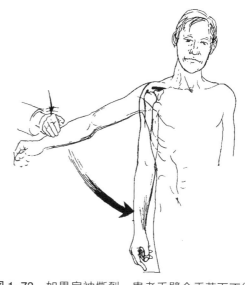

图 1-73　如果肩袖撕裂，患者手臂会垂落而不能缓慢放下至身体侧方

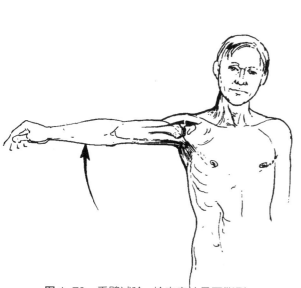

图 1-72　垂臂试验：检查肩袖是否撕裂

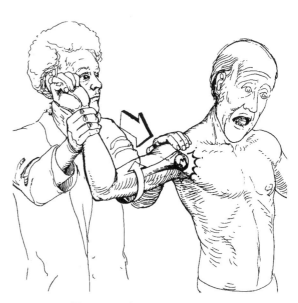

图 1-74　肩关节脱位恐惧试验

管疾病（心肌梗死）可能引发左肩牵涉痛。因为膈肌与肩关节的感觉支配神经进入相同的神经根（C4、C5），膈肌受刺激时会引发肩部顶端的症状。对胸部及上腹部也要仔细检查，以确定是否存在可牵涉肩部的相关病变（图 1-75）。

颈椎间盘突出或其他复合性创伤也可引发肩胛骨放射痛，这种放射痛发生于肩胛骨内上角（图 1-75）。

有时，一个部位的脊椎骨折不仅引起局部疼痛，还会将疼痛的感觉沿受累肌肉放射至肩部。例如颈椎骨折，菱形肌会将疼痛感传递至肩胛骨（图 1-75）。

肩部也可受到肘关节及肱骨远端病变的影响，此处骨折会将疼痛感传递至肩关节近端（图 1-75），但这种情况并不常见。

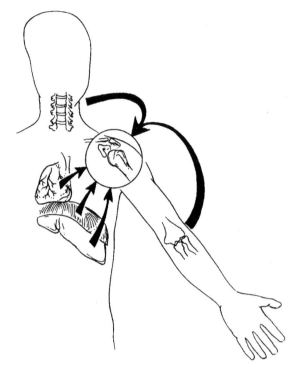

图 1-75　肩关节周围区域疼痛有时会牵涉肩关节

（曾宪涛　王　谦　李德胜　王配军　译）

第二章
肘部体格检查

肘关节是相对稳定的铰链关节，有牢固的骨性结构支撑，由 3 个关节构成。

（1）肱尺关节。

（2）肱桡关节。

（3）尺桡关节（图 2-1）。

肘部体检包括以上关节及周围软组织。

视诊
提携角

手臂伸展，呈解剖位（手掌向前），上臂与前臂的纵轴在肘关节处形成一个向外（外翻）的角，称提携角〔外翻（Valgus），即偏离身体中线或在其外侧（Lateral），将肘关节外翻形成的 L 形与单词中的"L"联系起来便于记忆〕（图 2-2）。

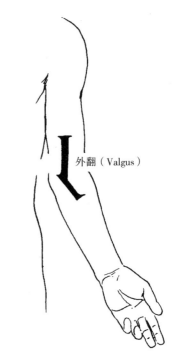

图 2-2 外翻角

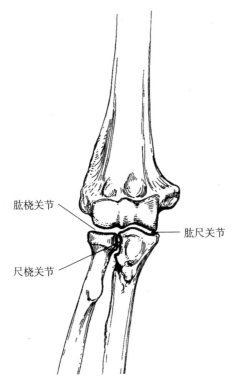

图 2-1 肘部 3 个关节

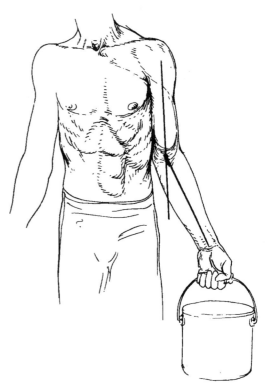

图 2-3 提携角

正常提携角男性约为5°，女性为10°～15°，它使肘关节贴近腰部凹陷处，稍高于髂嵴，提重物时尤为明显（图2-3）。

肘外翻　前臂外展时，如果男性超过5°，女性超过15°，则视为提携角异常。提携角增大可继发于肱骨外上髁骨折骨骺损伤，会造成手部尺神经支配区迟发性麻痹。

肘内翻　提携角减小称为肘内翻，或形象地描述为"枪托样"畸形（图2-4）。肘内翻常由创伤引起，例如小儿肱骨髁上骨折，其肱骨远端骨骺骨折愈合不良或生长迟缓。肘内翻发生率高于肘外翻。

手臂屈曲时，提携角以及外翻、内翻畸形不明显，因此，视诊首先应在患者手臂充分伸展时进行。正常提携角左右对称，如不对称则应测量其偏离角度。

肿胀

肿胀可表现为局限性或弥漫性。局部肿胀最常表现为皮肤隆起，或皮下小的特定包块，如鹰嘴囊肿，肿胀局限于囊内的有限区域（图2-5）。肘部弥漫性肿胀可充满整个关节，患者被迫保持屈肘体位（约45°），使肘关节达到最大容量以容纳肿胀物，从而减轻疼痛。肱骨远端的髁上骨折及肘部挤压伤是引起弥漫性肿胀的两大原因。

一般来说，局部肿胀限于关节囊或滑囊内，不会蔓延至周围组织。而弥漫性肿胀可累及整个肘区。两种肿胀均可造成肘部皱褶消失。

瘢痕

烧伤患者多伴有体表瘢痕，引起关节挛缩，致肘关节活动受限。前臂近端或肘窝的多次静脉穿刺可引起针眼瘢痕。

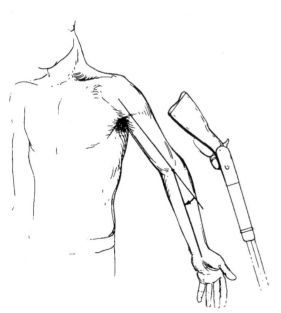

图 2-4　枪托样畸形（内翻角）

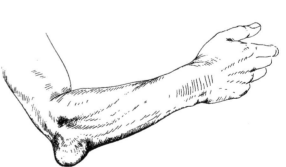

图 2-5　鹰嘴囊的局部肿胀

骨骼触诊

立于患者侧方,一只手握住其上臂前外侧,另一只手握住肱二头肌,使患者的手臂进一步伸展,直至鹰嘴突清晰可见,此时患者屈肘近90°（图2-6）。

在肘关节活动过程中,若听到或感觉到"噼啪"音,应尽可能确定其准确部位。"噼啪"音可由骨折、骨关节炎或滑囊增生引起。同时应观察肘关节有无疼痛、肿胀或皮温升高。

肱骨内上髁　内上髁位于肱骨远端内侧（图2-7）。内上髁较大,位于皮下,骨性轮廓明显,小儿易发生骨折。

肱骨内上髁线　虽然被较厚的腕屈肌起点覆盖,不易触及,但从肱骨内上髁向上触诊可扪到一个短骨嵴（图2-8）。触诊肱骨内上髁线时,可沿其表面检查骨赘生物,在内上髁线上偶尔可形成小骨刺,使正中神经受压,从而造成正中神经压迫症状。检查时,沿着内上髁线向下触诊,然后返回内上髁。在此过程中,可触及肘部大部分结构。鹰嘴及其尺侧缘、外上髁及外上髁线都可用这种方式有效扪及。

鹰嘴　鹰嘴是尺骨近端较大的凸起样结构（图2-9）。外观呈圆锥形,顶端相对尖锐,被覆松弛、具有伸展性的皮肤使肘关节能够最大程度屈曲。屈肘时,鹰嘴从鹰嘴窝深部滑出,

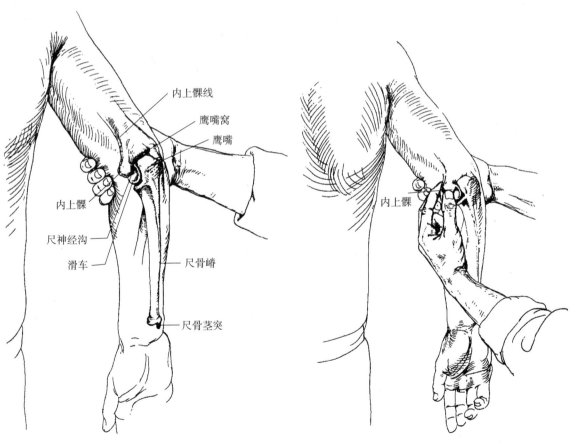

图2-6　肘部解剖（后面观）　　　　图2-7　肱骨内上髁触诊

易于触诊。尽管触诊时感觉鹰嘴位于皮下，但实际上，它被关节囊、肱三头肌腱及腱膜所覆盖。位于鹰嘴尖的关节囊和腱膜很薄，不影响触诊。

尺骨缘 一只手握住患者手臂，使其外展，另一只手从鹰嘴沿着手臂后方的尺侧缘线性向下触诊，直达尺骨茎突（图 2-10），然后返回鹰嘴（图 2-11）。

鹰嘴窝 鹰嘴窝位于肱骨远端后方，伸肘时可容纳鹰嘴（图 2-12）。鹰嘴窝内充满脂肪，被部分肱三头肌及腱膜覆盖，精确触诊较困难。肘关节部分伸展时，肱三头肌松弛，使鹰嘴嵌入部与肱三头肌起点贴合更加紧密，暴露出部分鹰嘴窝以便触诊。但是当

肘关节过伸时，鹰嘴突全部嵌入鹰嘴窝内，触诊困难。

肱骨外上髁 外上髁是位于鹰嘴外侧的凸起，较内上髁小，不易定位（图 2-13，图 2-14）。

肱骨外上髁线 肱骨外上髁线几乎延伸到三角肌粗隆，比内上髁线长，更易触诊。检查时，从肱骨外上髁沿外上髁线向上触诊，再返回外上髁（图 2-15）。

如果检查者将拇指、示指及中指依次放在外上髁、鹰嘴突及内上髁三处，会发现这三个结构形成一个有趣的几何构型。当患者屈肘（90°）时，检查者手指会构成一个等腰三角形（图 2-16）；伸肘时，手指随关节活动会形成一条直线（图 2-17）。这些构型异常，提示解剖结构出现问题，需进一步检查。

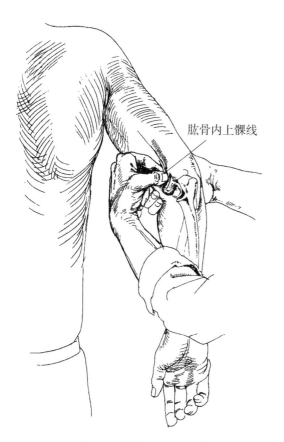

图 2-8 肱骨内上髁线触诊

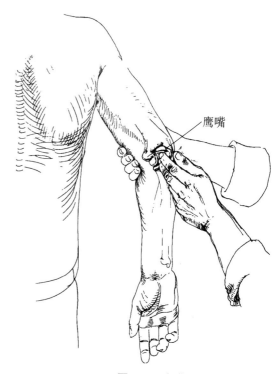

图 2-9 鹰嘴

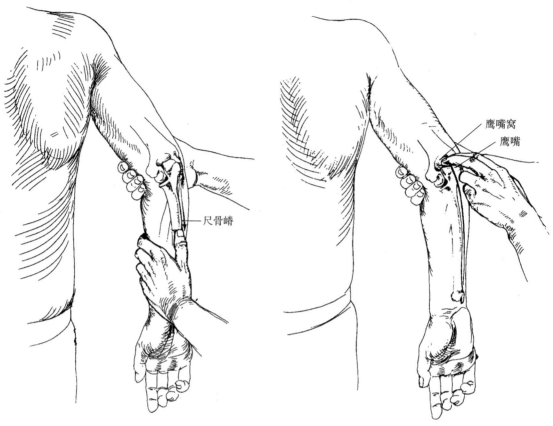

图 2-10　线性触诊尺骨后侧缘　　　　图 2-11　尺骨缘及鹰嘴窝触诊

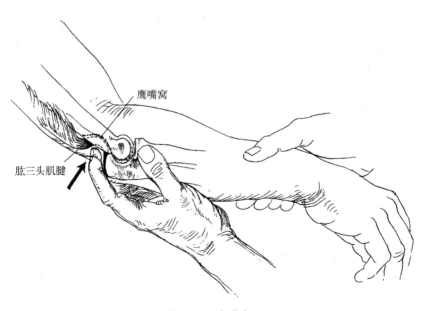

图 2-12　鹰嘴窝

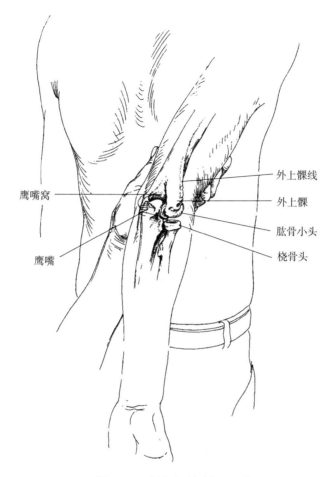

鹰嘴窝

鹰嘴

外上髁线

外上髁

肱骨小头

桡骨头

图 2-13 肘部解剖（侧面观）

桡骨头 患者肩部外展，并嘱其保持屈肘（90°）。为方便定位，自外上髁向远端移动 1 英寸（约 2.5cm），在腕伸肌群后内侧可见一个明显的皮肤凹陷（图 2-18）。桡骨头位于凹陷深部，可通过厚厚的腕伸肌群来触诊。嘱患者缓慢旋转前臂，先旋后，再旋前，会感觉到桡骨头在拇指下转动（图 2-19）。此过程中，如患者能够充分旋转，可触及约 2/3 的桡骨头。桡骨头近端与肱骨小头相关节，远端与尺骨桡侧切迹相关节。肱骨小头及桡侧切迹均位于深部而无法触

及。桡骨头区域疼痛提示桡骨头滑膜炎或骨性关节炎。桡骨头先天性脱位或创伤性脱位时可发生移位，更易于触及。

软组织触诊

肘关节软组织检查分为 4 个临床分区：①内侧；②前面；③外侧；④后面。线性方式触诊肘关节骨性结构，肘关节周围大部分软组织呈纵向走行，也可用线性方式触诊。

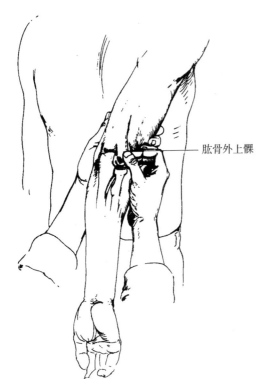

肱骨外上髁

图 2-14 肱骨外上髁

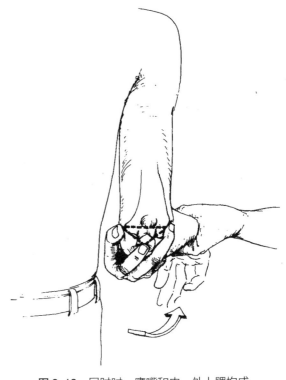

图 2-16 屈肘时，鹰嘴和内、外上髁构成一等腰三角形

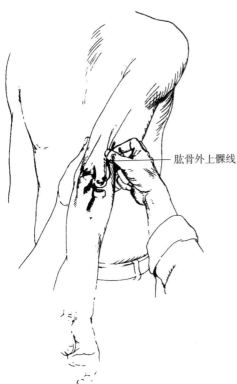

肱骨外上髁线

图 2-15 肱骨外上髁线

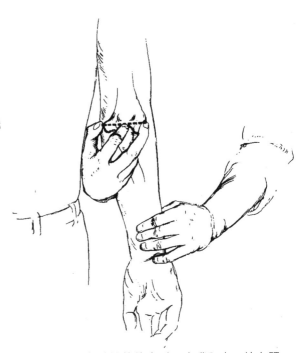

图 2-17 当肘关节伸直时，鹰嘴和内、外上髁三点呈一直线

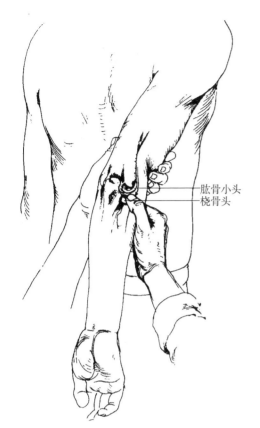

肱骨小头
桡骨头

图 2-18　桡骨头位于腕伸肌群内后方凹陷处

┃区——内侧

患者屈肘（90°），肩部稍外展，暴露内侧软组织。触诊时，始终保持这一体位。

尺神经　尺神经位于内上髁与鹰嘴突之间的凹槽（间沟）内，当用示指和中指轻轻滚动它时可触及（图 2-20）。尺神经质软，呈圆管状。沿前臂尺神经走行尽量向上触诊，再返回尺神经沟。在此过程中，轻柔查看尺神经能否在沟内滚动。该区域增厚，通常是由于瘢痕组织形成，这可能致尺神经受压，造成环指、小指（手尺神经分布区）刺痛感。触诊尺神经时，手法须轻柔，否则尺神经支配区会有针刺感，因为这种刺痛感，尺神经也被称为"麻筋"。当尺神经向远处

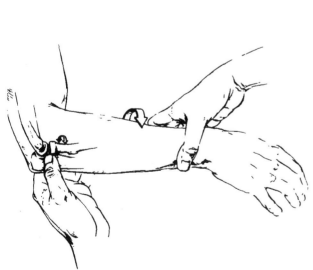

图 2-19　桡骨头触诊：前臂旋后、旋前可在检查者拇指下方带动桡骨头旋转

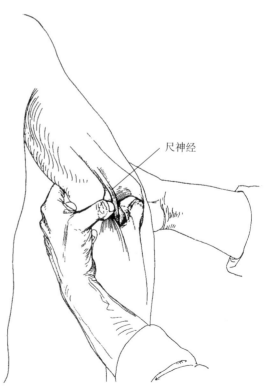

尺神经

图 2-20　尺神经

穿行时，会越过肘关节，穿过尺侧腕屈肌到达前臂。尺神经损伤可继发于肱骨髁上或肱骨内上髁骨折，或由直接创伤引起，但连续性中断很少见。

腕屈肌旋前肌群 腕屈肌旋前肌群由4块肌肉组成：①旋前圆肌；②桡侧腕屈肌；③掌长肌；④尺侧腕屈肌。这4块肌肉以共同的总腱起于肱骨内上髁，分开后沿前臂下行。检查者将手放在前臂上，并使大鱼际肌位于内上髁上方，可以很容易记住它们的顺序和走向。沿前臂方向伸开手指，拇指即代表旋前圆肌，示指代表桡侧腕屈肌，中指代表掌长肌，环指代表尺侧腕屈肌（图2-21）。

检查时，首先将腕屈肌作为一个整体触诊，然后再分别触诊4块肌肉。从肱骨内上髁及内上髁线起点处沿前臂向腕部触诊，检查是否存在压痛（图2-22）。需要屈腕内旋的活动（如网球运动、高尔夫球运动、使用螺丝刀等）使肌肉及其起点被拉紧，容易损伤。触诊掌长肌、桡侧腕屈肌和尺侧腕屈肌3块肌肉时，注意从起点触诊到腕部。整个腕屈肌群可从起点处手术切除，并转移到肱骨近端以替代薄弱或缺损的肱二头肌。

旋前圆肌 这块肌肉被其他肌肉覆盖，不易触及。

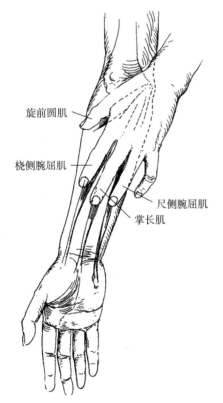

旋前圆肌
桡侧腕屈肌
尺侧腕屈肌
掌长肌

图2-21 腕屈肌——旋前肌（由Henry，AK重绘，Henry，AK: Extensile Exposure, 2nd ed. london, churchill livingston, 1957）

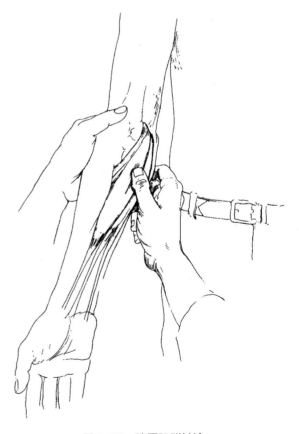

图2-22 腕屈肌群触诊

桡侧腕屈肌　首先让患者紧握拳，然后桡偏屈腕。桡侧腕屈肌突出于掌长肌桡侧，沿肌肉走行向近端起点处触诊。

掌长肌　见腕部和手部章节，第 83 页。

尺侧腕屈肌　即使患者紧握拳，尺侧腕屈肌也没有掌长肌或桡侧腕屈肌明显，但它稍突出于掌长肌尺侧，紧贴豆状骨。沿其走行触诊，直达其位于肱骨内上髁的起始处。

内侧副韧带　肘关节内侧副韧带是肱尺关节的基本稳定结构之一，外观呈扇形，与膝关节内侧副韧带相似，起于肱骨内上髁并延伸至尺骨滑车切迹内侧缘（图 2-23）。检查时，虽然不能直接触及内侧副韧带，但应注意其所在区域是否有压痛，若有压痛，可能由突然外翻暴力造成的肘关节扭伤引起（韧带稳定性测试详见本章特殊检查）。

髁上淋巴结　触诊肱骨内上髁线，检查是否有髁上（上髁）淋巴结肿大。如果淋巴结肿大，触诊时手指下有肿块滑动的感觉（图 2-24）。淋巴结肿大通常提示手或前臂存在感染。有经验者，淋巴结可与肱骨内上髁同时触诊。

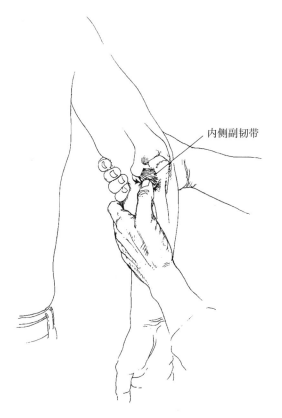

图 2-23　肘关节内侧副韧带

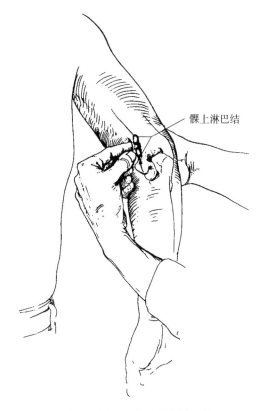

图 2-24　肿大的髁上淋巴结

Ⅱ区——后面

鹰嘴囊 虽然鹰嘴囊覆盖于鹰嘴表面，不易触及，但检查时仍须触诊其所在区域。如果鹰嘴囊出现炎症（滑囊炎）或出现皱缩（变厚），触诊时会有松软增厚的感觉（图2-5，图2-25）。沿后方尺侧缘触诊鹰嘴囊，偶尔可发现类风湿结节。

肱三头肌 正如其名，肱三头肌有3个头：长头、外侧头、内侧头。长头跨越肩部盂肱关节和肘关节，成为一块跨过两个关节的肌肉。为便于触诊，嘱患者用手掌撑在桌面上，如同使用手杖或拄拐负重。由于肱三头肌是拄拐行走时必需的肌肉，此时会明显突出于上臂后方（图2-26）。

肱三头肌长头位于上臂后内侧皮下，检查时可沿其走行向臂上方触诊，直至长头起点处（图2-27），然后再向下返回到它与外侧头共同构成的肌腹处。肱三头肌外侧头位于手臂后外侧区，触诊方法同长头。肱三头肌内侧头虽位于长头深部，但在肱骨远端内侧被长头覆盖的地方却较易触及（图2-28）。肱三头肌腱膜宽而薄，延伸至远端，虽然只能在鹰嘴近端触及，但仍需全程触诊，检查是否存在继发于创伤的压痛和缺损。

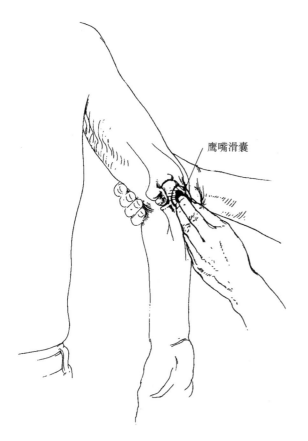

图2-25 鹰嘴滑囊

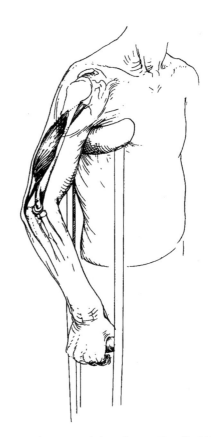

图2-26 拄拐承重时肱三头肌明显，使用拐杖时肱三头肌不可或缺

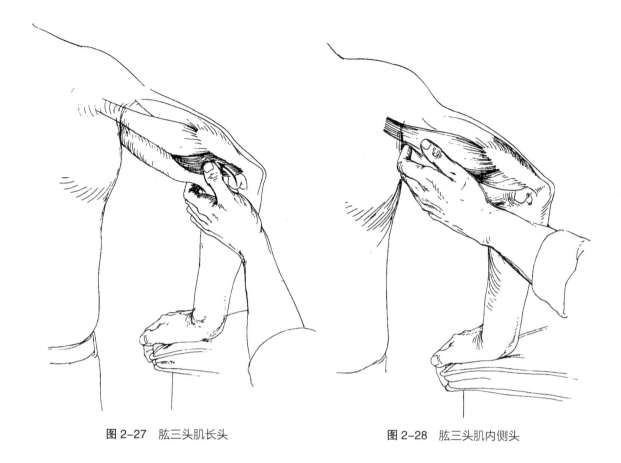

图 2-27　肱三头肌长头　　　　　　　　图 2-28　肱三头肌内侧头

Ⅲ区——外侧

腕伸肌群　腕伸肌群起于肱骨外上髁及外上髁线，由 3 块肌肉组成：①肱桡肌；②桡侧腕长伸肌；③桡侧腕短伸肌。

腕伸肌群实际上是一个细长的肌肉块，应作为整体进行触诊。腕伸肌群很容易在皮下触及，可用手指捏住并感觉其移动（图 2-29）。当患者前臂保持中立位，手腕部处于休息状态时，最容易评估肌肉的连续性。

肱桡肌　肱桡肌起于肱骨外上髁嵴。嘱患者握拳使肌肉突出，拳头置于桌下方，保持中立位，然后拳头上抬以抵抗桌子的重

力，手臂前外侧区很容易辨认出肱桡肌（图 2-30）。从肌肉起点向桡骨茎突止点方向触诊，在此过程中，注意有无压痛及缺损。肱桡肌是人体唯一一块从一根骨头末端向另一根骨头末端延伸的肌肉，尽管它被认为是腕伸肌群的一部分，实际上却起着屈肘的作用。

桡侧腕长伸肌和桡侧腕短伸肌　为了使这两块肌肉更加明显，嘱患者握拳，然后在其手背施加阻力，患者抗阻力伸腕时这两块肌肉在腕部突出，紧邻第二掌骨和第三掌骨。沿前臂向上至肱骨外上髁，触诊肌肉近端，注意在外上髁处肌腹非直线走行，就像

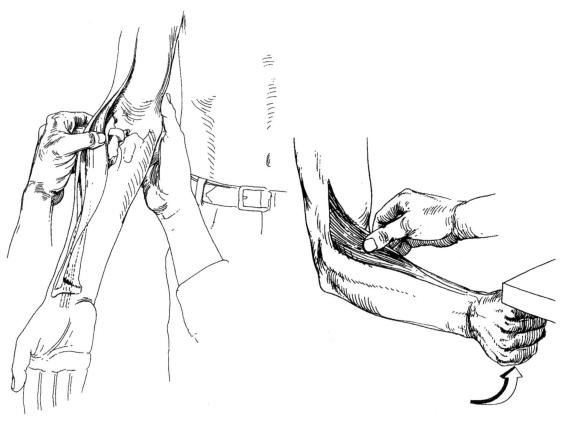

图 2-29 "3 块肌肉组成的移动肌群"——腕伸肌群　　　图 2-30 肱桡肌触诊

前臂大多数肌肉那样，这 2 块肌肉的肌腹从起点到腕部呈斜线走行。普遍认为这 3 块协同运动的肌肉（尤其是桡侧腕短伸肌）与"网球肘"有关，伸肌受到过度力量牵拉，可造成外上髁及伸肌行程中的压痛。有时，疼痛向上放射，可出现肩部放射痛（图 2-50）。网球肘测试详见本章特殊检查（图 2-49）。

外侧副韧带　肘部的外侧副韧带是一个绳状结构，与膝部的外侧副韧带相似，从外上髁延伸至桡骨头环状韧带边缘。外侧副韧带损伤通常由突然的内翻应力引起，触诊时会出现压痛。

环状韧带　环状韧带附着于外侧副韧带，环状包绕桡骨头及桡骨颈，维持上尺桡关节的正常解剖（图 2-31）。外侧副韧带及环状韧带均不能直接触及，但应仔细检查它们所在区域（包括韧带本身和桡骨头）是否存在病变（外侧副韧带稳定性测试详见本章特殊检查）。

Ⅳ区——前面

肘窝　肘窝呈三角形，外侧界为肱桡肌，内侧界为旋前圆肌，基底部为肱骨内、外上髁连线（图 2-32）。肘窝内结构由外向内分别为：①肱二头肌腱；②肱动脉；③正中神经；④肌皮神经。

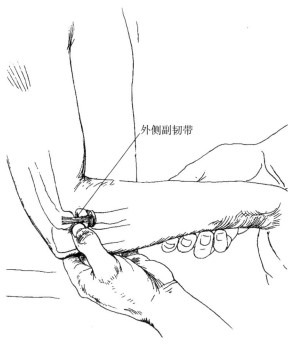

外侧副韧带

图 2-31 环状韧带

肱二头肌腱 检查时，患者握拳（手臂旋后）置于桌缘下方并上拔桌子，这样肱二头肌腱及肌腹更容易触诊。长而紧张的肱二头肌腱突出于肱桡肌内侧（图 2-33）。首先，检查肱二头肌的长肌腹，虽然其起止点不易触诊，但可触及肌腹及肌腱。尽可能向远端触诊肱二头肌腱，注意内侧的扩展部（肱二头肌腱膜），它越过并固定腕屈肌群。当肘部抗阻力强力屈肘时，常导致肱二头肌腱止点或邻近部位断裂，肘窝随即出现压痛，肱二头肌腱不能再触及。当肱二头肌腹回缩向上牵拉断裂的肌腱时，上臂出现球形肿胀。

肱动脉 在肱二头肌腱内侧可直接触及肱动脉搏动（图 2-34）。

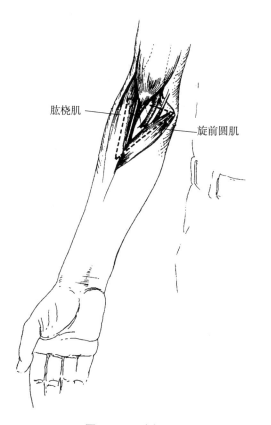

肱桡肌

旋前圆肌

图 2-32 肘窝

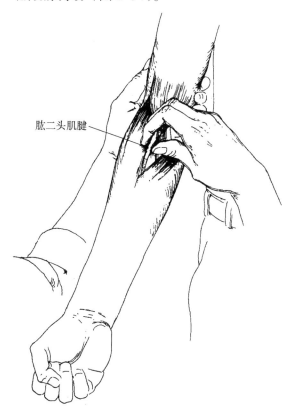

肱二头肌腱

图 2-33 肱二头肌腱

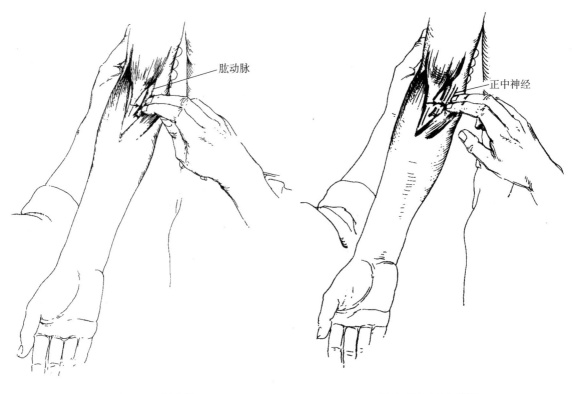

图 2-34　肱动脉　　　　　　　　　图 2-35　正中神经

正中神经　正中神经位于肱动脉内侧，呈圆管状，逐渐远离肘部，在前臂穿过旋前圆肌下行至手部（图 2-35）。

肌皮神经　肌皮神经位于肱二头肌腱外侧，支配前臂的感觉。肌皮神经位置隐蔽，不易触及，位于肱桡肌下方深部，肘横纹上方 1 或 2 英寸（2.5 或 5cm）。触诊肘窝时，注意肱骨下端关节囊附着处的症状，肘部过伸引起的前方关节囊损伤可导致此区域出现压痛。

关节活动范围

上肢需要较大的活动范围，活动受限会妨碍患者进行必要的日常活动（例如吃饭）。肘关节活动包括 4 种运动：①屈；②伸；③前臂旋后；④前臂旋前。屈曲运动主要始于肱尺关节和肱桡关节；而旋后、旋前运动则源于肘部及腕部的尺桡关节；旋前、旋后时，桡骨头及肱骨小头在关节处旋转。

在主动关节活动测试中，患者可取站位

或坐位，而检查者可立于患者一侧或对面。

主动活动范围检查

该测试检查了无外力作用下的肘关节活动度，所以称为主动活动范围检查。若患者无法完成主动测试，则需进行被动测试。

屈——135°+ 嘱患者屈肘并尝试用手触碰自己肩前部，虽然前臂肌肉限制了屈肘，但患者通常仍可触碰到肩部（图2-36）。

伸——0°~5° 伸肘由肱三头肌发起，当鹰嘴固定于鹰嘴窝时，伸肘运动受限。

嘱患者尽可能地伸肘，大多数男性肘关节可伸至正常值0°，肌肉发达者由于肱二头肌肌张力，可能无法伸肘至0°。女性伸肘通常最低可达0°，而且很多女性能够过度伸肘超过伸直位多达5°。肘关节屈伸测试可在一个连续的屈伸运动中进行，两侧应同时进行（图2-36）。

旋后——90° 前臂旋后的范围取决于桡骨围绕尺骨旋转的角度，肘部或腕部尺桡关节相关病变会影响并限制桡骨旋转。

检查前臂主动旋后时，嘱患者屈肘90°，并使屈曲的肘关节贴近腰部，这种体位将在防止患者前臂旋后的同时，肩部代偿性内收及屈曲。嘱患者握拳，掌心向下，逐渐转动拳头至掌心向上，正常时可旋转至掌心向上。

测试前臂旋后的另一种方法是让患者双手各握一支铅笔，同时转动前臂进行旋后运动（图2-37）。在正常旋后位，铅笔应与地面平行。检查中任何不对称均提示前臂旋后活动范围受限。

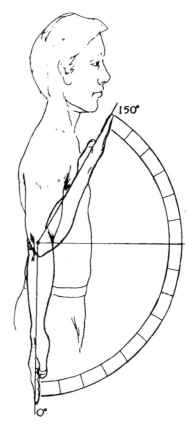

图2-36 肘关节屈伸活动范围

旋前——90° 同前臂旋后一样，前臂旋前的范围也取决于桡骨围绕尺骨旋转的角度，且受限于肘部、腕部的尺桡关节及前臂的病变。

在前臂旋前主动活动度测试中，患者保持与旋后测试相同的体位，屈肘置于腰部，双手握笔。让患者从前臂充分旋后的位置转动拳头至掌心向下（图2-37）。正常旋前位，手掌将朝向地面，铅笔从旋后的位置旋转180°后，将再次与地面平行，铅笔的位置出现任何不同均提示前臂旋前活动范围受限。

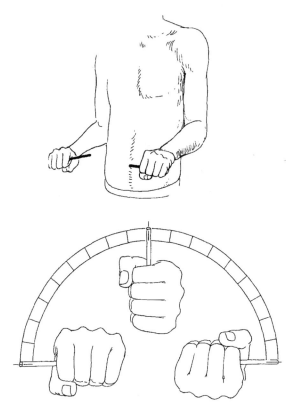

图 2-37　肘关节旋后和旋前活动范围

前臂旋后与旋前应作为一个测试进行，因为这两种活动描述了同一个单一的运动弧。

被动活动范围检查

在患者无法完成主动关节活动检查时进行该测试。把相关运动的测试作为一个整体，相对来说更容易，也更有效。被动关节活动测试分为两部分：①屈伸运动；②旋后及旋前运动。

屈伸运动　患者肘部向腰部收拢，检查者一只手握住患者鹰嘴窝处，使患者肘部抵住身体以固定手臂。另一只手放在患者手腕上方起支撑作用。然后在患者允许范围内，尽可能屈伸其前臂。如果患者肘关节运动过程中存在阻滞感，或感觉关节僵硬，宜将其前臂恢复至中立位。确定这种阻滞感是否突然中断，它与橡胶样感觉或无法界定的情况截然相反。然后患者健侧肘部屈伸，作为参照。记录关节阻滞类型、可能原因及活动受限程度。

旋后和旋前运动　握住患者肘关节，使之保持在上述位置。做握手动作，握紧以控制该动作，同时适度放松，避免造成患者不适。再使患者手臂缓慢地旋后及旋前，并检查其能否达到正常活动范围。如果关节活动范围变小或受限，均应评估关节阻滞类型及活动范围减少程度。

神经检查

肘部神经检查包括肘部肌力测试，以及神经支配完整性测试。神经检查分 3 部分：①肌力检查；②反射检查；③感觉检查。

肌肉检查

实际上，肘部肌力测试与肘关节屈、伸、旋后及旋前运动有关。肘关节运动可被分为不同种类，连续地进行各关节运动测试会更简便。根据患者舒适程度，取站位或坐位。

屈

主要屈肌

（1）肱肌：肌皮神经，C5，C6。

（2）肱二头肌：前臂旋后时，肌皮神经，C5，C6。

次要屈肌

（1）肱桡肌。

（2）旋后肌。

立于患者前面，用手握住肘关节近端后方，支撑固定患者手臂，阻力手放在患者前臂掌侧，四指握住前臂远端（图2-38）。

嘱患者缓慢屈臂，达45°时，开始施加阻力，直至患者能克服的最大阻力。检查对侧，进行比较。根据肌力等级表记录肌力强度（见表1-1）。

伸

主要伸肌

三头肌：桡神经，C7。

次要伸肌

肘肌

继续立于患者前方，保持与屈肘测试时相同体位。

嘱患者从屈曲位缓慢伸肘，在达到90°之前逐渐施加阻力直至患者能克服的最大阻力。施加的阻力应该连续且稳定，因为猝然的阻力或猛推力会导致结果不准确（图2-39）。

旋后

主要旋后肌

（1）肱二头肌：肌皮神经，C5，C6。

（2）旋后肌：桡神经，C6。

次要旋后肌

肱桡肌

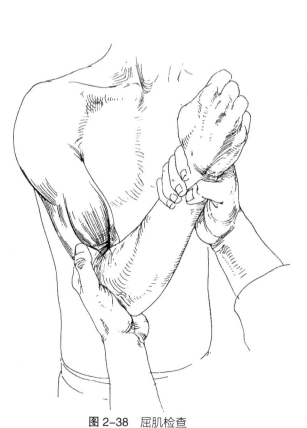

图 2-38　屈肌检查

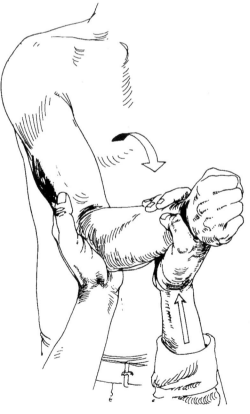

图 2-39　伸肌检查

肱二头肌除有旋后作用外，还可屈肘。将开瓶器旋至（旋后）酒瓶的软木塞内，并将木塞拔出（屈曲）的动作较好地说明了肱二头肌的全部功能（图2-40）。

操作者继续站在患者前方，将其肘关节固定支撑在身体一侧，以防止前臂旋后的同时肩关节代偿性内收、外旋。将阻力手的大鱼际置于患者桡骨远端背侧，四指向内握住尺骨（图2-41）。

嘱患者从旋前位开始旋后，当患者前臂转动到旋后位时，逐渐施加阻力对抗桡骨，直至患者能克服的最大阻力。

旋前

主要旋前肌

（1）旋前圆肌：正中神经，C6。

（2）旋前方肌：正中神经骨间前支，C8，T1。

次要旋前肌

桡侧腕屈肌

操作者站在患者前方继续固定其肘关节近端，防止前臂单纯旋前时肩关节代偿性外展与内旋。调整阻力手，使大鱼际置于桡骨远端掌侧，四指握住尺骨后缘（图2-42）。调整时仅需将阻力手从腕背移向掌侧。

嘱患者从旋后位开始旋前，当转动到掌心向下时，逐渐施加阻力对抗桡骨头，直至患者能克服最大阻力。

反射检查

肘部反射检查包括3个基本反射，分别为：①肱二头肌反射；②肱桡肌反射；③肱三头肌反射。这些反射都是深部腱反射，为

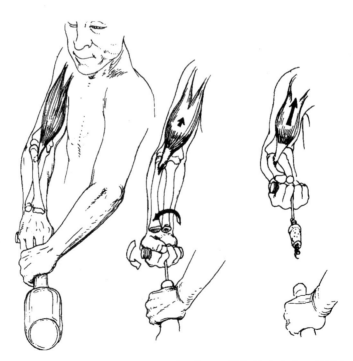

图2-40　肱二头肌是旋后及屈肘肌。旋转开瓶器至酒瓶软木塞内，并拔出木塞的动作很好地说明了肱二头肌的功能

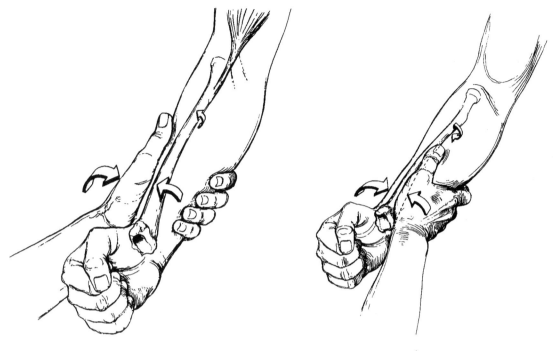

图 2-41　前臂旋后肌检查　　　　　　　　图 2-42　前臂旋前肌检查

下运动神经元反射，传递到脊髓前角细胞后，再通过外周神经返回到肌肉。

肱二头肌反射——C5

虽然肱二头肌由 C5 和 C6 神经平面的肌皮神经支配，但很大程度上是 C5 发挥作用。因此，在检查肱二头肌反射时，主要评估 C5 平面的神经完整性。

检查肱二头肌反射时，将患者手臂放在检查者对侧手臂上，让其放松手臂，并将操作手放在患者肘部内侧下方以支撑患者手臂，同时拇指置于肘窝处肱二头肌腱上（图 2-43）。此时若患者轻微屈肘，会感觉到肱二头肌腱从拇指下突出。

嘱患者前臂完全放松，检查者用叩诊锤尖端轻叩自己的拇指，肱二头肌会出现突然的轻微收缩，可以看到或感受到肌肉收缩（图 2-43）。

检查时如果有轻微反应，可考虑 C5 神经平面支配肱二头肌的肌皮神经完整性较好。几次尝试无任何反应，则可能是从 C5 神经根到其所支配的肱二头肌某一环节出现了问题。反射亢进可能是上运动神经元受损，如心脑血管疾病（脑卒中）；反射减弱可能为下运动神经元受损，如颈椎间盘突出导致外周神经受损（大脑皮层对下运动神经元反射起抑制或调节作用，以防止其过度兴奋）。双侧检查结果应该相同。结果记录为正常、增强或减弱。

肱桡肌反射——C6

肱桡肌由 C5 和 C6 神经平面的桡神经

支配，但该反射主要反映 C6 神经功能。检查时，用引出肱二头肌反射同样的方法支撑患者手臂，用叩诊锤平头轻叩桡骨远端的肱桡肌腱，引出反射（图 2-44）。然后检查对侧，比较并记录结果。

肱三头肌反射——C7

肱三头肌由桡神经支配，该反射主要反映 C7 神经功能。

保持与前两个测试相同的姿势，嘱患者手臂完全放松。此时（可感受到肱三头肌缺乏张力），用叩诊锤尖头轻叩鹰嘴窝处的肱三头肌腱（图 2-45）。可观察到反射活动或感觉到突然的肌肉轻微收缩。

感觉检查

肘关节周围的感觉由 4 条不同神经支配。

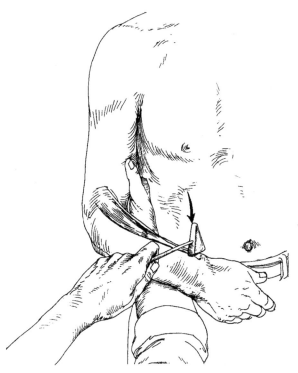

图 2-44　肱桡肌反射

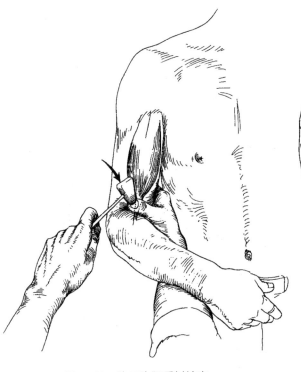

图 2-43　肱二头肌反射检查

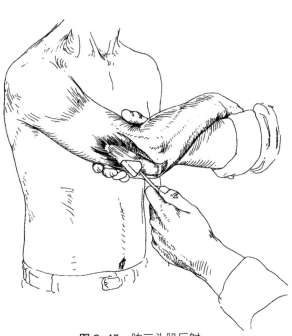

图 2-45　肱三头肌反射

（1）C5：上臂外侧，腋神经感觉支。

（2）C6：前臂外侧，肌皮神经感觉支。

（3）C8：前臂内侧，前臂内侧皮神经。

（4）T1：臂内侧，臂内侧皮神经（图2-46）。

特殊检查

韧带稳定性检查 本检查用来判断肘关节内、外侧副韧带的稳定性。一只手握住患者肘部后方，作为支点，另一只手握住患者腕部，在前臂施加力量。嘱患者轻度屈肘，同时在患者前臂处向外施压，在肘关节内侧产生外翻应力（图2-47）。

注意手掌内侧下方是否存在间隙。然后反向迫使患者前臂内收，在肘关节外侧产生内翻应力，并再次检查手掌外侧下方是否存在间隙。检查中，握住患者肘部的手不仅作为一个支点，起稳定作用，还需触诊侧副韧带。

叩击试验（Tinel征） Tinel征用于引出神经瘤疼痛。如果存在尺神经瘤，那么轻叩尺神经所在区域，即鹰嘴与内上髁之间的神经沟，患者会有刺痛感从前臂传递至手部尺神经分布区（图2-48）。

网球肘检查 网球肘检查用来重现网球肘的疼痛。一只手固定患者前臂并嘱其握拳、伸腕。另一只手在患者拳背施加力量，使其屈腕（图2-49），如果有网球肘，患者会在外上髁腕伸肌共同起点处感到一阵突发的剧痛。

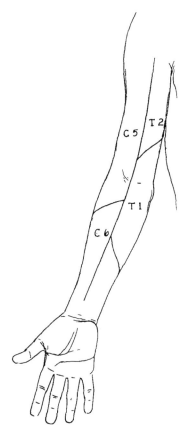

图2-46 肘部感觉

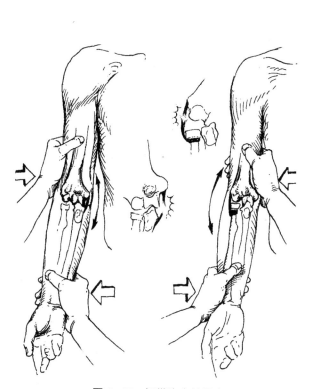

图2-47 韧带稳定性检查

相关区域检查

颈椎间盘突出和骨性关节炎可引起肘关节疼痛。因为腕屈、伸肌是跨越腕肘两个关节的肌肉，有时，腕部病变如风湿性关节炎，也会导致肘关节症状。同时，肩部病变也可引起肘部症状（图2-50），但肘部病变很少引发肩部症状。

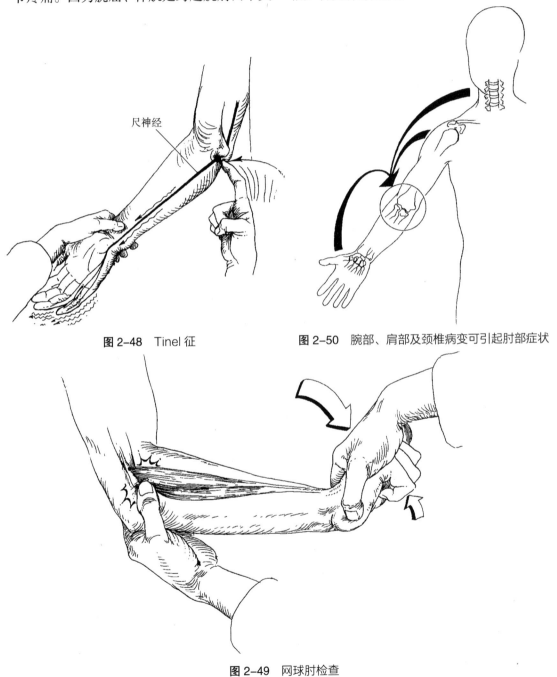

尺神经

图2-48　Tinel 征

图2-50　腕部、肩部及颈椎病变可引起肘部症状

图2-49　网球肘检查

（王　谦　曾宪涛　李德胜　唐玲玲　译）

第三章

腕部和手部体格检查

腕和手是由一系列复杂、精细平衡的关节构成的整体，发挥日常生活功能（图3-1）。

手是人体上肢最灵活的部分，同时也最缺乏保护，容易受伤。因此手外伤发生率非常高。考虑到手外伤的高发率，治疗手部疾病时，检查须高度精确，应系统地检查手部内在和外在病变。

正如前面章节所述，双侧对照是最快捷的检查方式；这在腕手部检查中尤为有效。

视诊

观察患者手部的功能，判断手部活动是否轻松自然，而不是处于被保护状态。当患者进入诊室，观察其上肢活动是否正常和对称，因为在一些病理情况下，上肢的摆动易受影响。多数情况下，患者会将受伤的手固定在胸前，或者僵硬地置于身体侧方。

因为症状需要对侧身体作为参照，手部检查时需暴露整个上肢，包括颈椎。嘱患者脱掉上衣，同时观察患者脱衣过程中的手部活动。正常情况下，手部活动流畅自然，同时伴随手指的配合活动，而异常时手部活动僵硬、不自然。有时，手部病变会伴随肩或肘部代偿性活动。

观察完手的功能，下一步评估手部整体结构。确定每只手都有5根手指，这看似非常基本，却很重要。不认真数，可能会漏掉断指的情况，如一根手指离断后将另一根手指移植到缺损处。由于先天性手指缺如或者多指畸形不易被发现，新生儿手指计数尤其重要。

检查中，需观察手的姿势。休息时，掌指关节和指间关节轻微屈曲，各指近乎平行排列（图3-2）。与其他手指相比，如果一根手指处于伸直位，提示该指屈肌腱受损或离断（图3-3）。

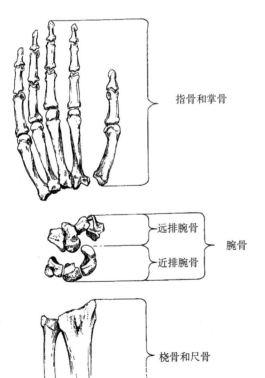

指骨和掌骨

远排腕骨

近排腕骨

腕骨

桡骨和尺骨

图3-1 腕部和手部的骨骼

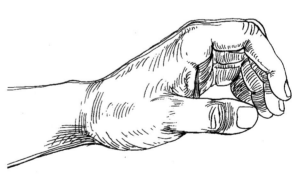

图3-2 手的"姿势"

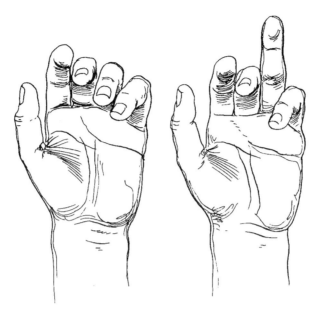

图 3-3 如一根手指处于伸直状态，而其他手指均屈曲，提示该指屈肌腱受损或离断

掌面

腕和手的掌面有许多纹路，它们位于筋膜与皮肤连接处。以下掌纹很重要。

（1）远侧掌横纹，粗略地描述为掌指关节的掌侧位点，为"无人区"近端标志（此处两条屈肌腱汇入同一腱鞘）（图 3-4）。

（2）近侧掌横纹，位于手指根部（"无人区"中），为近侧滑车体表标志。

（3）近侧指间横纹，在近侧指间关节处横跨手指形成，为"无人区"远端体表标志。

（4）鱼际纹，显示出鱼际隆起的轮廓（图 3-5）。

有时仅通过检查掌纹，就可判断优势手，因为与非优势手相比，优势手肌肉组织更发达，掌纹更清晰。另外，优势手比非优势手看起来大一些，茧皮更加明显。

大鱼际、小鱼际轮廓明显，因为它们是拇指、小指肌腱的肌腹所在。大鱼际、小鱼际外形略隆起，延伸并交汇，使掌心呈杯状（图 3-6，图 3-72）。实际上该形状是由 3 条弓形结构形成（图 3-7），其中两条穿过手掌（一条在腕部水平，另一条在掌骨头和掌骨颈水平），第三条纵向穿过掌心。弓形构架由手内在肌维系，当内在肌缺失或萎缩时，手掌失去正常轮廓，变得平坦无凹面（图 3-8，图 3-9）。这 3 个弓形结构增强拇指对掌，促进拇指与示指、中间的有效拿捏（图 3-10）。

手掌面，掌指关节区域就像是"山包和山谷"。隆起或山包，由支配手指和蚓状肌的神经血管束组成，而山谷是屈肌腱穿过关节的部位（图 3-6）。

正常手指间可见浅的指蹼，拇指和示指之间指蹼更大。指间向远端延伸的异常指

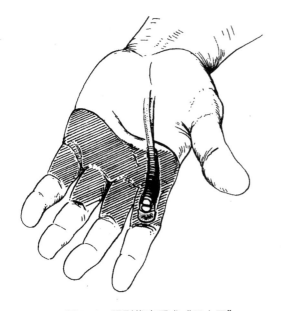

图 3-4 阴影代表手术"无人区"

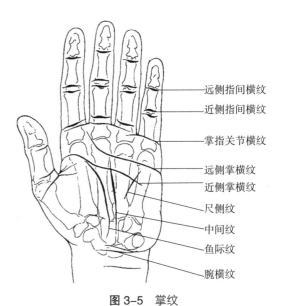

远侧指间横纹

近侧指间横纹

掌指关节横纹

远侧掌横纹

近侧掌横纹

尺侧纹

中间纹

鱼际纹

腕横纹

图 3-5 掌纹

峰 谷

屈肌肌腱

蚓状肌和神经血管束

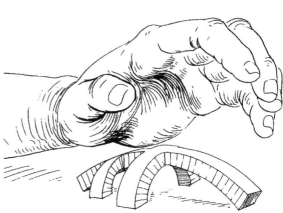

图 3-7 手掌的三条弓形结构由手内在肌维系

峰 谷

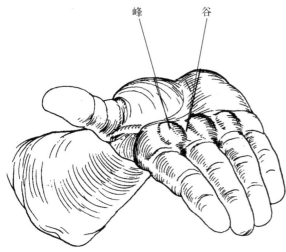

图 3-6 掌面轮廓及内部解剖

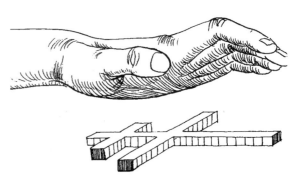

图 3-8 如果手内在肌缺失或萎缩,手掌会失去正常外形

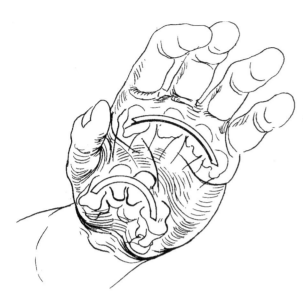

图 3-9 手和腕的两条横弓

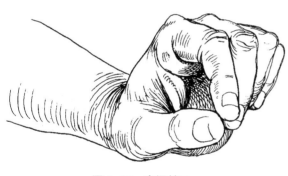

图 3-10 拿捏单元

蹼（并指）限制手指外展，影响手功能（图 3-11）。

背面

手背面，两只手的掌指关节和关节间的软组织凹陷应该对称。一般情况下，两只手的凹陷深度应该相当，如果一个指关节一侧

肿胀，会引起另一侧凹陷变浅，但极度肿胀情况下，两侧软组织凹陷完全消失。患者紧握拳时检查各手指关节，并与对侧比较（图 3-12）。通常中指指间关节突出最明显。单根掌骨长度变化会导致掌骨头大小发生改变，双手对应指关节出现明显差异，提示病变或者外伤。另外，应检查掌指关节、近侧和远侧指间关节，并比较两侧。

有时，指甲的一般情况和色泽可以提示严重病变，检查时不可忽视。指甲正常为粉色，而甲床颜色苍白提示贫血或循环障碍。正常指甲形状完好，没有凹痕和裂缝，半月区（甲根部小的新月形区域）为白色（图 3-13）。循环异常时，指甲可变成匙状或者杵状。勺状甲结构脆弱，呈小凹陷或沟壑状，通常由严重真菌感染引起（图 3-14A）。杵状甲隆起呈穹顶状，比正常指甲宽大（图 3-14B）。通常是由甲下软组织增生引起，提示呼吸系统疾病或先天性心脏病。

皮肤触诊

通常，皮肤同皮下骨性突起一起触诊。在本章，因为皮外伤发病率高，皮肤触诊将作为一个独立单元进行讲解。

手掌和手指掌侧皮肤比背侧厚，以保护皮下组织结构。掌侧皮肤在掌纹处与筋膜组织相连。这样利于手牢固地抓持物体，而背侧松弛的皮肤利于掌指关节极度屈曲，完成握拳动作。有时手掌的感染经淋巴管蔓延至背侧，引起肿胀。手掌一般肿胀较轻，而手

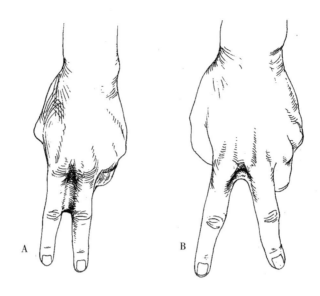

图 3-11 A. 异常指蹼（并指）；B. 正常指蹼

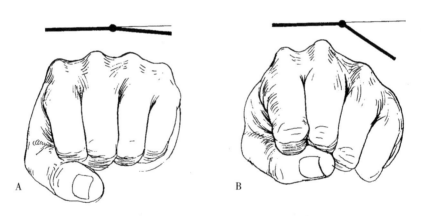

图 3-12 A. 正常的掌指关节；B. 紧握拳时正常的掌指关节轮廓

背相应区域会肿胀更明显。

手指皮肤被手指两侧的隔膜及细小韧带固定于骨面（克莱兰德韧带和格雷森韧带）。因此，手指皮肤移动度小。如果手指皮肤不固定，能任意移动，则很难拿住物体（图 3-15）。

进行腕手部触诊时，应检查任何温度异常或干燥的皮肤区域。局部皮温过高可能是感染迹象，而异常干燥（无汗症）可能提示神经损伤。视诊时发现的损伤、肿胀或者瘢痕都应仔细触诊。瘢痕组织不能移动（可能与骨或软组织粘连）或出现压痛，均应重视。

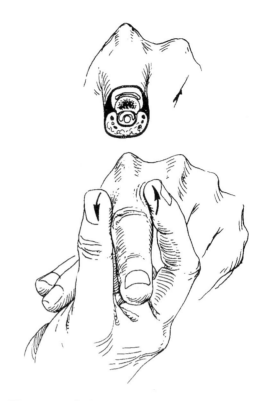

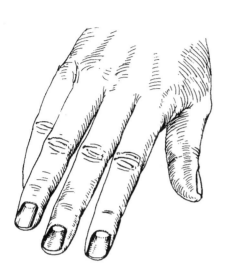

图 3-13 手和指甲正常形态

图 3-15 手指皮肤由隔膜和小韧带固定于指骨

骨骼触诊

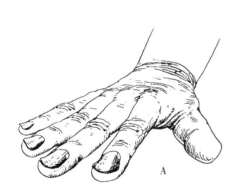

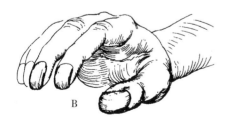

图 3-14 A.匙状甲。B.杵状甲

腕手部触诊时，检查者拇指置于患者桡骨茎突（邻近患者拇指），示指、中指置于患者尺骨茎突（邻近患者小指）。这两个骨性突起是腕部检查的基本参照（图 3-17）。通过这些参考点，以线性的形式对手部骨和软组织结构进行触诊。

腕骨 手腕是由两排共 8 块腕骨组成：近排腕骨和远排腕骨。近排腕骨从桡侧到尺侧依次是舟状骨、月骨、三角骨和豌豆骨（三角骨前面）。远排腕骨从桡侧到尺侧依次是大多角骨、小多角骨、头状骨、钩骨（图 3-16）。

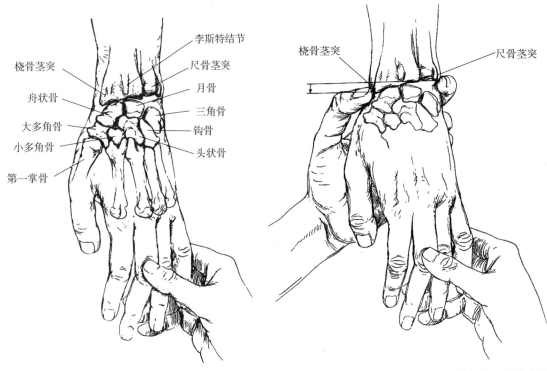

图 3-16 腕部骨性结构（背面观）

图 3-17 腕骨触诊基本参照点。桡骨茎突比尺骨茎突远

桡骨茎突 手解剖位（掌面向前）时，桡骨茎突位于正外侧（图 3-17）。触诊桡骨茎突的远侧顶点，注意其外侧缘有一明显的小凹槽（图 3-18）。从此处开始，触诊桡骨茎突长度，继续沿桡骨干向上触诊，直至前臂中段被软组织遮盖处。再返回紧邻腕关节桡骨茎突骨性最突出部位。

解剖鼻烟窝 解剖鼻烟窝是一个小凹陷，位于桡骨茎突背侧远端。当患者拇指相对于其他手指外展背伸时，可观察到鼻烟窝轮廓，然后进行触诊（图 3-43）。

舟状骨 舟状骨，又称手舟骨，位于腕骨桡侧。构成鼻烟窝基底部。舟状骨是近排腕骨列中最大的骨块。所有腕骨中，舟状骨最易骨折。腕部尺偏致舟状骨从桡骨茎突下方滑出，即可触及（图 3-19）。

大多角骨 大多角骨位于手腕桡侧，与第一掌骨相关节（图 3-20）。向鼻烟窝远端移动触诊大多角骨与第一掌骨之间的关节。此关节呈鞍状，紧邻鱼际隆起（图 3-21，图 3-22）。大多角骨在拇指屈曲外展时更易触诊。

桡骨结节（李斯特结节） 桡骨结节位于腕背桡骨茎突向内 1/3 处。是一个小的、纵向走行的骨性突起或结节（图 3-23）。

头状骨 向桡骨结节远端移动触诊，可扪及第三掌骨基底部，它是掌骨基底部最大最明显的骨性标志（图 3-25）。头状骨位于远排腕骨列，在第三掌骨基底部与桡骨结节之间。所有腕骨中，头状骨最大，紧贴第三

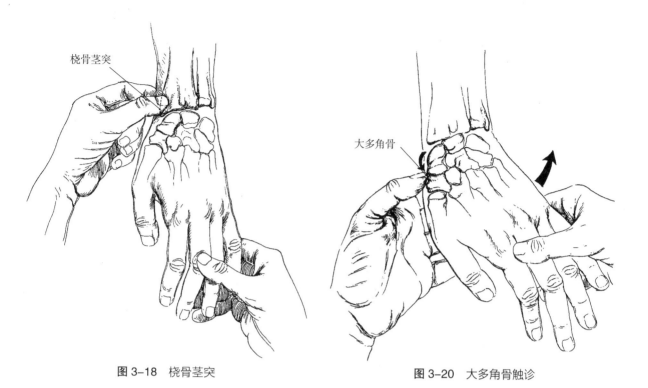

图 3-18　桡骨茎突

图 3-20　大多角骨触诊

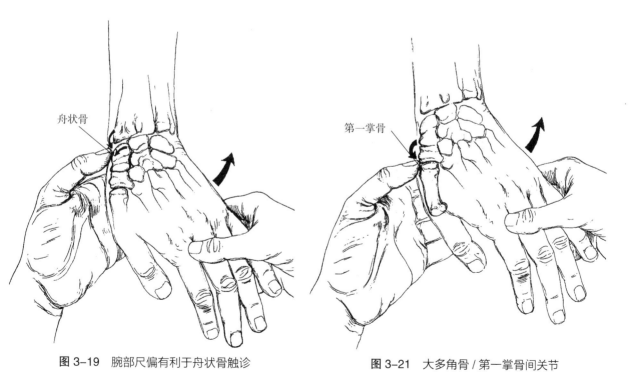

图 3-19　腕部尺偏有利于舟状骨触诊

图 3-21　大多角骨 / 第一掌骨间关节

掌骨基底部可触及（图 3-24）。腕中立位，头状骨区域可触及一小凹陷，该凹陷为头状骨自身曲线所致（图 3-26）。屈腕时，该凹陷移向远端，头状骨自月骨下滑出，凹陷处被填平。

月骨 月骨邻近头状骨，特点明显，是最容易脱位的骨，也是第二易骨折的腕骨。它位于近排腕骨列，与近侧的桡骨和远侧的头状骨相关节。紧邻桡骨结节处可扪及月骨。触诊月骨时，嘱患者腕部屈伸，可以感受到月骨／头状骨间关节的活动（图 3-27）。月骨、头状骨、第三掌骨基底部呈一直线，它们被止于第三掌骨基底的桡侧腕短伸肌腱覆盖（图 3-25）。

尺骨茎突 手指放回尺骨茎突和桡骨茎突。注意，尺骨茎突没有桡骨茎突远（图

3-17），但它比桡骨茎突更明显、更粗厚（图 3-28）。手解剖位，尺骨茎突不在腕部正侧方，而在内后方。实际上，尺骨和尺骨茎突并不参与腕关节构成；腕关节仅由桡骨和近排腕骨构成。向上触诊位于皮下的、锐利的尺骨边缘，直达尺骨鹰嘴，再原路返回尺骨茎突。可在尺骨茎突远端顶点背侧触及一个纵行的浅槽（图 3-59）。尺侧腕伸肌腱在浅槽内行走。手桡偏时，该肌腱收缩，易于触及。

三角骨 三角骨紧邻尺骨茎突远端，位于近排腕骨。手桡偏时，三角骨自尺骨茎突下方旋出，便于触诊（图 3-29）。即便如此，因为三角骨也位于豌豆骨下方，仍然不易触诊。三角骨容易受伤，在所有腕骨中，骨折发生率排第三位。

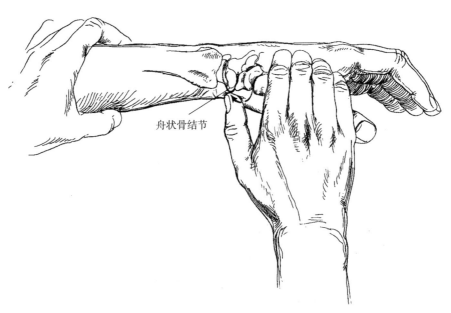

舟状骨结节

图 3-22　桡侧触诊大多角骨／第一掌骨间关节。在近端触诊舟状骨结节

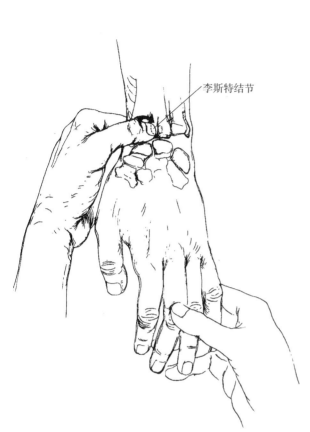

图 3-23　桡骨结节触诊〔李斯特（Lister）结节〕

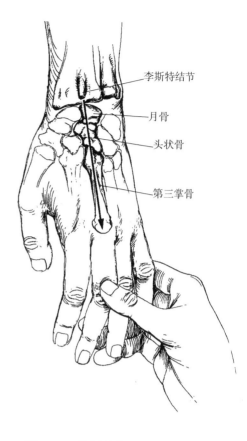

图 3-24　桡骨结节、月骨、头状骨、第三掌骨在一条直线上

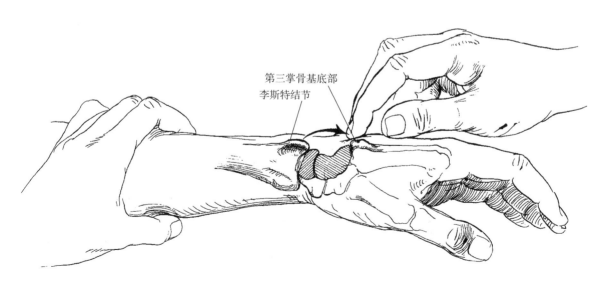

图 3-25　第三掌骨基底部触诊

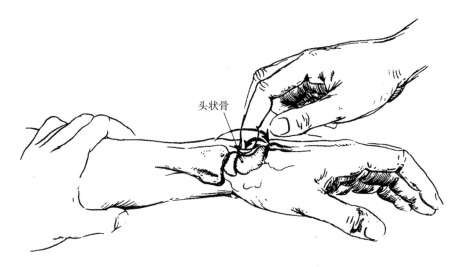

图 3-26 头状骨背侧可扪及一小凹陷

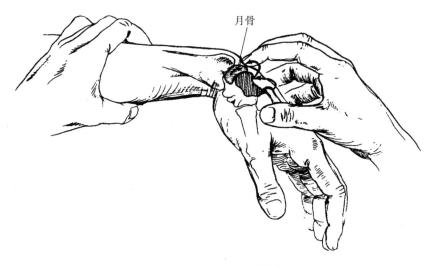

图 3-27 屈腕利于月骨触诊

豌豆骨 触诊三角骨前外侧区域时，可扪及一籽骨，即豌豆骨。它位于尺侧腕屈肌腱中（图 3-30，图 3-31）。

钩骨钩 钩骨钩位于豌豆骨桡侧以远。为了定位钩骨钩，可将拇指指间关节置于豌豆骨上，指尖朝向患者虎口（图 3-32），再将拇指尖置于患者手掌。钩骨钩正好位于检查者拇指尖下方，但是，因为它被覆厚厚的软组织，必须用力向下按压去感受这个浅钩的轮廓（图 3-33）。钩骨钩有重要临床意义，因为它参与构成腕尺管（Guyon 管）外侧界（桡侧缘），其中有尺神经和尺动脉穿行（图 3-63）。腕尺管内侧界由豌豆骨构成。

掌骨 从示指到小指按顺序触诊掌骨。

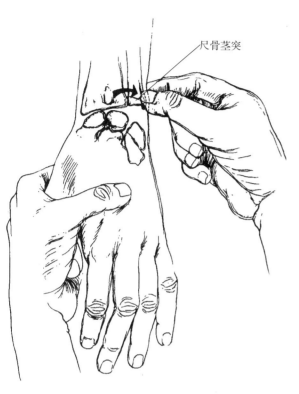

图 3-28 尺骨茎突

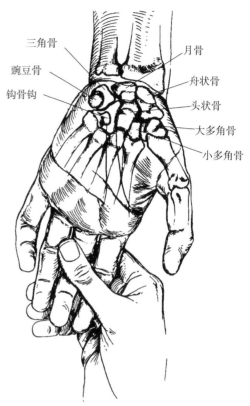

图 3-30 腕骨（掌面观）

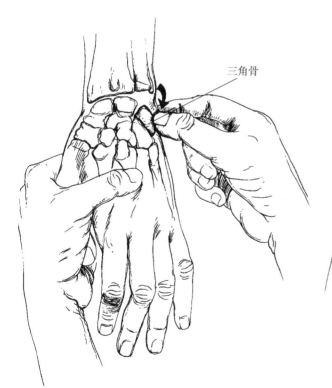

图 3-29 腕部尺偏利于三角骨触诊

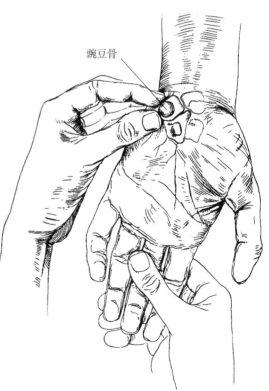

图 3-31 豌豆骨

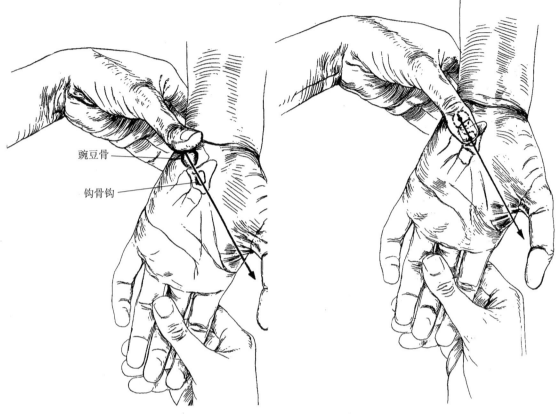

豌豆骨

钩骨钩

图 3-32　钩骨钩正好位于豌豆骨和虎口连线上　　　　图 3-33　钩骨钩触诊

检查者将拇指置于患者手掌，用示指和中指定位患者第二掌骨基底部，触诊第二掌骨。在手桡背侧，第二掌骨几乎位于皮下，易于触及（图 3-34）。在第二掌骨背侧如果触及骨连续性中断、骨凸出或者异常压痛，提示骨折。相同方式触诊第三、第四、第五掌骨。

第二和第三掌骨固定于腕骨上，不能移动，有利于示指和中指稳固地执行抓捏和精细动作。相反，第四和第五掌骨是可移动的。如此为环指小指提供更大的活动范围，手掌在尺侧形成一个密闭空间，持物时可防止物体滑出（图 3-35 ~ 图 3-37）。

第一掌骨　触诊时，应该从解剖鼻烟窝向掌指关节进行，触摸第一掌骨连续性。注意第一掌骨较其他掌骨短而宽。注意关节任何一端的压痛（图 3-38）。

掌指关节　向掌骨远端移动，会触摸到梭形的掌指关节，手指屈曲时关节暴露，可触及掌骨末端骨节，关节线更清晰（图 3-39，图 3-40）。在关节背侧可触及一浅凹。浅凹中有指伸肌腱穿行。掌骨骨折最易发生于掌骨干与掌骨头交界的颈部。第五掌骨颈骨折发生率最高。注意，远侧掌横纹在掌指关节正上方走行（图 3-5）。

指骨　每只手有 14 块指骨，其中拇指

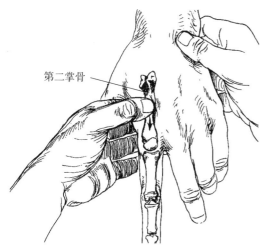

第二掌骨

图 3-34 第二掌骨触诊

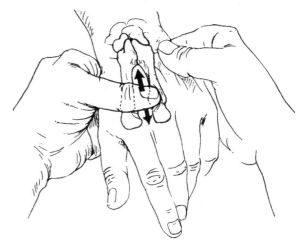

图 3-36 第二和第三掌骨是稳定的

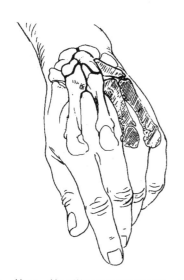

图 3-35 第二、第三掌骨几乎位于皮下，易于触及

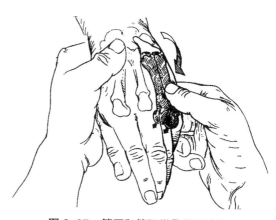

图 3-37 第四和第五掌骨是活动的

2块，其他手指各3块。近中节指骨构成近侧指间关节，中远节指骨间构成远侧指间关节（图3-41）。有时，你会发现一根手指与其他手指以及对侧相应手指存在触诊差异。

如一根手指骨折畸形愈合后，骨折处会形成硬结，则指骨失去流畅的线性结构。触诊指间关节，注意是否存在肿胀、压痛和对称性，并与对侧比较。

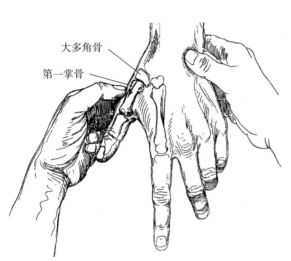

大多角骨

第一掌骨

图 3-38　第一掌骨触诊

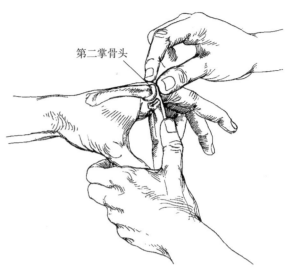

第二掌骨头

图 3-40　屈曲掌指关节利于触诊骨性结构

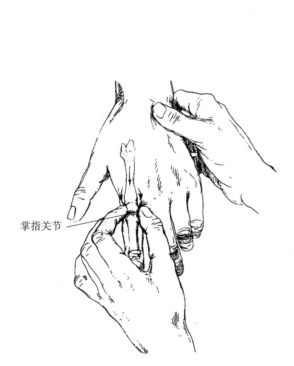

掌指关节

图 3-39　可触及掌指关节间隙

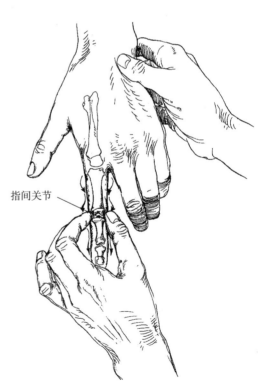

指间关节

图 3-41　指骨触诊

软组织触诊

腕和手部的软组织触诊可分为不同临床区域。虽然每一个临床区应该作为一个独立的整体讨论，但实际上各临床区域之间并无明显差异，临床和解剖紧密关联。

在手腕背侧，有6条通路或管道（图3-47），伸肌腱在其中穿行；掌侧有两条管道，有神经、动脉和屈肌腱穿行。

腕：Ⅰ区——桡骨茎突

解剖鼻烟窝　解剖鼻烟窝位于桡骨茎突背侧稍远端。伸拇指时，肌腱构成鼻烟窝的边界，使鼻烟窝更明显（图3-45）。鼻烟窝的桡侧界由拇长展肌腱和拇短伸肌腱构成，它们越过桡骨茎突，在外侧形成一个浅凹（图3-44）。鼻烟窝尺侧界为拇长伸肌腱，基底部为舟状骨（图3-43）。鼻烟窝基底部压痛提示骨折。有时，可在桡动脉越过舟状骨处触及桡动脉深支搏动（图3-46）。桡神经浅支终末支在越过拇长伸肌腱处也可触及（图3-42）。

纤维管Ⅰ　位于腕背Ⅰ区，有拇长展肌和拇短伸肌腱穿行（图3-48）。如前所述，

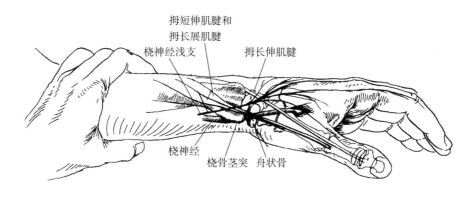

图3-42　鼻烟窝周围骨及软组织标志

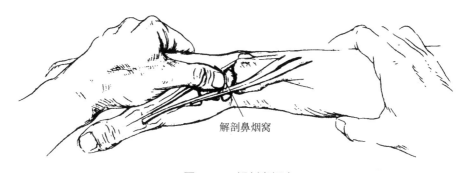

图3-43　解剖鼻烟窝

这两条肌腱为解剖鼻烟窝的桡侧界。拇指外展时，管内的肌腱突出明显，清晰可辨。在纤维管远端，邻近肌腱止点处，拇短伸肌腱位于拇长展肌腱尺侧。纤维管Ⅰ有重要临床意义，因其是桡骨茎突狭窄性腱鞘炎（De Quervain's disease，德奎尔病）的好发部位，管内滑膜炎症可导致管口狭窄，则肌腱

移动产生疼痛。该区压痛是本病的特征。

检查时，患者握拳，将拇指握在其他手指内。检查者一只手固定患者前臂，另一只手使患侧手腕尺偏。如果该区出现剧痛，提示狭窄性腱鞘炎〔芬克尔斯坦（Finklstein）试验〕（图3-49）。

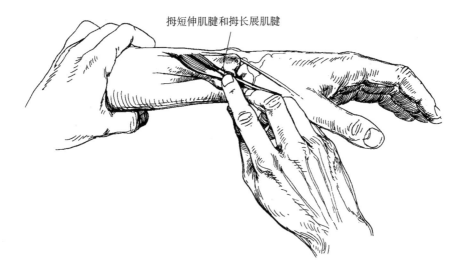

图3-44 鼻烟窝的桡侧界由拇短伸肌腱和拇长展肌腱构成

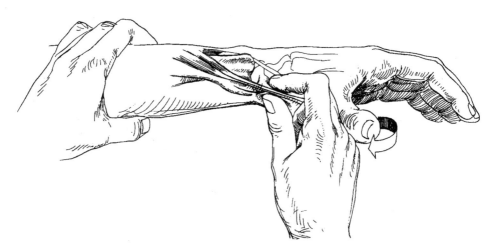

图3-45 拇指背伸时拇长展肌腱和拇短伸肌腱更易触诊

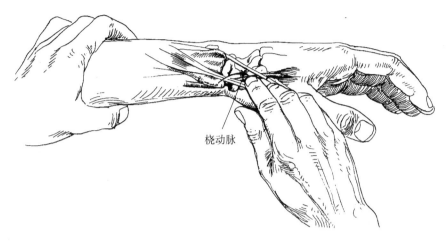

图 3-46 桡动脉触诊

桡动脉

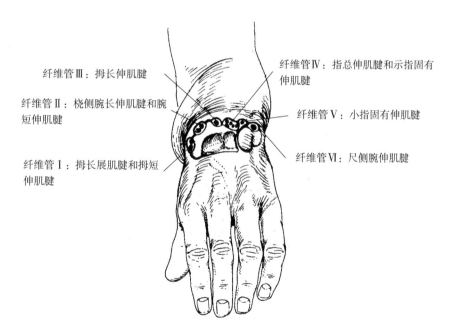

纤维管Ⅲ：拇长伸肌腱

纤维管Ⅱ：桡侧腕长伸肌腱和腕短伸肌腱

纤维管Ⅰ：拇长展肌腱和拇短伸肌腱

纤维管Ⅳ：指总伸肌腱和示指固有伸肌腱

纤维管Ⅴ：小指固有伸肌腱

纤维管Ⅵ：尺侧腕伸肌腱

图 3-47 伸肌腱在腕背侧纤维管中穿行至手部

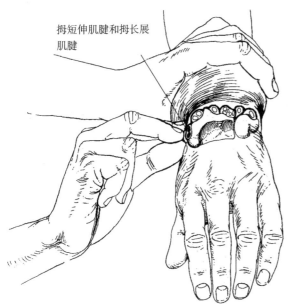

拇短伸肌腱和拇长展肌腱

图 3-48 纤维管 I 中有拇长展肌腱和拇短伸肌腱穿行

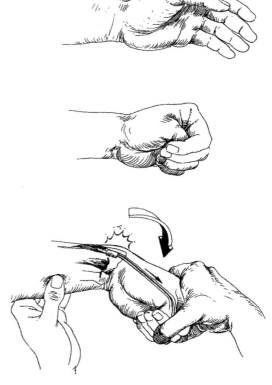

图 3-49 芬克尔斯坦试验（握拳尺偏试验）

腕：II 区——桡骨结节（李斯特结节）

纤维管 II 纤维管 II 位于桡骨结节的桡侧，容纳桡侧腕长伸肌腱和腕短伸肌腱（图 3-50）。嘱患者握拳后触诊。这两条肌腱稍突出于桡骨结节桡背侧（图 3-51）。临床上，桡侧腕长伸肌腱和腕短伸肌腱均可用于肌腱移植（图 3-52）。

纤维管 III 纤维管 III 位于桡骨结节尺侧，容纳拇长伸肌腱，该肌腱为解剖鼻烟窝尺侧界（图 3-44，图 3-50）。拇长伸肌腱呈

45°角绕过桡骨结节背侧。越过纤维管 II 内的桡侧腕长伸肌腱和腕短伸肌腱，继续按此角度到达拇指（图 3-53）。沿该肌腱触诊，检查是否存在断裂体征。桡骨远端骨折（Colles 骨折）损伤桡骨结节背侧（使这一结构变得不规则），当拇长伸肌腱绕过结节时，摩擦力增加可致肌腱损伤。患上风湿性关节炎时，滑膜炎症使桡骨结节表面摩擦力增大，磨损常导致拇长伸肌腱断裂。

纤维管 IV 该管道位于纤维管 III 尺侧和下尺桡关节桡侧，其中有指总伸肌和示指固

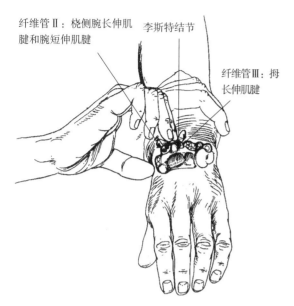

纤维管Ⅱ：桡侧腕长伸肌腱和腕短伸肌腱

李斯特结节

纤维管Ⅲ：拇长伸肌腱

图 3-50　纤维管Ⅱ容纳桡侧腕长和腕短伸肌腱

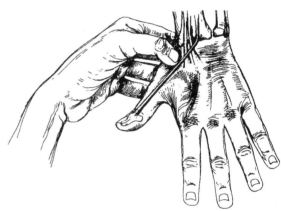

图 3-52　桡侧腕长和腕短伸肌腱位于桡骨结节桡侧

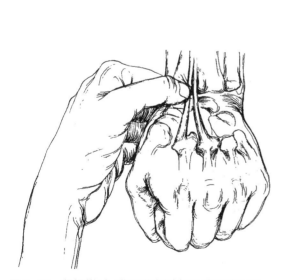

图 3-51　紧握拳时可扪及桡侧腕长和腕短伸肌腱

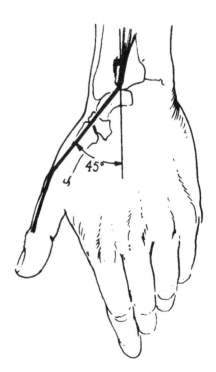

图 3-53　拇长伸肌腱走行

有伸肌腱穿行（图 3-54）。

尽管伸指即可触及指总伸肌腱，但它们不像纤维管Ⅰ、Ⅱ、Ⅲ内肌腱那么容易触及。应在腕骨和掌指关节之间触诊所有伸肌腱（图 3-55）。然后，嘱患者屈伸示指，观察示指固有伸肌腱的独立活动。沿示指走向触诊示指固有伸肌腱。注意该肌腱在纤维管水平不易触诊。类风湿关节炎可累及腕和手部所有伸肌腱，导致触诊时疼痛。拇长伸肌腱离断时，可用示指固有伸肌腱替代。

有时，腕背或腕掌侧会出现豌豆大小囊性肿胀（腱鞘囊肿），内容物呈凝胶状。通常腱鞘囊肿不被结缔组织固定，也无压痛（图 3-56）。

腕：Ⅲ区——尺骨茎突

尺骨茎突压痛，可由其自身病变引起，也可由 Colles 骨折伴发的尺骨茎突远端骨折所致。类风湿关节炎侵蚀尺骨茎突，会出现局部肿胀、疼痛，进一步导致关节畸形。

纤维管Ⅴ 该管道位于腕背侧下尺桡关节以远，容纳小指固有伸肌腱；位于尺骨茎突稍外侧，可触及一小凹陷。触诊小指固有伸肌腱时，嘱患者手掌置于桌面，抬起小指。在尺骨茎突桡侧小凹中可触及小指固有伸肌腱活动（图 3-57）。像示指固有伸肌腱一样，小指固有伸肌腱能独立活动。嘱患者伸直示指和小指，其他手指屈曲（众所周知的

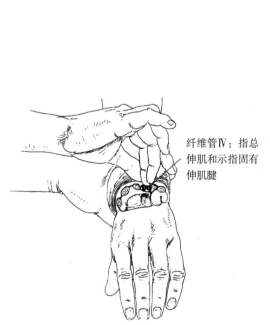

图 3-54 纤维管Ⅳ容纳指总伸肌和示指固有伸肌腱

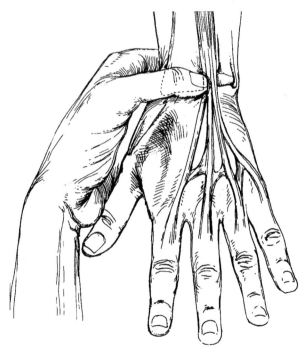

图 3-55 应在腕骨和掌指关节之间触诊所有伸肌腱

魔法手势）可以证明（图 3-58）。

小指固有伸肌腱位于下尺桡关节上，类风湿关节炎时可累及。尺骨头背侧脱位或滑膜炎引起摩擦力增加，可致肌腱磨损。

纤维管Ⅵ 该纤维管位于尺骨茎突顶点和尺骨头之间凹槽内，内有尺侧腕伸肌腱穿行。从肌腱越过尺骨茎突到其止于第五掌骨基底部处都可被触及（图 3-59）。尺侧腕伸肌腱在患者腕背伸尺偏时更易触及（图 3-60）。Colles 骨折伴尺骨茎突末端骨折时，纤维管Ⅵ的腕背韧带可发生撕裂。手部内旋时，伸肌腱可自尺骨茎突滑脱。此时，可闻及"噼啪"音，还可伴疼痛。类风湿关节炎时，肌腱向尺侧移位或出现断裂。

腕：Ⅳ区——豌豆骨（掌面）

尺侧腕屈肌 豌豆骨位于三角骨前方，被尺侧腕屈肌腱包绕。手腕抗阻力屈曲时，

掌长肌尺侧，邻近豌豆骨处尺侧腕屈肌明显突出（图 3-61）。沿肌腱向前臂近端触诊，然后返回手腕水平。有时肌腱止点钙化会引起剧痛。手术可将尺侧腕屈肌腱移植到腕手部其他部位，以取代病变的肌腱。

腕尺管 豌豆骨和钩骨钩（图 3-32，图 3-33）之间的浅凹，通过豆钩韧带形成一个骨纤维管，称为腕尺管，即 Guyon 管。腕尺管具有重要临床意义，因其中有尺神经和尺动脉穿行，是压迫损伤的好发部位。由于腕尺管被覆厚厚的软组织，神经和动脉均不易触及，该区域异常压痛提示存在病变（图 3-62，图 3-63）。所有神经触诊可能会有一定程度压痛。因此，需密切关注压痛程度，并与对侧对比。

尺动脉 尺骨前面，邻近豌豆骨处，尺动脉在腕部穿行，将动脉压向尺骨，可触及搏动（图 3-64）。

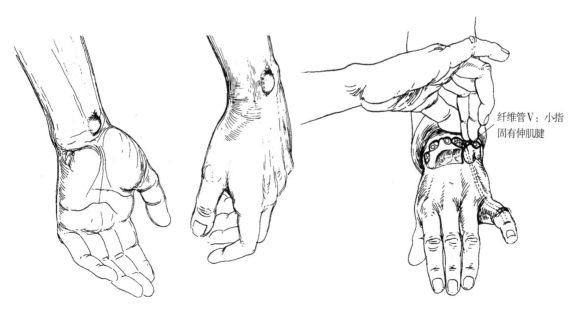

纤维管Ⅴ：小指固有伸肌腱

图 3-56 腱鞘囊肿可发生在腕背侧或腕掌侧　　　**图 3-57** 纤维管Ⅴ容纳小指固有伸肌腱

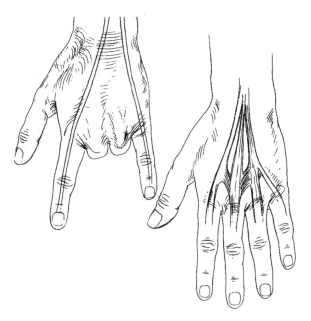

图 3-58 示指固有伸肌腱和小指固有伸肌腱能独立活动

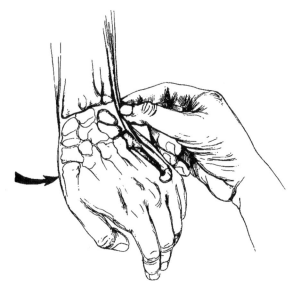

图 3-60 手腕尺偏利于触诊尺侧腕伸肌腱

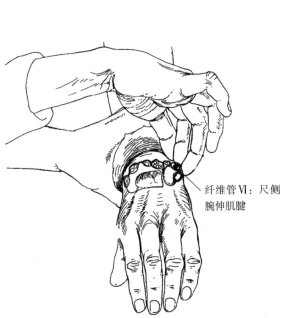

纤维管Ⅵ：尺侧腕伸肌腱

图 3-59 纤维管Ⅵ容纳尺侧腕伸肌腱

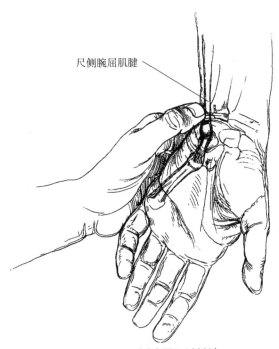

尺侧腕屈肌腱

图 3-61 尺侧腕屈肌腱触诊

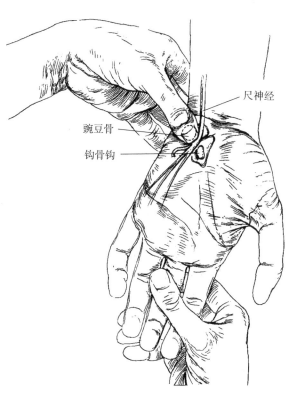

图 3-62　腕尺管内有尺神经和尺动脉穿行

腕：Ⅴ区——掌长肌和腕管

掌长肌腱　掌长肌腱纵贯于腕部前面。掌长肌的末端是腕管前方标志。嘱患者屈腕，拇指和小指对指，易于触诊掌长肌腱（图 3-65）；此时，位于手腕前面中线的掌长肌腱突出。以线性方式触诊，先向上至前臂，然后返回腕部。

约 7% 的人掌长肌缺如。掌长肌缺如不影响手部功能。临床上，掌长肌常用作肌腱移植供区，取代手指严重创伤的屈肌腱。

腕管　腕管位于掌长肌深部，有 4 个明显的骨性标志：近侧，豌豆骨和舟状骨结节；远侧，钩骨钩和大多角骨结节（图 3-66）。腕横韧带是腕掌侧韧带的一部分，走行在这 4 个骨突之间并形成一纤维鞘，该

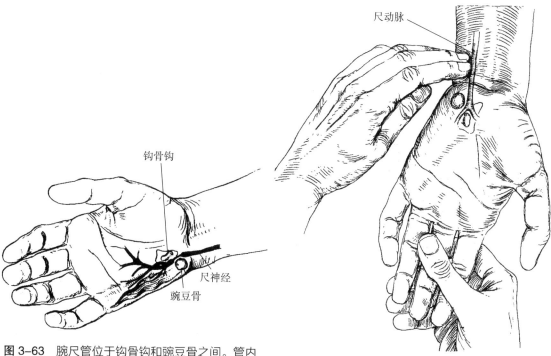

图 3-63　腕尺管位于钩骨钩和豌豆骨之间。管内尺神经可能受压

图 3-64　尺动脉触诊

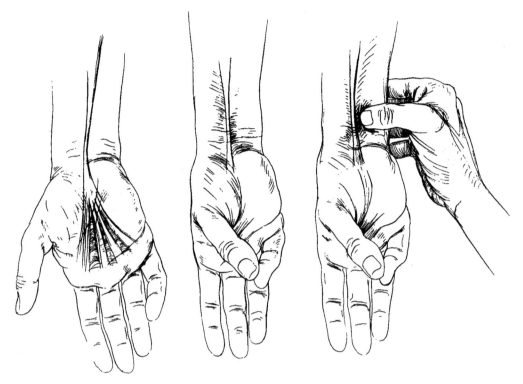

图 3-65 拇指和小指对指利于掌长肌腱触诊

鞘包含腕管。腕管位于骨纤维鞘内的前侧。腕骨构成腕管后侧界。前臂通向手指的正中神经和屈指肌腱在腕管内穿行。

腕管有重要临床意义，不仅因为其容纳重要结构，也因为腕管综合征经常发生（腕管狭窄）并常导致临床症状。腕管综合征导致正中神经受压，使手部正中神经支配区域运动和感觉功能出现障碍。在极少数情况下，狭窄腕管压迫管内肌腱，导致手指屈曲受限。腕管狭窄原因众多，如月骨前脱位、Colles 骨折引起的肿胀、类风湿关节炎滑膜炎或者任何其他损伤导致的腕部肿胀，又如扭伤和系统性疾病的局部损害，如黏液性水肿和佩吉特（Paget）病。

叩击腕掌侧韧带，正中神经支配区域出现疼痛（Tinel 征），可确诊腕管综合征（图 3-67）。嘱患者最大程度屈腕并维持 1 分钟，可引发腕管综合征常见的手指针刺样疼痛（屈腕试验，Phalen 试验）（图 3-68）。尽管腕管内解剖结构无法触诊，检查者应该清楚其位置，因为它们对手的正常功能至关重要。

桡侧腕屈肌 腕部水平，桡侧腕屈肌位于掌长肌桡侧。肌腱越过舟状骨止于第二掌骨基底部，在腕部桡侧腕屈肌腱比尺侧腕屈肌腱更突出。患者腕部屈曲、手部桡偏时，掌长肌旁边的桡侧腕屈肌腱更突出（图 3-69）。向近端触诊，直至因筋膜遮盖无法触及为止。

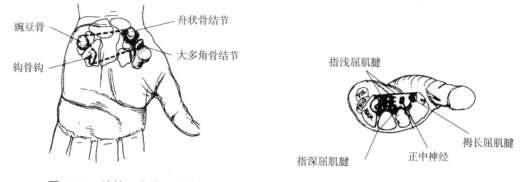

图 3-66　腕管。容纳正中神经和屈指肌腱，由近侧的豌豆骨和舟状骨，以及远侧的钩骨钩和大多角骨构成

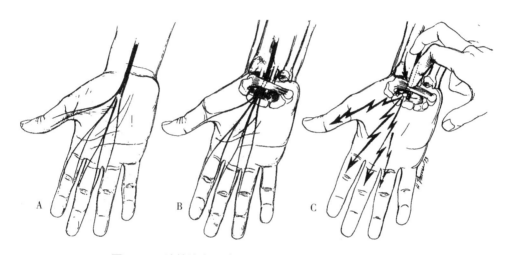

图 3-67　腕管综合征（A 和 B）；替尼尔（Tinel）征（C）

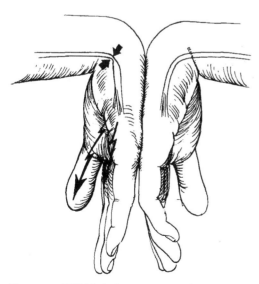

图 3-68　屈腕试验（Phalen 试验）诱发腕管综合征症状

手：Ⅰ区——大鱼际肌

大鱼际肌位于拇指基底部。由 3 块支配拇指运动的肌肉组成：拇短展肌（浅层）、拇对掌肌（中层），以及拇短屈肌（深层）。大鱼际肌无筋膜组织覆盖，触摸起来饱满且易于移动（图 3-70）。优势手的大鱼际肌比对侧手掌更发达。视诊时应该两侧对比，注意有无肥大或萎缩；触诊时注意肌肉大小、形状和对称性。

因为大鱼际肌受正中神经返支支配，所以正中神经腕管内受压会导致肌肉萎缩。如

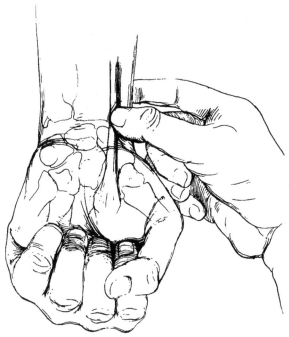

图 3-69 桡侧腕屈肌腱触诊

果怀疑腕管综合征，需检查大鱼际肌是否萎缩，第一掌骨是否更易触及。肌肉萎缩时大鱼际肌变得平坦。随着病变进展，大鱼际肌会进一步变得凹陷（图 3-73）。

手：Ⅱ区——小鱼际肌

小鱼际肌自小指根部延伸至豌豆骨。它由 3 块肌肉组成：小指展肌、小指对掌肌，以及小指短屈肌。这 3 块肌肉深浅分层，但不能彼此区分（图 3-71）。

检查小鱼际肌时应该注意有无肥大或萎缩。小鱼际肌由尺神经支配，腕尺管综合征或肢体近端的病变，导致尺神经受压时会致其萎缩（图 3-72，图 3-73）。压迫也使尺神经支配区域发生感觉障碍。

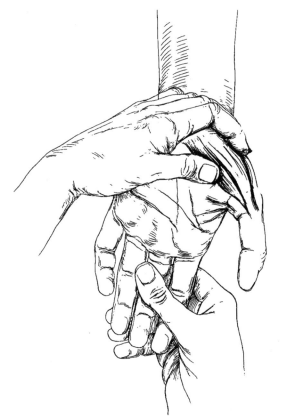

图 3-70 大鱼际肌触诊

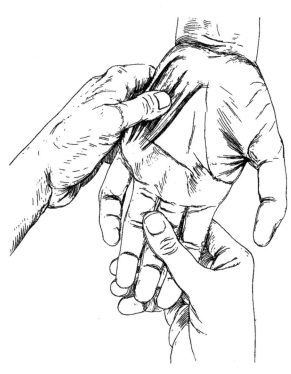

图 3-71 小鱼际肌触诊

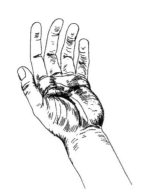

图 3-72　正常的大、小鱼际

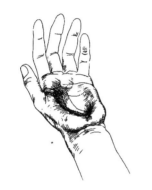

图 3-73　萎缩的大、小鱼际

手：Ⅲ区——手掌

由于手掌被覆厚厚的肌肉层（大、小鱼际肌）及掌筋膜，其结构不易触及。屈肌腱深入到掌筋膜后难以触摸；无法触及手掌神经和血管。

掌腱膜　掌腱膜由 4 块宽阔呈扇形展开的纤维束带构成，远端延伸至手指根部（图 3-74）。

手掌面发现散在结节样肿块时应检查掌腱膜，多数情况下，结节分布于环指、小指近端尺侧。这些散在结节可导致手指屈曲畸形（掌腱膜挛缩）（图 3-75）。

屈指肌腱　通常屈指肌腱不易被触及，但当其在筋膜深面汇入同一腱鞘处则可触及。如能触及肌腱，注意压痛，因为可能存在肌腱的直接损伤。

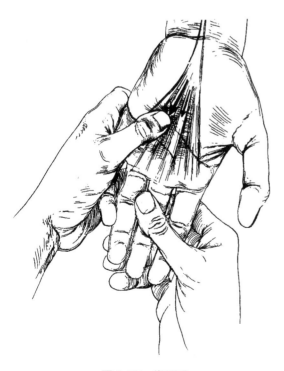

图 3-74　掌腱膜

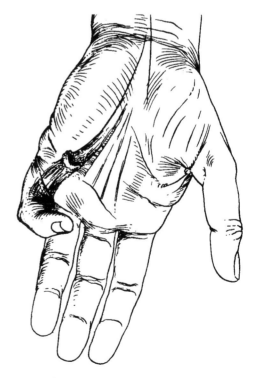

图 3-75　掌腱膜挛缩（Dupuytren 挛缩）

触诊时，嘱患者伸屈手指。手指在运动过程中突发"噼啪"音提示"扳机指"。响声往往是由于屈肌腱上结节活动时通过狭窄的环形腱鞘或掌骨头对面的滑车时所致（图3-76）。屈伸时均可发生。拇指出现相似的声响提示"扳机拇"。

手：Ⅳ区——手背

指伸肌腱 指伸肌腱在手背行走。手指伸直，腕部略背伸，伸肌腱易于扪及。伸指时如在指背施加阻抗力，伸肌腱会明显突出，尤其是在掌指关节处。

从关节近端到远端，依次触诊每条伸肌肌腱。肌腱扭伤或断裂可引起压痛。类风湿关节炎患者伸肌腱向掌指关节的尺侧移位，并导致手指尺偏。

手：Ⅴ区——指骨

手指没有肌腹，仅通过屈伸肌腱来完成运动。首先进行近侧指间关节周围软组织触诊。指伸屈肌腱在近侧指间关节背面和掌面穿行，故感觉平滑。因为被覆厚厚的关节囊和侧副韧带，关节侧面呈梭形（图3-77）。肿大关节很敏感，触诊动作应轻柔。异常的梭形肿大提示类风湿关节炎滑膜炎〔布夏尔（Bouchard）结节〕。类风湿关节炎偶尔引起鹅颈样畸形，是由近侧指间关节过伸及远侧指间关节屈曲所致（图3-79）。

如果伸指肌腱中央束自中节指骨的基底部撕脱，近侧指间关节明显屈曲，远侧指间

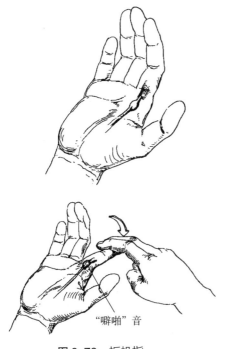

图 3-76 扳机指

"噼啪"音

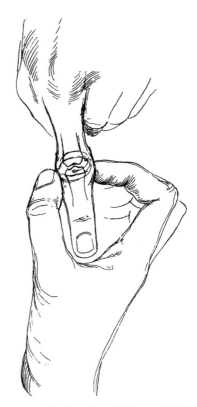

图 3-77 近侧指间关节被厚厚的关节囊及侧副韧带覆盖

关节背伸。这种情况称为"纽扣"样畸形，此时中节指骨对触诊敏感（图3-80）。

远侧指间关节同近侧指间关节一样，掌背面均光滑，侧方呈梭形。检查时应注意任何一侧的肿胀和压痛。如在远侧指间关节（图3-78）的背侧及外侧面触及散在的骨性结节［赫伯登（Heberden）结节］，提示骨性关节炎。

如伸指肌腱自其位于末节指骨基底的止点处撕脱，同时在远侧指间关节背侧可扪及骨性突起，则关节会有压痛，远侧指间关节不能完全伸直。此畸形称为"锤状指"（图3-81）。

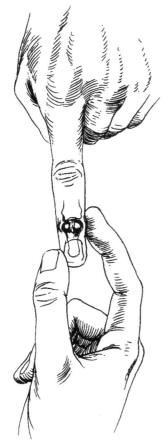

图3-78　赫伯登（Heberden）结节

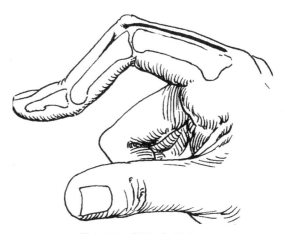

图3-80　"纽扣"样畸形

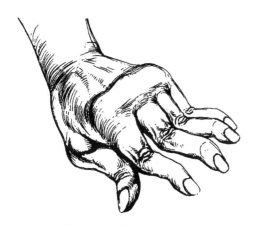

图3-79　鹅颈样畸形

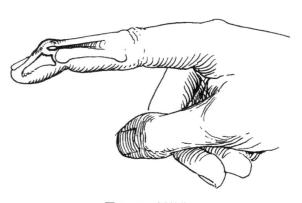

图3-81　锤状指

手：Ⅵ区——指端

手的大多数感觉神经末梢在指端，这几乎有利于每一种手部运动。指端的病变会影响手的关键功能。

手指末端易发生感染。指端局部感染因为皮肤及指骨间的纤维隔限制而不能自行减压（图 3-82）。感染时，压力随脓液增加而增大，疼痛随之加剧。

当手指感染蔓延至近端时，应注意检查手背肿胀及红纹。如存在肿胀，感染可随淋巴管扩散至髁上淋巴结及腋窝淋巴结，需仔细检查肿大淋巴结。

指端感染也可波及腱鞘，产生卡纳纬尔（Kanavel）四联症：①手指屈曲位；②手指均匀肿胀；③被动伸指时剧痛；④沿屈肌腱鞘有压痛。

甲周或"倒刺"感染（甲沟炎），常始于指甲一侧，但不局限，可沿甲根部扩散（图 3-83）。

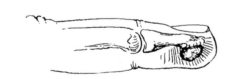

图 3-82　指端感染（化脓性指头炎）

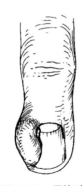

图 3-83　甲沟炎

活动范围

分别评估手腕和手指的活动范围。与腕部功能相关的运动如下。

（1）屈曲。

（2）背伸。

（3）桡偏。

（4）尺偏。

（5）旋前（前臂）。

（6）旋后（前臂）。

手指的活动范围如下。

（1）掌指关节的手指屈伸。

（2）指间关节的手指屈伸。

（3）掌指关节处手指外展和内收。

（4）掌指关节及指间关节处拇指屈伸（经掌外展和桡侧外展）。

（5）拇指腕掌关节外展和内收（掌侧外展）。

（6）拇指对指。

主动活动范围

检查腕手部活动范围时，双侧对比是检查活动受限程度的最好方法。患者应能够流畅无痛苦地快速完成检查。如果患者难以完成或不能够完整地完成主动活动范围检查，应采用被动测试方法。

腕部屈伸　嘱患者屈伸腕部。腕正常屈曲范围是从中立位或者直立位（0°）到80°。正常的背伸范围接近 70°（图 3-84）。

腕部尺偏和桡偏　嘱患者手腕尺偏和桡偏。因为尺骨不如桡骨远，且不与腕骨形成关节，尺偏范围更大。尺偏约 30°，桡偏约 20° （图 3-85）。

旋后和旋前　此检查详见第 51 和 52 页。

手指屈伸　检查手指（掌指关节，近侧和远侧间关节）屈伸时，嘱患者紧握拳，然后展开手指，观察所有手指活动是否协调。正常屈曲运动时手指紧挨在一起，沿远侧掌横纹接触手掌（图 3-86~图 3-88）。手指正常背伸时，可伸直或过伸。背伸活动受限包括：一个或多个手指不能离开手掌；手指背伸不全；完全不能背伸。注意多指的突然运动将会掩盖单指的运动受限。

手指外展和内收　嘱患者手指分开再并拢（图 3-89）。临床上，手部中轴线穿过中指长轴，外展和内收检查以手中轴线为参照。外展时，手指应当均匀地分开大约 20°；内收时手指应紧贴在一起。

拇指屈曲　嘱患者拇指越过手掌触摸小指根部肉垫（图 3-90~图 3-92）。经掌外

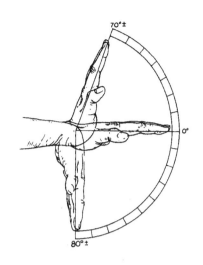

图 3-85　腕部屈伸活动范围

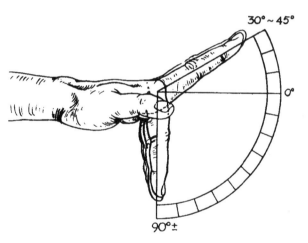

图 3-86　掌指关节活动范围：屈—伸

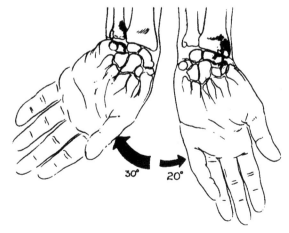

图 3-84　腕部尺偏和桡偏

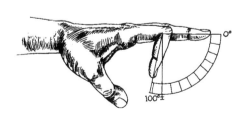

图 3-87　近侧指间关节活动范围：屈—伸

展检查拇指掌指关节和指间关节的主动屈曲功能。

拇指桡侧外展 嘱患者拇指向远离手指的侧方运动。示指和拇指之间的夹角约为50°。

拇指掌面的内收和外展 嘱患者拇指向前伸展远离手掌面然后回到掌面。正常拇指充分外展时，它与示指形成的最大夹角约为70°（图3-93）。拇指内收，即拇指完全回到手掌面。

对指 正常情况下，患者能够用拇指依次触及其他手指指尖（图3-94）。

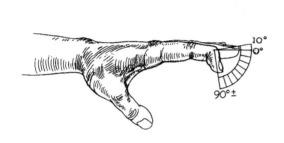

图 3-88 远侧指间关节活动范围：屈—伸

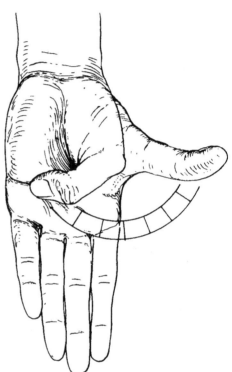

图 3-90 拇指的屈和伸

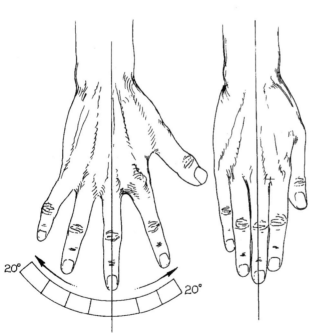

图 3-89 手指外展和内收

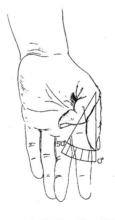

图 3-91 拇指屈和伸：掌指关节

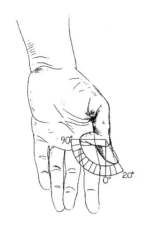

图 3-92 拇指屈和伸：指间关节

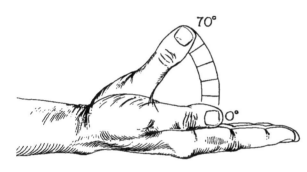

图 3-93 拇指经掌面外展和内收

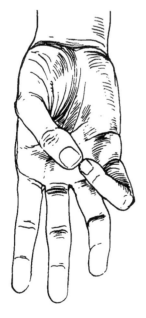

图 3-94 拇指对指

被动活动范围

腕部

屈曲——80°

背伸——70°

检查手腕屈伸之前，一只手固定患者前臂远端，另一只手托住患者手部。然后让患者腕部由屈到伸进行检查（图 3-84）。腕部活动度受限可能是因为感染及柯莱斯（Colles）骨折处理不当引起的继发性关节僵硬。

腕部

尺偏——30°

桡偏——20°

检查者双手取腕屈伸检查时同样体位，使患者腕部桡偏及尺偏（图 3-85）。腕尺偏受限可能由粉碎性柯莱斯骨折引起。

手指：屈曲和背伸掌指关节

屈曲——90°

背伸——30°～45°

为了充分检查掌指关节屈伸，应分别检查每根手指，然后再做整体检查。检查者一只手握住患者手部尺侧使之固定，拇指置于手掌，其余四指展开置于手背。另一只手的拇指放在近节指骨掌面，其余四指放在患者指背，使患者的掌指关节分离。然后屈伸掌指关节。正常情况下，被检手指可以过伸，超过正常范围（图 3-86）。

检查单根手指时，一手握住患者的被检手将其固定，另一只手抓住示指近节指骨。然后嘱患者缓慢屈伸掌指关节。患者示指屈曲仅 90°，过伸 45°。指屈肌腱会相互影响，所以当其他手指病变时，无病变的手指活动也会受限。掌指关节背伸时有一定横向运动，但屈曲时没有（图3-95，图3-96）。因为侧副韧带在掌指关节背伸时放松，而屈曲时收紧（图3-97）。手部石膏固定时，腕掌关节必须屈曲；否则，一段时间后侧副韧带挛缩，石膏拆除后关节将不能屈曲。

手指

　　近侧指间关节　屈曲100°；背伸0°。
　　远侧指间关节　屈曲90°；背伸20°。

　　检查指间关节被动活动范围时，应分别检查每一个关节。固定受检关节近远端指骨，检查者用位于远端的手屈伸受检关节来进行检查。因为有关节表面的骨性轮廓，指

间关节屈伸时同样平稳。

手指

　　外展——20°
　　内收——0°

　　手指内收和外展是掌指关节的功能。检查前，固定腕掌关节及近侧指间关节。然后使手指外展和内收。检查时，掌指关节必须完全伸展到0°。

手指：拇指

　　掌指关节　屈曲50°；背伸0°。
　　指间关节　屈曲90°；背伸20°。

　　拇指屈伸须检查掌指关节和近侧指间关节。分别检查每个关节，拇指应缓慢地由屈到伸。

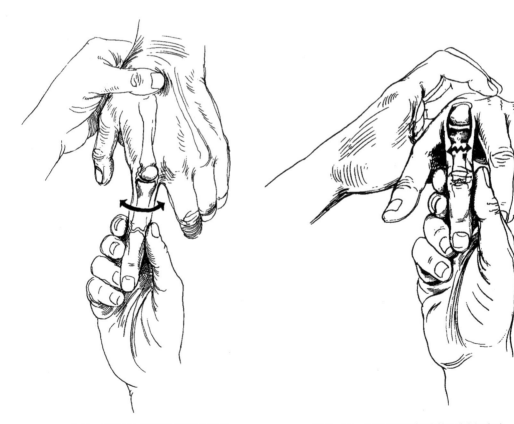

图3-95　背伸时掌指关节可轻微侧方移动　　　　　图3-96　屈曲时掌指关节无侧方移动

检查拇指指间关节屈伸时，固定近远节指骨，屈伸指间关节。拇指的两个关节可能出现运动障碍及疼痛。注意，拇对掌肌也参与拇指对指。

外展——70°（掌侧外展）

内收——0°（背侧内收）

拇指的外展和内收是腕掌关节的功能，检查者固定患者鼻烟窝的拇指近端和桡骨茎突部，惯用手置于第一掌骨可使腕掌关节独立。检查手掌外展时，使患者的拇指缓慢移动远离掌面。检查手背内收时，使拇指回到掌面。

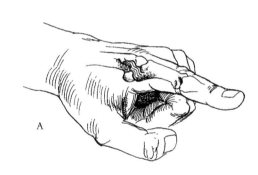

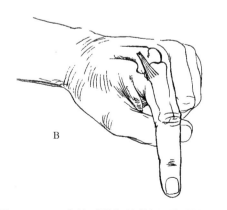

图 3-97 A. 背伸时掌指关节侧副韧带松弛；B. 屈曲时侧副韧带紧张

手指：拇指对指

多数情况下，对指发生在拇指掌指关节。检查对指时，在拇指掌指关节处固定第一掌骨，缓慢地使拇指向掌面运动，触碰其他手指指尖。正常时拇指可轻松触及其他手指指尖，但异常情况下，会出现对指困难及疼痛。注意，拇对掌肌也参与对指。

神经检查

神经检查包括相关的肌力、感觉及反射。由于无法区别腕和手部反射，本章只讲解如何进行肌肉及感觉检查。

肌肉检查

手腕
（1）背伸；
（2）屈曲；
（3）旋后；
（4）旋前。

手指
（1）背伸；
（2）屈曲；
（3）外展；
（4）内收；
（5）拇指伸展（桡侧外展）；
（6）拇指屈曲（经掌外展）；
（7）拇指外展（掌侧外展）；
（8）拇指内收；
（9）拿捏机制（拇指和示指）；
（10）对指（拇指和小指）。

腕背伸——C6

主要伸肌

（1）桡侧腕长伸肌：桡神经，C6、（C7）。

（2）桡侧腕短伸肌：桡神经，C6、（C7）。

（3）尺侧腕伸肌：桡神经，C7。

伸腕检查时，检查者手掌置于患者腕背以固定其前臂，同时手指握住患者腕部。嘱患者竖起手腕，当手腕充分背伸时，对抗手掌面置于被检者手背上做对抗动作（图3-98）。正常情况下，患者手腕位置不会发生变化。双侧对比检查，并根据肌力分级进行评估（表1-1）。

腕屈曲——C7

主要屈肌

（1）桡侧腕屈肌：正中神经，C7。

（2）尺侧腕屈肌：尺神经，C8（T1）。

尽管尺侧腕屈肌在屈腕尺偏及提供运动轴线方面很重要，但桡侧腕屈肌效率更高。

检查屈腕时，因为屈指能够引起屈腕动作，嘱患者握拳可以排除因屈指而导致的屈腕动作。固定患者手腕，嘱患者握拳的腕部屈曲。当患者腕部屈曲时，对抗手置于患者屈曲的手指上，尝试将患者手腕拉直（图3-99）。

腕部旋后（见第54页，肘部章节）。

腕部旋前（见第54页，肘部章节）。

手指背伸——C7

主要伸肌

（1）指总伸肌：桡神经，C7。

（2）示指固有伸肌：桡神经，C7。

（3）小指固有伸肌：桡神经，C7。

检查时，腕部先固定于中立位。嘱患者背伸掌指关节，同时屈曲近侧指间关节。指

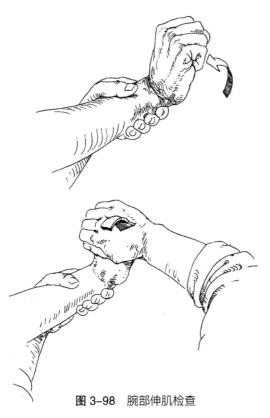

图3-98　腕部伸肌检查

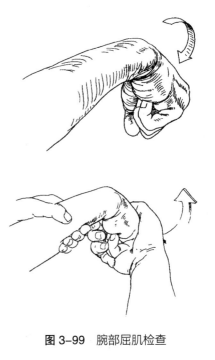

图3-99　腕部屈肌检查

间关节屈曲防止患者用内在肌替代伸肌作用。然后将手放在近节指骨背面，用力屈曲患者手指（图3-100）。

手指屈曲——C8

主要屈肌，远侧指间关节

指深屈肌：尺神经，C8、T1；正中神经骨间前分支。

主要屈肌，近侧指间关节

指浅屈肌：正中神经，C7、C8、T1。

屈肌，掌指关节

蚓状肌　内侧两块蚓状肌（双羽肌）：尺神经，C8。

外侧两块蚓状肌（单羽肌）：正中神经，C7。

检查时，嘱患者屈曲所有指关节。然后，检查者手指钩住患者手指并尝试将其手指伸直（图3-101）。正常情况下，所有关节应保持屈曲。评估结果时，注意观察患者的关节在对抗牵拉时是否能保持屈曲（见第102页，区别指深屈肌和指浅屈肌的特殊检查）。

手指外展——T1

主要外展肌

（1）骨间肌：尺神经，C8、T1。

（2）小指展肌：尺神经，C8、T1。

检查时，嘱患者伸直手指并离开中轴外展，然后检查者用力并拢其展开的每一对手指。将示指分别与中指、环指、小指逐一并拢；中指和环指、小指并拢；环指和小指并拢（图3-102，图3-103）。

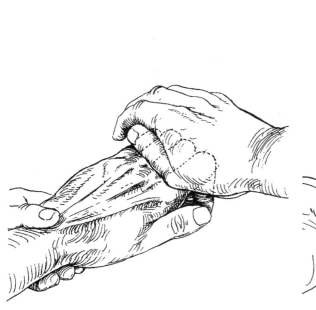

图3-100　手指伸肌检查

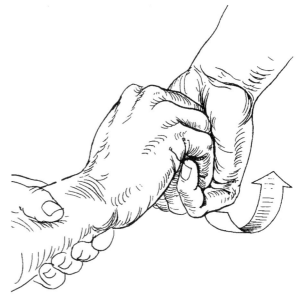

图3-101　手指屈肌检查

手指内收——T1

主要的内收肌

　　骨间肌：尺神经，C8、T1。

　　检查时，尝试将手指分离的时候嘱患者并拢手指。检查应一对一地进行：示指和中指，中指和环指，环指和小指。

　　检查时也可将一张纸置于患者两指之间，在患者将纸夹住的时候尝试将纸拉出。比较双手手指夹纸的力量（图3-104）。

拇指背伸

主要伸肌，掌指关节

　　拇短伸肌：桡神经，C7。

主要伸肌，指间关节

　　拇长伸肌：桡神经，C7。

　　首先，嘱患者拇指背伸。接着按压拇指末节指骨使其屈曲。注意，无压力时关节能否屈曲。如果拇指伸肌薄弱或功能丧失，患者会用掌指关节外展来替代伸指。

拇指屈曲（经掌外展）

主要屈肌，掌指关节

　　拇短屈肌

　　内侧部：尺神经，C8。

　　外侧部：正中神经，C6、C7。

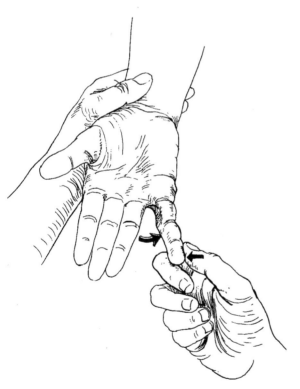

图3-102　手指外展肌检查

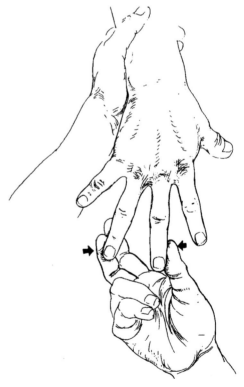

图3-103　手指外展肌检查

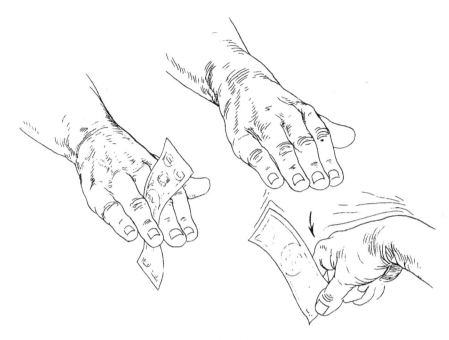

图 3-104 手指内收检查替代试验

主要屈肌，掌指关节

拇长屈肌：正中神经，C8、T1。

检查时，嘱患者用拇指触摸小鱼际。当患者拇指充分屈曲时，检查者用拇指钩住患者拇指做对抗动作。

拇指外展（掌侧外展）

主要外展肌

（1）拇长展肌：桡神经，C7

（2）拇短展肌：正中神经，C6、C7

检查前，先握住患者手掌尺侧以固定其掌骨。嘱患者拇指充分外展，检查者尝试将患者拇指推回至掌面。如果拇指外展肌薄弱或功能丧失，患者会用拇指背伸来替代外展（图 3-105）。

拇指内收

主要内收肌

拇内收肌（斜头和横头）：尺神经，C8。

检查拇指内收时，首先沿尺侧固定患者前臂。然后握住患者拇指嘱其内收，逐渐增加阻抗力直至患者能克服最大阻力。

拿捏机制（拇指和示指）

拿捏是一个有多块肌肉参与的复合性动作。长的屈肌和展肌维持着指间关节、掌指关节和腕掌关节的稳定，使拇指和示指完成弓形连接，形成有效的"O"形拿捏动作。拿捏时，蚓状肌和骨间肌起重要作用。

检查时，嘱患者做拇指和示指尖相互触碰动作。然后，检查者的示指弯曲，钩入患者弓形内并尝试将拇指和示指拉开（图 3-106）。正常情况下，中等强度力量不足以破坏"O"形，不能使手指分开。

拇指和小指对指

主要的对指肌

（1）拇对掌肌：正中神经，C6、C7。

（2）小指对掌肌：尺神经，C8。

检查时，嘱患者用拇指和小指指尖做触碰动作。一只手握住患者大鱼际肌，另一只手握住小鱼际肌，并用力在鱼际下方掌骨处沿手掌中线尝试将两指分开。

感觉检查

腕和手的感觉检查应该从两方面评估。

（1）检查支配手的主要的外周神经；

（2）检查与手相关的每个神经平面。

外周神经分布

手主要由三根外周神经支配（表4-2，第129页）：①桡神经；②正中神经；③尺神经。

桡神经 支配桡侧三个掌骨背面，以及拇指、示指、中指远侧指间关节近端的背面感觉。虎口（背侧）是桡神经绝对感觉支配区（图3-107）。

正中神经 支配手掌的桡侧，以及拇指、示指和中指的掌面；同时也支配这些手指末节背面感觉。示指指尖部是正中神经绝对感觉支配区（图3-108）。

尺神经 支配手的尺侧（包括背面和掌面）以及环指和小指感觉。小指指尖掌面是尺神经绝对感觉支配区（图3-108）。

手部感觉的神经节段（皮节）

手的感觉受三个神经节段支配（表4-1，第129页）。

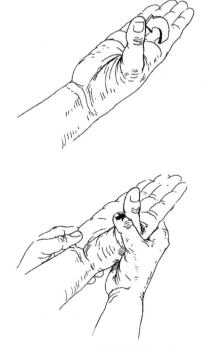

图3-105 拇指外展肌检查

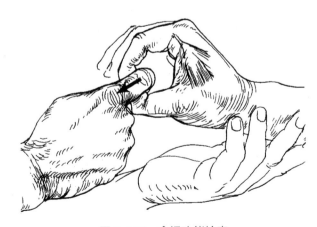

图3-106 拿捏功能检查

C6 支配拇指、示指和半个中指。拿捏功能单元接受起自 C6 的正中神经支配。

C7 支配中指，同时，中指也接受 C6 和 C8 的支配。

C8 支配环指和小指（图 3-109）。

特殊检查

指屈肌检查 有两个检查用来判断指浅屈肌和指深屈肌的完整性及功能。

指浅屈肌检查 检查时握住除被检手指外的其他手指，使它们处于伸直状态；使指浅屈肌腱独立出来。然后嘱患者在近侧指间关节屈曲被检手指（图 3-110）。如果患者关节能够屈曲，说明其指浅屈肌腱是完整的；如果不能，可能是肌腱断裂或缺损。因为此姿势下，只存在指浅屈肌腱运动，它是屈近侧指间关节的唯一肌腱。晃动患者远侧指间关节可以证实。在其他手指伸直的情况下，支配远侧指间关节的指深屈肌腱失去力量，被检手指指尖松弛，不受控制。

指深屈肌检查 指深屈肌腱只能协调一致地发挥作用。限制了三条肌腱，则第四条也会被限制。嘱患者尝试屈曲一个独立的远侧指间

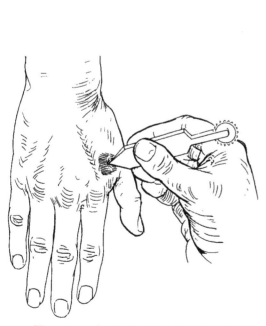

图 3-107 虎口背侧完全由桡神经支配

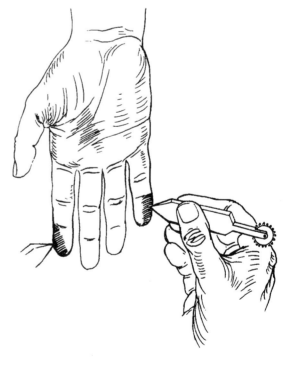

图 3-108 正中神经支配手掌桡侧感觉。尺神经支配手尺侧感觉

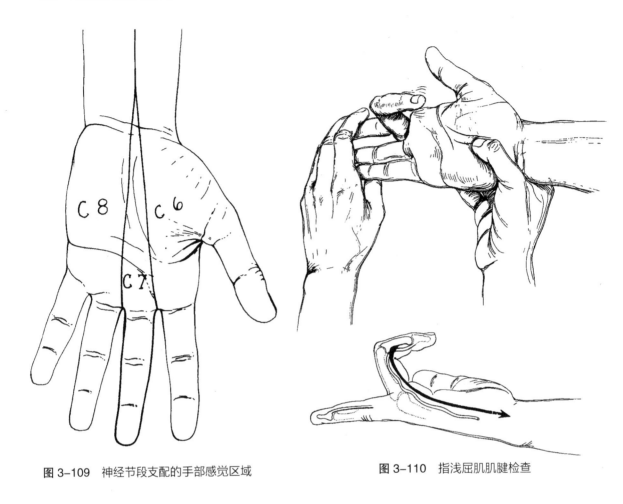

图 3-109 神经节段支配的手部感觉区域

图 3-110 指浅屈肌肌腱检查

关节可说明该现象。由于这些肌腱是协同工作的，患者不能完成独立的屈曲运动。

检查时，固定掌指关节和近侧指间关节于伸直位，使远侧指间关节独立出来。然后嘱患者在远侧指间关节屈曲手指（图 3-111）。如果患者能完成动作，则肌腱功能完好。如果不能，则肌腱可能断裂或失去神经支配。

本奈 – 李特（Bunnel–Littler）试验

该检查用来评估手内在肌紧张度（蚓状肌和骨间肌）。该检查也用于鉴别近侧指间关节屈曲受限是由内在肌挛缩还是关节囊挛缩引起的。

检查时，握住患者掌指关节使之轻度背伸（图 3-112），尝试屈曲患者近侧指间关节（图 3-113）。此时，如果近侧指间关节可屈曲，说明内在肌不紧张，无屈曲受限。如果近侧指间关节不能屈曲，提示内在肌紧张或关节囊挛缩。

为了区分是内在肌紧张还是关节囊挛缩，可嘱患者轻屈掌指关节（内在肌松

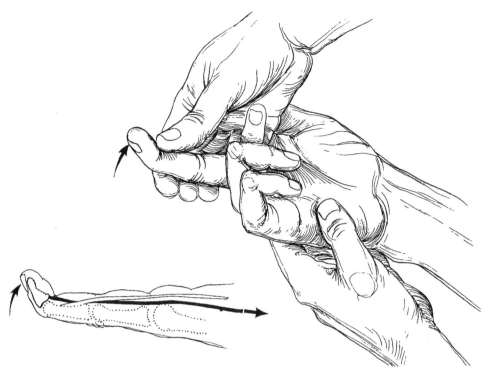

图 3-111　指深屈肌腱检查

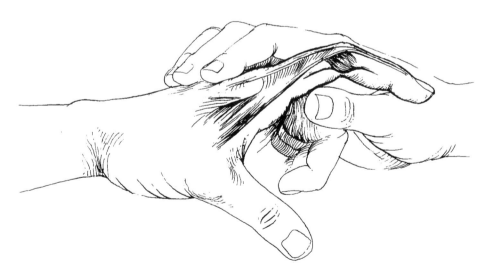

图 3-112　手内在肌紧张度的本奈 – 李特试验

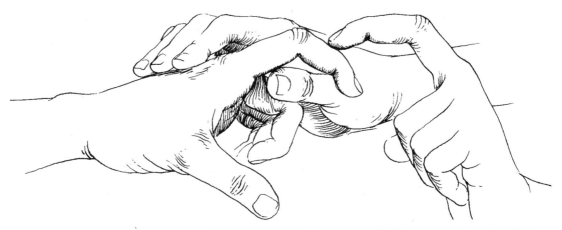

图 3-113　本奈－李特试验：握住掌指关节使其微伸，尝试着使近侧指间关节屈曲。如果不能屈曲，则要么是内在肌紧张，要么是关节囊挛缩

弛），再屈曲近侧指间关节。如果近侧指间关节能够充分屈曲，则活动受限可能是由内在肌紧张引起的（图 3-114）。如果关节仍不能完全屈曲，活动受限可能由近侧指间关节囊挛缩引起（图 3-115）。

支持韧带检查

　　该检查用来测试支持韧带的紧张度。可鉴别近侧指间关节屈曲受限是因为支持韧带紧张还是关节囊挛缩。检查时，中立位

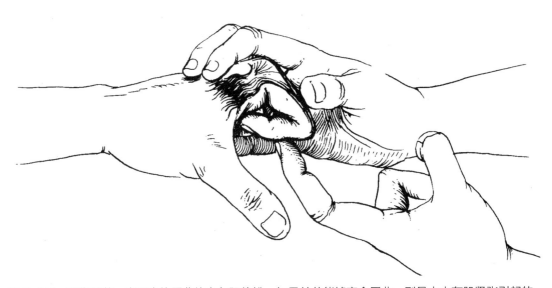

图 3-114　掌指关节一定程度的屈曲使内在肌放松。如果关节能够完全屈曲，则是由内在肌紧张引起的

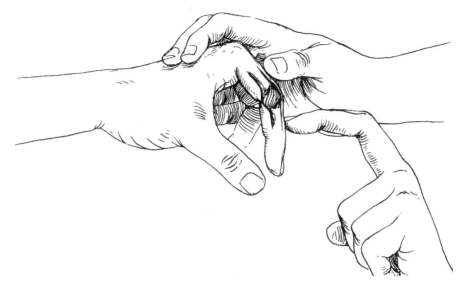

图 3-115　如内在肌松弛，仍不能屈曲近侧指间关节，则是关节囊挛缩限制了关节屈曲

握住近侧指间关节，屈远侧指间关节（图 3-116）。如果关节不能屈曲，受限可能是因为关节囊挛缩或支持韧带紧张。为了区分这两者，可使近侧指间关节微屈以放松韧带。如果远侧指间关节可屈曲，说明是支持韧带紧张；如果仍不能屈曲，说明远侧指间关节囊可能存在挛缩（图 3-117）。

艾伦（Allen）试验

该检查用来判断尺动脉和桡动脉向手部供血的能力。

检查时，嘱患者反复用力握拳和张开手指，然后再用力握拳使手掌的静脉血回流。检查者拇指置于桡动脉上，示指、中指置于尺动脉上，向深部骨面用力按压，阻断血供（图 3-118）。阻断血流时，嘱患者张开手指。手掌颜色苍白。然后松开一根动脉，同时仍然压迫另一根动脉。正常情况下，手掌能立即变红。如果不能变红或者恢复缓慢，说明血管部分或完全阻塞（图 3-119）。然后用同样方法检查另一根动脉。检查对侧，进行比较。

改良 Allen 试验用于评估指动脉是否通畅。嘱患者反复快速握拳、松拳，然后紧握拳排空手指掌侧静脉血流。患者保持握拳，将你的拇指和示指放在被检手指根部两侧，用力向骨面按压阻断指动脉。患者手指伸开时，被检手指应该比其他手指更加苍白。正常情况下，当松开一侧指动脉，手指应该很快变红（图 3-120）；如果不能，说明指动脉不通（图 3-121）。以同样的方法检查另一侧指动脉，然后双手对比检查。

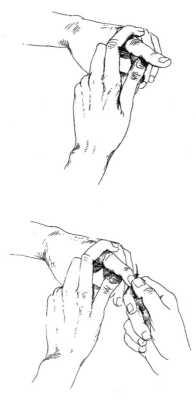

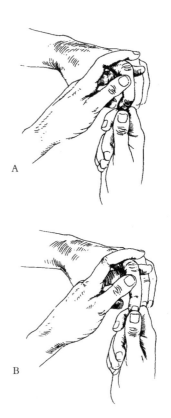

图 3-116   支持韧带紧张度检查

图 3-117   A. 近侧指间关节屈曲使支持韧带放松。如远侧指间关节能屈曲，提示支持韧带紧张；B. 远侧指间关节不能屈曲，提示关节囊挛缩

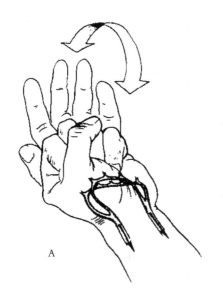

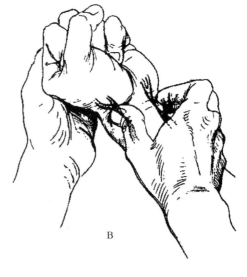

图 3-118   Allen 试验评估手部血供。A. 患者反复握拳、松拳数次。B. 当患者握拳时，按压桡动脉和尺动脉以阻断血流

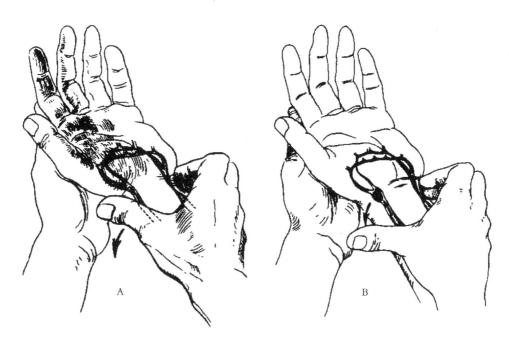

图 3-119　A. 当患者松拳时，松开一侧动脉，手应该立即变红。B. 如果手不变红或者恢复缓慢，说明动脉完全或部分阻塞

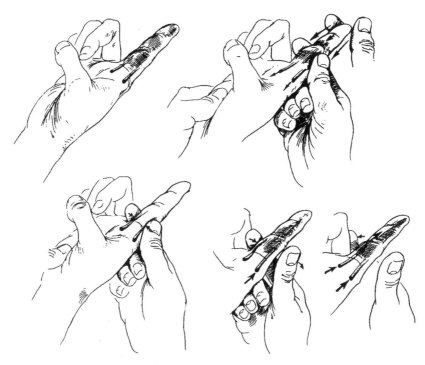

图 3-120　改良 Allen 试验检查指动脉是否通畅

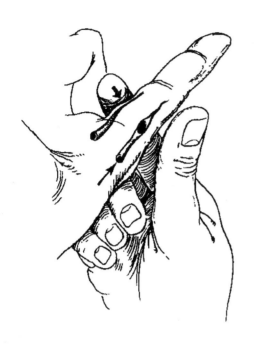

相关区域检查

　　肘部、肩部、颈椎病变可引起手部症状。腕和手部牵涉痛的病因包括：椎间盘突出、骨关节炎、臂丛出口综合征、肘部肩部卡压综合征。为明确引起腕部和手部症状的病因，应彻底检查相关区域（图 3-122）。

图 3-121　如果手指在一侧动脉解除压力时没有变红，说明该侧指动脉存在问题

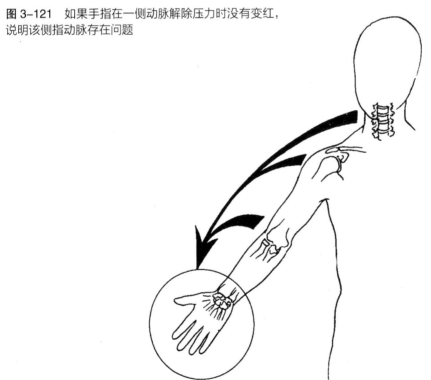

图 3-122　相关区域。腕部症状可由肘部、肩部、颈椎病变引起

（李铭扬　李　露　王　谦　李德胜　译）

第四章
颈椎和颞下颌关节体格检查

颈椎

颈椎有三种功能：①支撑及稳定头部；②椎间关节为头部提供一定活动范围；③容纳脊髓和椎动脉并为其提供通道。

神经检查是本章重点，因为颈椎病变本身意义重大，它可影响上肢功能，表现为肌无力、反射及感觉异常、疼痛不适等症状。由于这些症状是C5～T1平面（臂丛）外周神经受累的结果，全面神经检查可更好地阐释臂丛神经完整性、上肢病理体征和症状。

视诊

患者进入诊室即开始视诊，观察患者头部姿势。正常情况下头部应保持直立，垂直于地面，并随着身体移动而协调地运动。因可能存在病理反射，颈部全面检查时，患者需将衣物退至腰部，暴露颈部及整个上肢。患者脱衣时，头部能够随着身体运动而自然移动。若患者头部僵硬地偏向一侧，保护或稳定某一疼痛区域，则提示存在病变。

接着观察患者颈部是否正常和异常体征，如水疱、瘢痕、色泽变化等。

颈前区的手术瘢痕常提示有甲状腺手术史；颈前三角不规则、点状瘢痕提示患者很可能有结核性淋巴结炎病史。

骨骼触诊

颈部触诊时患者仰卧位，仰卧时颈部肌肉处于松弛状态，这样骨性结构会更清晰。

前面

触诊颈前部骨性结构时，检查者立于患者一侧，一只手托住患者颈后部，另一只手触诊。这样，患者会感觉更加安全和放松。

舌骨　舌骨呈马蹄形覆盖甲状软骨，平C3椎体。触诊时，检查者手呈"持杯状"置于患者颈前甲状软骨上方。示指和拇指呈"钳夹"样动作触摸舌骨两侧。舌骨起自颈中线，向后外侧伸展（图4-1）。嘱患者做吞咽动作，可触及舌骨随吞咽移动。

甲状软骨　手指沿颈中线向下触摸达甲状软骨，可触及其上小的、明显突出的甲状软骨上切迹。从这里开始触诊软骨上方凸起部分（图4-2）。软骨的顶端，常称"喉结"，是C4椎体的标志，甲状软骨下部平C5。虽然甲状软骨没有舌骨宽，但纵径更长。

环状软骨　环状软骨紧邻甲状软骨锐利下缘，平对C6。环状软骨是人体唯一一块完整的环形软骨（是气管不可或缺的部分），是紧急气管切开的部位。触诊应轻柔，力量过大可致患者窒息。嘱患者做吞咽动作，可扪及环状软骨随吞咽上下移动，但不如甲状软骨明显（图4-3）。

颈动脉结节　向第一环状软骨外侧1英寸（约2.5cm）处移动触诊，可触及颈动脉结节，即C6横突前结节。颈动脉结节较小，远离中线，位于肌肉深部，但易于触及。向颈后按压，在指侧面即可扪及该结节（图4-4）。触诊C6颈动脉结节须两侧分开进行，因同时触诊会使两侧颈动脉血流减少，血流减少信号传导至邻近动脉结节而引起颈动脉反射。颈动脉结节常作为C5～C6颈前手术入路的解剖标志和颈星状神经节注射部位。

检查颈部前面时，在下颌角和颅骨茎突之间，耳后方，有小而坚硬的 C1 横突。作为颈椎最宽的横突，其易被触及，虽然临床意义不大，但它是一个易于识别的定位点。

后面

立于患者头部后方，双手自颈后托住其头部，指尖置于颈后中线，易于触及颈后解剖标志（图 4-5）。由于肌肉紧张会影响颈后深部骨性突起的触诊，所以用手托住患者头部，使患者不需用自身颈部肌肉来支撑头部，同时鼓励患者尽量放松。

枕骨 颈后触诊从颅骨后部的枕骨开始（图 4-6）。

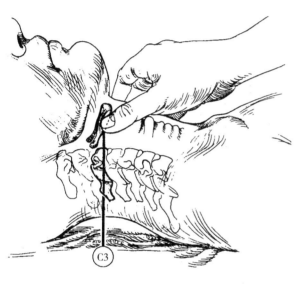

图 4-1 舌骨

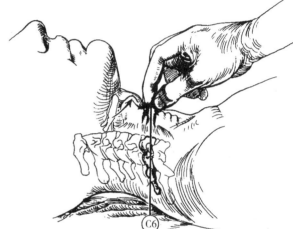

图 4-3 环状软骨

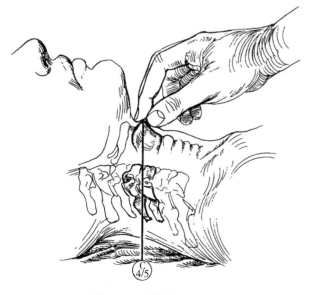

图 4-2 甲状软骨

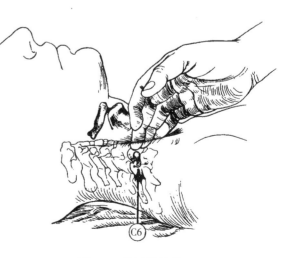

图 4-4 颈动脉结节

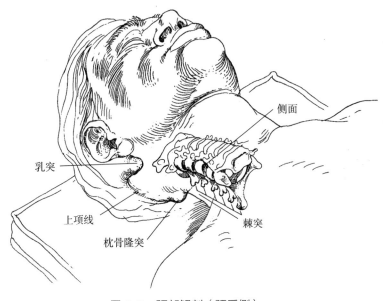

图 4-5 颈部解剖（颈后侧）

枕骨隆突 枕外隆突是一个圆顶状凸起（反骨），位于枕区中线，是上项线中心的标志（图 4-6）。

上项线 沿着枕骨隆突边缘移动触诊上项线，它是枕外隆突向两侧延伸的一条细的横嵴线。

乳突 沿上项线外侧缘向外侧触诊，可触及圆形乳突（图 4-7）。

颈椎棘突 棘突沿颈椎后中线分布。触诊时，一只手"持杯状"握住颈侧方，用指

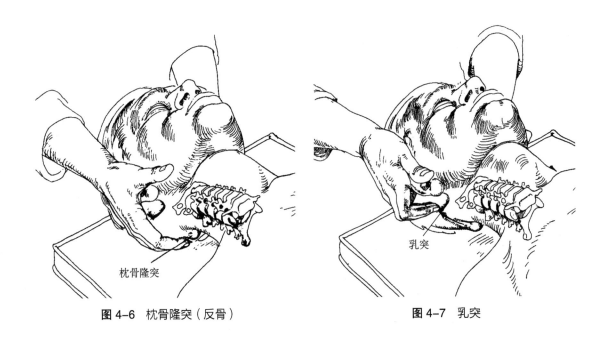

图 4-6 枕骨隆突（反骨）

图 4-7 乳突

尖触摸中线。中线没有肌肉覆盖,棘突呈叠瓦状排列。外侧锯齿状突起的软组织块由椎旁肌深层及斜方肌浅层构成。从颅底开始,首先可扪及 C2 棘突(C1 棘突呈小结节状位置较深)。触诊 C2 到 T1 棘突时,注意颈椎向前的生理性弯曲(图 4-8)。一些患者可能出现 C3 到 C5 叉状棘突畸形(棘突分裂为两块骨突)。C7 和 T1 棘突比上方棘突大(图 4-9)。这些棘突通常呈线性排列;排列移位见于单侧关节突关节脱位或创伤引起的棘突骨折(图 4-11)。

关节突关节 从 C2 棘突开始,双手向侧方移动 1 英寸(约 2.5cm)触诊相邻颈椎间的椎体关节突。这些关节病变常引起颈部疼痛。关节突位于斜方肌深面,触诊感觉像小的圆顶。关节突不易触及,触诊时患者必须完全放松。注意触痛点,双侧触诊每一个椎体关节直到 C7 与 T1 间关节(图 4-10)。C5 与 C6 之间的关节突最常发生病变(骨性关节炎),所以常出现压痛(可有轻度增生)。如果不能确定关节突位于哪一个椎体平面,可通过颈前组织所对应的椎体平面来确定。舌

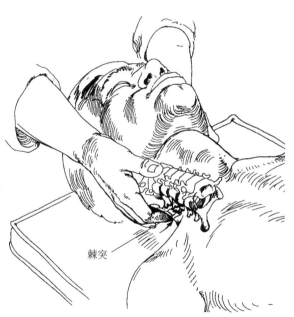

图 4-8 颈椎棘突触诊

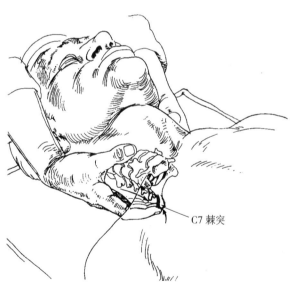

图 4-9 C7 棘突比其他颈椎棘突更大

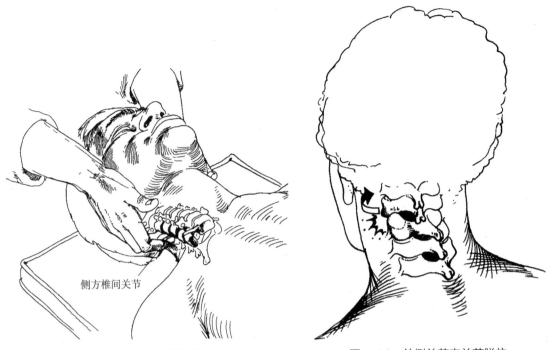

图 4-10 关节突关节触诊　　　　　图 4-11 单侧关节突关节脱位

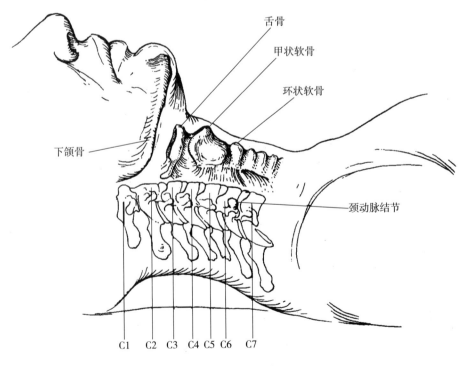

图 4-12 颈椎的解剖

骨对应 C3，甲状软骨对应 C4 和 C5，第一环状软骨对应 C6（图 4-12）。

软组织触诊

颈部软组织触诊分为两个区：①颈前区（颈前三角）；②颈后区。上述重要骨性标志可为这一部分的检查提供指导。

Ⅰ区——颈前区

颈前区域外侧界为胸锁乳突肌内缘，上界为下颌骨下缘，下界为胸骨上切迹（大致呈三角形）。患者仰卧时更容易触诊颈前三角，因为此时肌肉更放松。

胸锁乳突肌　胸锁乳突肌从胸锁关节延伸到乳突，车祸引起的颈部过伸性损伤常导致此肌肉过度拉伸（图 4-13）。触诊时，嘱患者将头偏向对侧。此时，肌腱起点附近的胸锁乳突肌会明显突出。胸锁乳突肌呈长管状，全长可触及（图 4-14）。检查时应注意两侧胸锁乳突肌大小、形状和张力的差异。血肿可引起肌肉局部肿胀，导致头部异常地偏向另一侧（斜颈征）。触痛可能与颈部过伸性损伤有关。

淋巴结群　淋巴结群沿胸锁乳突肌内侧缘分布。正常情况下淋巴结不易触及，但当淋巴结肿大时，可触及有压痛的小肿块（图 4-15）。胸锁乳突肌区的淋巴结肿大通常提示上呼吸道感染。也可导致斜颈征。

甲状腺　甲状软骨位于颈中部前中线，C4～C5 前方。甲状腺附于甲状软骨上，呈"H"形，两侧为宽的体部，中间为较细小的峡部。正常的甲状腺光滑、边界不清，异常腺体因囊肿或结节出现局部肿大，较易

触及。甲状腺可与甲状软骨同时触诊（图 4-17）。

颈动脉搏动　颈动脉位于颈动脉结节旁（C6）。用示指和中指指尖按压该点可触及明显的颈动脉搏动（图 4-16）。一次触诊一侧，若同时触诊双侧可引起颈动脉反射。两侧颈动脉搏动大致相同，检查时应注意其搏动的相对强度。

腮腺　下颌角是锐利的骨性结构（图 4-18），被部分腮腺覆盖，腺体不易触及。腺体肿胀（如腮腺炎）时，下颌角被肿胀、柔软的腺体覆盖，触诊时圆钝。

锁骨上窝　锁骨上窝位于锁骨上方，胸骨上切迹侧面。异常的肿胀和肿块都可触及。颈阔肌越过锁骨上窝，但不构成其轮廓。因此，锁骨上窝正常情况下是一个平滑的凹陷，隆起的锁骨进一步增加了凹陷深度。锁骨上窝肿胀可由创伤后水肿造成，如锁骨骨折，小的肿块可能是肿大的锁骨上窝淋巴结。肺尖（顶）延伸至锁骨上窝，但不可触及，刺伤、锁骨骨折、肿大淋巴结组织活检可能损伤肺尖。如果出现颈肋，可在锁骨上窝触及。

注意，颈肋会引起上肢血管或神经受压症状。

Ⅱ区——颈后区

触诊颈后区域，患者取坐位，检查者立于后方。此时，颈后方软组织更易触诊。如坐位引起疼痛，可用仰卧位。

斜方肌　斜方肌起点宽广，从枕外隆突到 T12。然后向侧方以连续弧形止于锁骨、肩峰和肩胛骨。全长触诊斜方肌，从颈上部

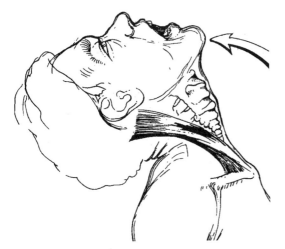

图 4-13 胸锁乳突肌过伸性损伤

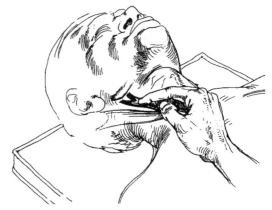

图 4-16 颈动脉搏动

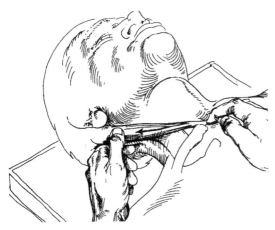

图 4-14 胸锁乳突肌起点到止点均可触及

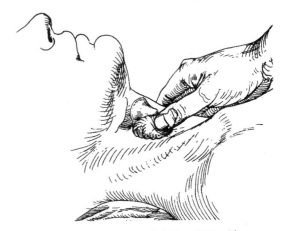

图 4-17 正常甲状腺光滑、界限不清

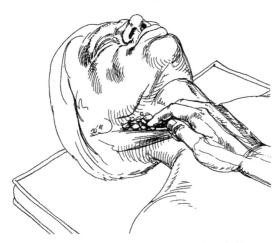

图 4-15 胸锁乳突肌内侧缘的淋巴结群

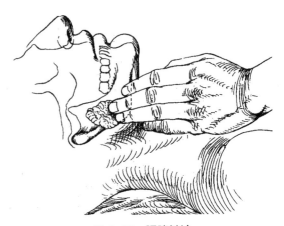

图 4-18 腮腺触诊

肌肉凸起明显处开始向肩峰移动触诊。斜方肌上部常在颈椎屈曲性损伤时被拉伸，如车祸伤。当指尖触及肩峰背侧时，沿肩峰走向直至触及肩胛冈。尽管斜方肌的止点不能清晰被触及，但该区可出现压痛，这一症状常见于肌腱缺损或颈部屈曲性/过伸性损伤的继发血肿。然后手指在棘突两侧沿斜方肌纵向凸起向上触诊，直至其上项线起点。触诊时，最好两侧同时进行，并进行对比。应注意每侧肌肉的大小、形状差异，以及单侧或双侧的压痛点。压痛常出现在斜方肌外上侧（图4-19）。

斜方肌和胸锁乳突肌都连续地附着于颅底至乳突，在乳突处两块肌肉分开，分别不连续地附着于锁骨的不同部位。斜方肌和胸锁乳突肌胚胎起源相同，随生长发育分为两块肌肉。因为起源相同，所以它们共同受副神经（第XI对脑神经）支配。

淋巴结 正常情况下，斜方肌前外侧淋巴结不易触及，但病理情况下，如感染，可触及肿大疼痛的淋巴结。经验丰富者可同时触诊淋巴结群和斜方肌（图4-20）。

枕大神经 从斜方肌到颅底移动触诊并在枕骨隆突两侧检查枕大神经。枕大神经炎症（常由颈椎过屈性损伤引起）时，易于触及，常导致头痛（图4-21）。

上项韧带 上项韧带起自颅底的枕骨隆突，延伸至C7棘突。上项韧带纤维相互交错重叠并附着于每个颈椎棘突。尽管无法直接触及，但触诊时其所在区域可出现疼痛。压痛可能由颈部屈曲损伤导致的韧带牵拉或韧带自身缺陷引起（图4-22）。

活动范围

颈部正常的活动范围不仅为患者提供宽阔的视野，还为其提供敏锐的平衡感。颈部活动范围包括以下基本运动：①前屈；②后伸；③旋转；④侧屈。这些具体动作常相互联合，使头颈部能进行广泛多样化的动作。尽管所有颈椎都参与头颈部运动，但主要运动很集中：约50%的屈伸发生在枕骨和C1，剩下50%相对均匀地分布于其他椎体（C5和C6略多）（William Fielding）。约50%的旋转发生在C1（寰椎）和C2（枢椎）。这两个椎体特有的形状允许大范围的旋转运动（图4-23）。剩下50%的旋转相对均匀地分布在其他5个颈椎。每个椎体均参与侧屈运动，但侧屈不是一个单一动作，还合并一部分旋转。特定活动明显受限可由主导该动作的关节绞锁造成，例如，颈椎分节不良畸形（Klippel-Feil Deformity）时，两个或更多的椎体融合在一起。

主动活动范围检查

前屈和后伸 检查颈部主动屈伸时，嘱患者做向前点头动作。下颌向下可触及胸部（正常前屈范围），向上能看到正上方的天花板（正常后伸范围）（图4-24）。当患者做屈伸运动时，观察头部运动弧线是否流畅。车祸可造成颈椎周围软组织损伤，导致颈部活动受限，正常流畅的运动弧线被打断。

旋转 嘱患者充分地向两侧转动头部，直至下颌部几乎与肩部呈一直线（图4-25）。再次观察该运动，判断头部能否充分旋转及动作弧线是否平滑。斜颈是颈部活

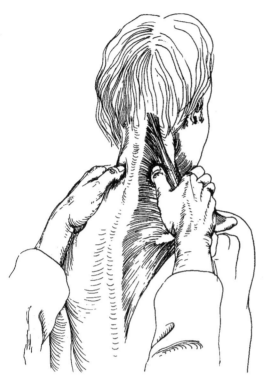

图 4-19   斜方肌触诊——从起点到止点

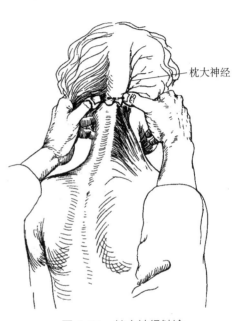

枕大神经

图 4-21   枕大神经触诊

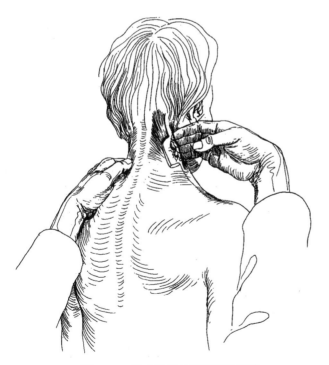

图 4-20   斜方肌前外侧面的淋巴结

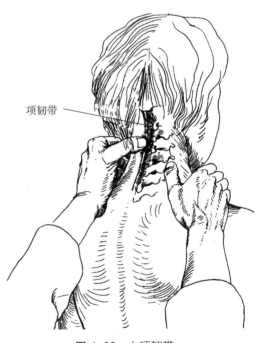

项韧带

图 4-22   上项韧带

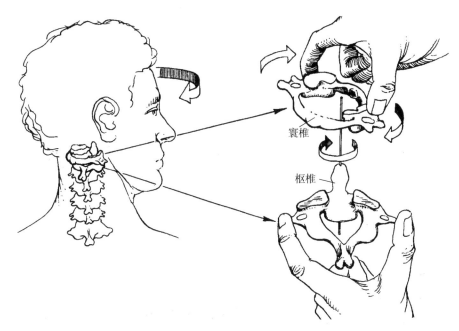

图 4-23　C1（寰椎）和 C2（枢椎）的特殊结构允许颈部的旋转运动

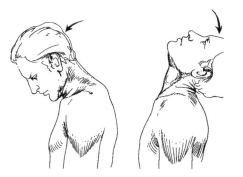

图 4-24　左图颈部正常的前屈范围。右图颈部正常的后伸范围

动受限的常见原因。

　　侧屈　检查主动侧屈运动（伴随小部分旋转）时，嘱患者尽量将耳朵贴近肩部，并确保患者没有向耳部抬肩以弥补颈部的活动受限。正常情况下患者可将头向两侧倾斜约45°，并能接触到肩部（图 4-26）。颈淋巴结肿大会限制颈部活动，尤其是侧屈。

被动活动范围检查

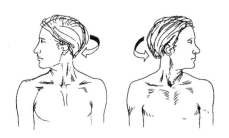

图 4-25　颈部旋转的正常范围

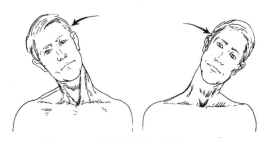

图 4-26　颈部侧屈的正常范围

因为肌肉会限制颈部活动，所以在整个颈部被动活动检查过程中应使患者有安全感，使肌肉处于放松状态。

屈伸　进行颈部被动屈伸运动检查时，将手置于患者头部一侧，前屈其头部。患者下颌能接触到胸部，此为正常前屈范围。然后托住患者头部后伸，使其能看到正上方的天花板，此为正常后伸范围。注意，正常情况下头部后伸不能接触到颈椎棘突。

旋转　检查旋转时，头部恢复至中立位，将头从一侧转至另一侧（摇头）。正常情况下头部充分旋转，可使下颌与肩部呈一直线，几乎接触到肩部。应对比双侧旋转度。

侧屈　检查时从中立位开始，使头部向肩部屈曲。正常侧屈范围允许头部向肩部屈曲约45°。两侧对比，注意是否存在运动受限。

注意：如果怀疑患者颈椎不稳定（例如创伤），不要进行脊椎被动活动检查。这可能造成神经损伤。

神经检查

颈椎的神经系统检查分为两部分：①颈椎固有肌检查；②整个上肢神经平面检查。

第一部分神经检查主要检查颈部固有肌和颈椎功能肌群。明确是否存在影响颈部活动的肌力减退，证实神经支配完整性。

第二部分检查将采用不同的方法。上一章已讲述了特定关节的功能肌群神经反射和感觉区域。然而，上肢受颈髓神经支配，在第二部分检查时，我们将根据上肢神经功能障碍的情况来分析神经病变的平面，确定该

病变在颈髓的原发部位。

第一部分——颈内肌肉（固有肌）检查

肌肉检查时嘱患者坐位，不能保持头部直立时可以平卧。平卧时，重力因素被排除。

前屈

主要屈肌

胸锁乳突肌（互相协调）：副神经，即第XI对脑神经。

次要屈肌

（1）斜角肌群。

（2）椎前肌群。

检查时，检查者一只手固定患者上胸部（胸骨），防止其用胸部屈曲来替代颈部屈曲。抵抗手手掌置于患者前额以抵抗患者头部前倾，并为头部提供有力支撑（图4-27）。然后嘱患者缓慢屈曲颈部，检查者逐渐增加手部阻抗力，直到患者能克服的最大阻力。根据表1-1肌力分级记录结果。

后伸

主要伸肌

（1）椎旁伸肌群（夹肌、半棘肌、头肌）。

（2）斜方肌：副神经脊髓根，即第XI对脑神经。

次要伸肌

众多小的颈部固有肌肉

检查颈部后伸时，将一只固定手置于患者后背上部中线及肩胛处予以固定。这种固定方法可防止患者用躯干后伸代替颈部后伸，确保后伸仅由颈部完成；这同时避免了身体后倾产生颈部后伸的错觉。

将另一手掌呈持杯状置于患者枕区以提供有力支撑（图4-28）。

嘱患者后伸颈部，缓慢地逐渐增加手部阻抗力，直到患者能够克服的最大阻力。当斜方肌收缩时，用固定手评估斜方肌肌力（图4-19）。

侧旋

主要旋肌

胸锁乳突肌：副神经脊髓根，即第Ⅺ对脑神经。

次要旋肌

小的颈内固有肌。

患者头部向检查一侧旋转时，一侧胸锁乳突肌为旋转提供主要动力。检查颈部右旋肌肉时，立于患者前方，一只手置于患者左肩部予以固定，防止其用胸腰椎旋转代替颈椎旋转。另一侧手掌展开置于患者右下颌进行抵抗（图4-29）。

嘱患者头部向抵抗侧手掌方向做"不"样转头动作，逐渐增加抵抗力，直至患者能克服的最大阻力。评估右侧胸锁乳突肌时，将手的位置交换到对侧肩部和下颌。然后进行双侧对比。

侧屈

主要侧屈肌

前、中、后斜角肌：颈下神经前侧主要分支。

次要侧屈肌

小的颈内固有肌。

检查颈部向右侧侧屈肌力时，一只手置于右侧肩部固定，阻止右肩抬高。另一手掌展开置于患者头部右侧进行抵抗。为提供坚实抵抗力，手掌可置于太阳穴上，手指展开。

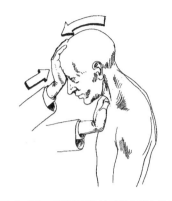

图 4-27 颈部屈肌检查时手的位置

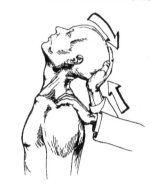

图 4-28 颈部伸肌检查时手的位置

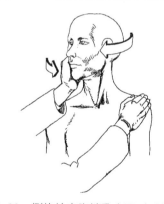

图 4-29 侧旋检查胸锁乳突肌时手的位置

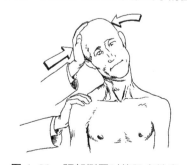

图 4-30 颈部侧屈时的肌肉检查

嘱患者头向手掌方向侧屈，或使其耳部尽量接触肩部。同时，逐渐增加抵抗力直到患者能克服的最大阻力（图4-30）。

第二部分——神经平面检查

该部分检查基于颈椎病理改变，如椎间盘突出，臂丛神经支配整个上肢，病变常通过臂丛神经（C5~T1）影响上肢。

接下来的诊断性试验将帮助检查者明确上肢神经性疾病是否主要起源于颈部。将根据脊髓平面检查肌力、反射、感觉区域。

神经解剖　颈椎有7块椎骨，8对颈神经。第1~7颈神经位于相对应的椎体上方，第8颈神经位于第7颈椎和第1胸椎之间。第1胸神经自第1胸椎下方发出（图4-31）。

臂丛神经是由第1胸神经和4个低位颈神经（C5~T1）组成。臂丛神经从椎间孔出来，穿过前、中斜角肌后，C5和C6神经根合成上干。C8和T1神经根合成下干。C7神经不与其他任何神经根组合，单独形成中干。臂丛神经穿过锁骨下方后发出分支形成束，上干（C5和C6）、下干（C8和T1）和中干（C7）参与合成"后束"，中干与C5和C6参与合成"外侧束"，剩余的C8和T1合成"内侧束"。相对于腋动脉的位置，神经束被分为"后束""外侧束""内侧束"。

支（或称为外周神经）由干发出。外侧束发出一分支形成肌皮神经。外侧束的另一分支与内侧束的分支合成正中神经。内侧束的第二条分支形成尺神经，后束有2个分支：腋神经和桡神经。起源于脊髓的分支可以概括如下。

1. 起源于外侧束
   （1）肌皮神经。
   （2）正中神经的一部分。
2. 起源于内侧束
   （1）尺神经。
   （2）正中神经的一部分。
3. 起源于后侧束
   （1）腋神经。
   （2）桡神经。

以上为上肢主要神经分布概要。相关其他臂丛外周分支将在此后进一步探讨。

感觉分布　从C5神经到T1神经，每一个神经节段通过一系列皮节支配肢体相应部位皮肤感觉。下面列出上肢臂丛神经的主要感觉分布。

C5——上臂外侧：腋神经。

C6——前臂外侧，拇指、示指、中指一半：肌皮神经的感觉分支。

C7——中指。

C8——环指、小指、前臂内侧：前臂内侧皮神经（起自后束）。

T1——上臂内侧：臂内侧皮神经（起自后束）（图4-32）。

记住以上纲要，根据神经分布平面对上肢进行检查。

C5神经平面（图4-33）

肌肉检查

C5神经支配三角肌和肱二头肌两块肌肉，检查较容易。三角肌几乎全部由C5神经支配，肱二头肌受C5和C6神经双重支配。因此，仅通过检查肱二头肌来评估C5神经欠

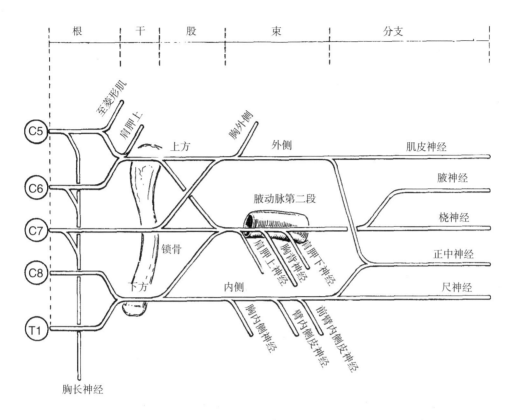

图 4-31 臂丛

感觉

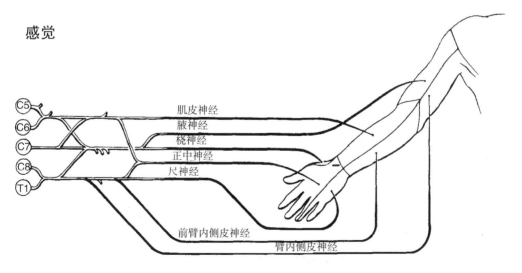

图 4-32 臂丛感觉分布

准确。

三角肌：C5 腋神经。

三角肌由三部分组成：①三角肌前部前屈肩关节；②三角肌中部外展肩关节；③三角肌后部后伸肩关节。检查三角肌肌力，抵抗肩部的前屈、外展、后伸，如第 26～27 页所述（图 1-57～图 1-59，肩部章节）。

肱二头肌：C5～C6 肌皮神经。

肱二头肌是肩部和肘部的屈肌，是前臂的旋后肌。检查屈肘时肱二头肌的肌力，可判断 C5 神经的完整性。因为肱肌（肘部另一个主要屈肌）也受肌皮神经支配，所以屈肘试验能为 C5 神经完整性提供足够参考。

检查时，嘱患者前臂掌面向上对抗阻力缓慢屈肘。详见第 53 页（图 2-38，肘部章）。

反射检查

肱二头肌反射

虽然肱二头肌反射也有 C6 神经参与，但主要反映 C5 神经的完整性。

因为肱二头肌受双重神经支配，尽管只

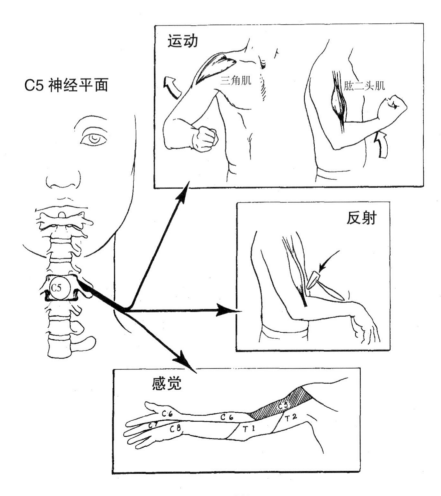

图 4-33　C5 神经平面

有轻微的反射减弱（与另一侧比较），也表明存在病理变化。

肱二头肌反射的检查方法已在第55页描述。

感觉检查

上臂外侧：腋神经

C5神经支配上臂外侧感觉。腋神经绝对感觉支配区位于上臂外侧，三角肌外侧部。该区域对腋神经和C5神经根损伤有重要诊断价值（图4-33）。

C6神经平面（图4-34）

肌肉检查

C6没有单纯的肌肉检查。腕伸肌群一部分由C6神经支配，一部分由C7神经支配，肱二头肌接受C5神经和C6神经共同支配。

腕伸肌群：C6，桡神经

腕伸肌群由3块肌肉组成：①桡侧腕长伸肌（C6）；②桡侧腕短伸肌（C6）；③尺侧腕伸肌（C7）。为准确地评估伸腕肌力，应进行双侧检查，参照肌力分级表（第26页）记录相应肌力。

肱二头肌：C6，肌皮神经

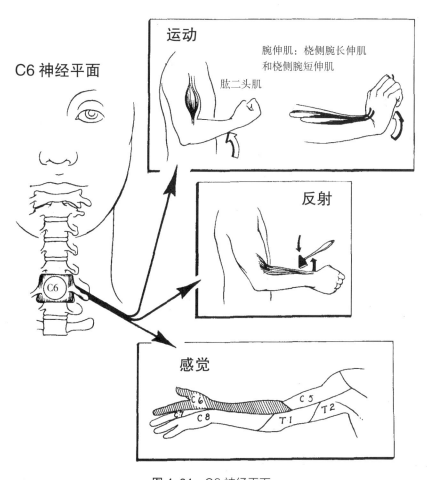

图4-34　C6神经平面

肱二头肌检查详见第 55 页。

反射检查

肱桡肌反射

肱桡肌反射检查腕部近端，此部位紧邻肌腱止点，肱桡肌在此处移行为肌腱。详见第 57 页。

肱二头肌反射

因为肱二头肌由 C5 和 C6 颈神经共同支配，因此反射强度只要稍弱于对侧即可说明该处神经存在问题。详见第 55 页。

感觉检查

前臂外侧：肌皮神经

C6 神经支配前臂外侧、拇指、示指、中指桡侧半的感觉。为了便于记忆 C6 神经支配的感觉区域，用你的拇指捏住示指，背伸中指，通过拇指、示指、中指比划出数字 6。

C7 神经平面（图 4-35）

肌肉检查

肱三头肌：C7，桡神经

肱三头肌主导伸肘。检查时，嘱患者肘部对抗阻力由屈到伸。详见第 53 页（图 2-39）。

腕屈肌群：C7，正中神经及尺神经

腕屈肌群由两块肌肉共同组成：①桡侧腕屈肌（正中神经）；②尺侧腕屈肌（尺神经）。因为桡侧腕屈肌屈腕力量较大，而

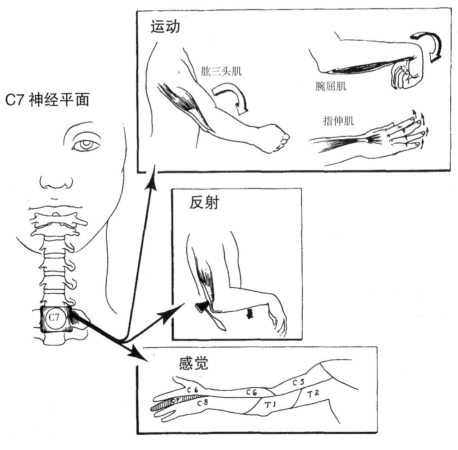

图 4-35　C7 神经平面

由 C8 支配的尺侧腕屈肌屈腕力量较小，所以桡侧腕屈肌（C7）在两块肌肉中显得更重要。检查屈腕时，嘱患者握拳、屈腕，同时检查者在患者拳掌面做对抗动作。详见第96 页（图 3-99）。

手指伸肌：C7，桡神经

伸指由三块肌肉共同完成：①指总伸肌；②示指固有伸肌；③小指固有伸肌。进行伸指试验时，按压患者伸直手指的背侧。详见第 97 页（图 3-100）。

以上所有肌肉主要由 C7 支配，部分由 C8 支配。

反射检查

肱三头肌反射

检查肱三头肌反射时，叩击肘部鹰嘴窝的肌腱。详见第 56 页。

感觉检查

中指

中指感觉由 C7 支配，有时 C6 和 C8 也参与中指感觉支配。

C8 神经平面（图 4-36）

因为 C8 神经没有肌肉反射，所以通过肌力和感觉检查来确定其完整性。

肌肉检查

手指屈肌

手指有两条屈肌：①指浅屈肌（屈近侧指间关节）；②指深屈肌（屈远侧指间关节）。指浅屈肌受正中神经支配，指深屈肌一半受尺神经支配（尺侧）另一半受正中神经支配（桡侧）。

检查屈指时，检查者手指钩住患者屈曲的手指，尝试将患者手指拉直。用同样方法检查另一只手，判断肌力并记录结果（图3-101）。

感觉检查

C8 神经支配环指、小指和前臂远端尺侧半的感觉。小指尺侧半为尺神经的感觉绝对支配区（主要由 C8 支配）（图 3-108，腕部和手部章节）。

T1 神经平面

T1 神经和 C8 神经一样，没有明确的神经反射，所以只检查其运动和感觉（图 4-37）。

肌肉检查

手指外展肌

手指外展肌受尺神经支配，包括：①骨间背侧肌；②小指展肌。并拢外展的手指，检查其外展功能，详见第 98 页（图 3-103）。

感觉检查

上臂内侧：臂内侧皮神经

前臂上段及上臂的内侧感觉由 T1 神经支配。神经节段检查相关方法和解剖见表4-1。表 4-1 进一步表明神经节段检查在颈椎间盘突出病理改变中的临床应用。

上肢神经检查，先检查所有运动平面，再检查所有反射，最后检查所有感觉平面，这样可使评估更简单易行。可通过下列方式评估。

主要的外周神经检查

评估完上肢的神经平面，再以表 4-2 为依据进行外周神经检查。

特殊检查

与颈椎密切相关的五项特殊检查：①分离试验；②压头试验；③瓦尔萨瓦（Valsalva）试验；④吞咽试验；⑤艾德森（Adson）试验。

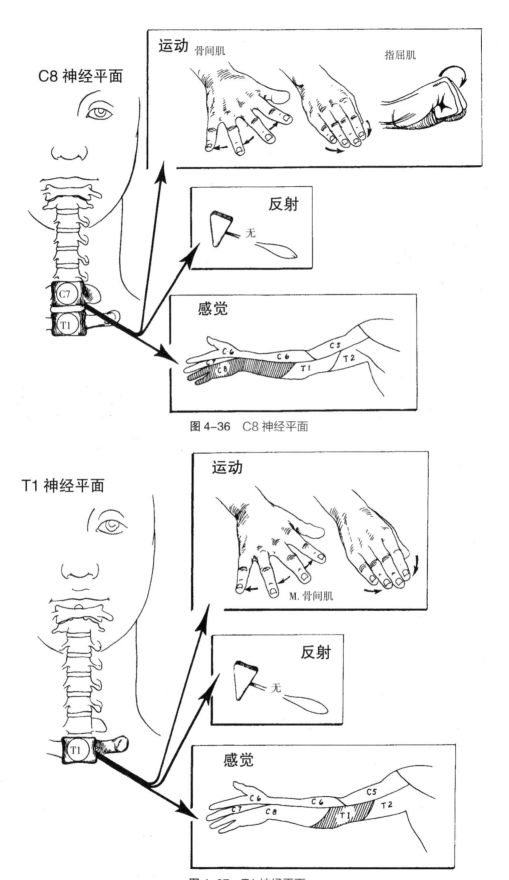

运动

骨间肌

指屈肌

反射

无

感觉

C 6

C 6

C 5

C 8

T 1

T 2

图 4-36　C8 神经平面

T1 神经平面

运动

M. 骨间肌

反射

无

感觉

C 6

C 6

C 5

C 7

C 8

T 1

T 2

图 4-37　T1 神经平面

运动平面		反射		感觉平面	
肩关节外展	C5	肱二头肌	C5	上臂外侧	C5
伸腕	C6	肱桡肌	C6	前臂外侧	C6
屈腕	C7	肱三头肌	C7	中指	C7
伸指	C7			前臂内侧	C8
屈指	C8			上臂内侧	T1
手指外展	T1				

表 4-1 上肢的神经

椎间隙	神经根	反射	肌肉	感觉
C4~C5	C5	肱二头肌反射	三角肌 肱二头肌	上臂外侧 腋神经
C5~C6	C6	肱桡肌反射（肱二头肌反射）	伸腕 肱二头肌	前臂外侧 肌皮神经
C6~C7	C7	肱三头肌反射	屈腕伸指 肱三头肌	中指
C7~T1	C8	—	屈指 手内在肌	前臂内侧 前臂内侧皮神经
T1~T2	T1	—	手内在肌	上臂内侧臂内侧皮神经

表 4-2 主要的外周神经

神经	运动检查	感觉检查
桡神经	伸腕 伸拇	虎口背侧
尺神经	小指外展	远端尺侧——小指
正中神经	拇指对指 拇指对掌 拇指外展	远端桡侧——示指
腋神经	三角肌	臂外侧——上臂三角肌区域
肌皮神经	肱二头肌	前臂外侧

分离试验 该试验证实颈部牵引时疼痛减轻，说明疼痛由椎间孔变窄（神经根受压）引起，而牵引使椎间孔扩大、小关节面周围关节囊的压力减轻从而使颈椎疼痛缓解。此外，它可通过放松肌肉来缓解肌肉痉挛。

进行颈椎分离试验，一侧手掌置于患者下颌，另一侧手置于枕部。然后，逐渐牵引头部，以减轻头部施加于颈部的重力（图4-38）。

压头试验 椎间孔变窄、关节突关节受压、肌肉痉挛都可在压头试验中诱发疼痛加剧。此外，压头试验能可靠地再现颈部放

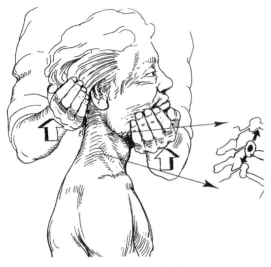

图 4-38 分离试验

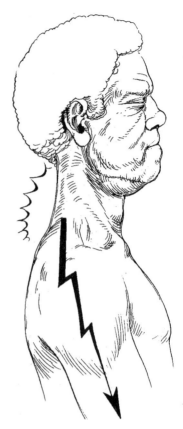

图 4-40 瓦尔萨瓦试验

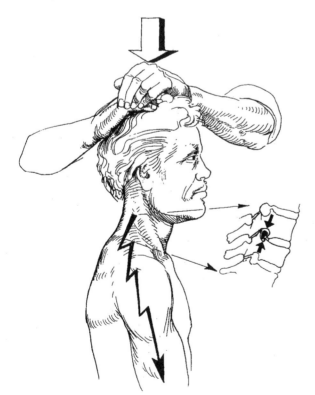

图 4-39 压头试验

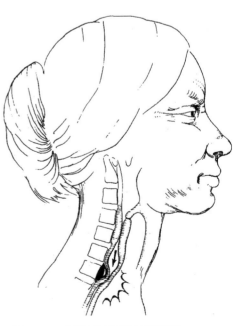

图 4-41 颈椎病变可致吞咽困难

射至上肢的疼痛，有助于明确病变的神经平面。

进行压头试验时，患者取坐位或平卧，向下按压患者头顶。若患者出现颈椎或上肢疼痛加剧，注意其分布是否与病变相应皮节对应（图4-39）。

瓦尔萨瓦（Valsalva）试验　此试验增加鞘内压。如果颈椎椎管内存在占位性病变，如椎间盘突出或肿瘤，患者可能因鞘内压升高而发生颈椎疼痛。疼痛也可放射至颈椎病变平面对应的皮节。

进行瓦尔萨瓦试验时，嘱患者屏气向下用力，像在如厕，然后询问患者是否感觉疼痛加剧，如果加剧，是否可以描述疼痛部位（图4-40）。注意瓦尔萨瓦试验是一个主观测试，需要患者的准确回应。

吞咽试验　颈椎病变，如骨赘、骨关节炎、血肿，会引起的软组织肿胀、感染。椎体前方肿瘤均可造成患者吞咽困难或吞咽时疼痛（图4-41）。

艾德森（Adson）试验　该测试用于确定锁骨下动脉状况，异常的颈肋、拉紧的前斜角和中斜角肌可压迫动脉，锁骨下动脉穿过这些结构时可受到压迫。

试验时，在腕部触诊患者的桡动脉脉搏。外展、背伸、外旋患者手臂时继续感知其脉搏。然后嘱患者深呼吸，并嘱其将头部向检查侧旋转（图4-42，图4-43）。如果锁骨下动脉受压，患者脉搏将明显变弱或消失。

相关区域检查

多数情况下，颈椎疾病常引起上肢其他部位放射痛。但颞下颌关节病变、下颌炎症、牙齿或头皮感染也可引起颈部牵涉痛。

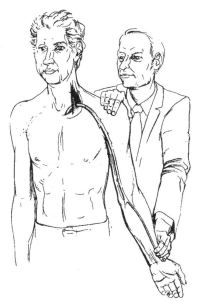

图 4-42　艾德森试验

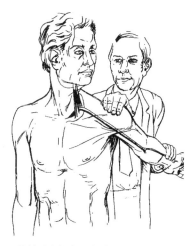

图 4-43　艾德森试验：患者转头时，桡动脉脉搏明显变弱或消失，提示锁骨下动脉受压

颞下颌关节

颞下颌关节是人体使用最频繁的关节；颞下颌关节每天在咀嚼、谈话、吞咽、打哈欠、打鼾等各种运动中开合1500~2000次。

视诊

颞下颌关节位于外耳道前方，因为被覆厚厚的肌肉，所以皮肤表面没有明显轮廓。检查时，注意观察下颌骨活动；注意下颌骨构成两个颞下颌关节，位于下颌骨两侧末端。

像下肢步态周期分两个时相一样，颞下颌关节的运动也有两个时相：①摆动相，关节处于运动状态；②静止相，口腔处于闭合状态。

在摆动相，注意下颌开合的节律。正常情况下，关节活动的弧度是连续而完整的，下颌骨的运动对称、无偏斜。下颌骨的开合轨迹呈一直线，上下颌牙咬合接触且分开容易（图4-44）。异常情况下，张闭口活动受限，并存在活动轨迹中断或明显偏斜（图4-45）。这些异常活动可能是由一侧或双侧关节病变或牙列不正所致。受累侧关节不能在正常范围内活动，代之以无效的、不对称的关节运动并因此产生活动受限或疼痛。

静止相，下颌位于面部正中，牙齿在中线两侧对称闭合（图4-44）。重力由牙齿传至上颌，所以此时颞下颌关节并非真正的承重关节。然而，牙列闭合不良或咬合会使关节被迫承重。牙列闭合不良患者接受颈椎牵引时，其颞下颌关节通常转变为承重关节，引起关节疼痛、头痛等不适。

检查颞下颌关节时，注意关节转动及滑动时的运动轨迹。颞下颌关节在关节窝内铰链旋转，向前滑行至关节结节（图4-46）。像其他多种运动关节一样，关节盘将关节腔分为两部分，上半部分做滑行运动，下半部分做铰链旋转运动。为了完成这个动作，翼外肌两个头部不同步运动，一个头将关节盘前拉，另一个头开放关节完成张口运动（图4-47）。

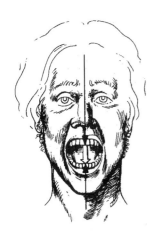
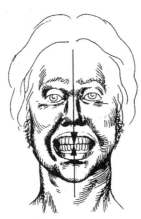

图4-44 正常下颌骨运动

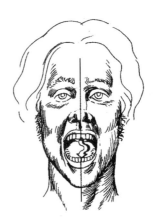
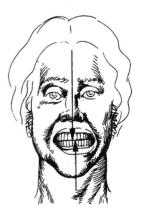

图4-45 不对称的下颌骨运动。左图为摆动相，右图为静止相

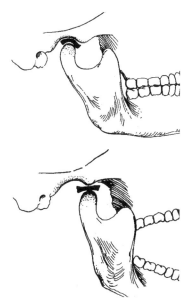

图 4-46　颞下颌关节的转动及滑动。关节盘将关节腔分为上下两部分

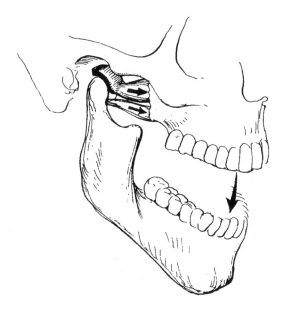

图 4-47　翼外肌双头不同步活动打开颞下颌关节

骨骼触诊

触诊颞下颌关节时，将示指放入患者外耳道并向前按压（图 4-48）。嘱患者缓慢张口和闭口。此时示指尖可触及下颌骨髁突的运动（图 4-49）。同时触诊两侧颞下颌关节。颞下颌关节运动流畅、左右对称；任何异常的运动方式都应引起注意（图 4-50）。当颞下颌关节关节盘损伤或者继发于外伤出现滑膜肿胀时，可扪及破裂音或弹响。嘱患者尽量张口，检查颞下颌关节是否脱位（图 4-51）。将示指置于患者两侧耳部正前方并嘱其张口，以触诊髁突。

软组织触诊

通常关节脱位、关节被迫负重时，颞下

颌关节易受多种创伤。因快速摆动损伤或突然加速 - 减速而使头部过伸，开口时不受控制地甩动，可致关节脱位（图 4-52）。关节脱位可引起关节囊、韧带等软组织损伤，也可致半月盘撕裂。此外，翼外肌被拉伸可致肌肉痉挛。部分患者伴颈部损伤需行颈带牵引时，牵引可使已受伤的关节超负荷，进一步增加关节受力，加重患者的疼痛和不适（图 4-53）。这种情况在齿列不良时更易发生。

单纯的牙列不对称或者牙列咬合关系紊乱也可致关节超负荷，在外耳道扪及弹响（图 4-54）。长期紧咬牙或磨牙（磨牙症）也可致关节超负荷，引起临床症状。

翼外肌（嚼肌）　触诊翼外肌时主要触诊有无肌肉痉挛、压痛。将示指置于患者颊黏膜和上牙床之间，示指指尖向后经过上腭

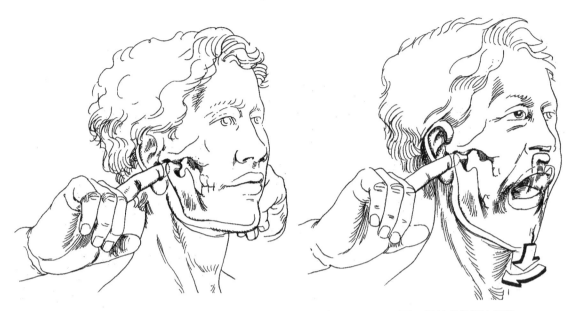

图 4-48　触诊颞下颌关节时，示指置于患者外耳道

图 4-50　颞下颌关节的侧向运动

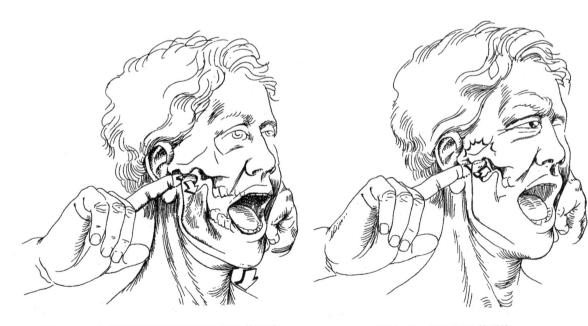

图 4-49　患者张口时可感觉到颞下颌关节运动

图 4-51　颞下颌关节脱位

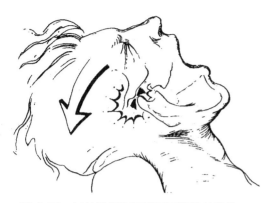

图 4-52　过伸性损伤可致颞下颌关节脱位

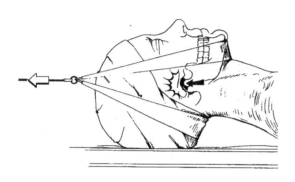

图 4-53　颈部损伤伴下颌骨脱位，牵引使关节承重，使疼痛加剧

最后一颗磨牙到达下颌骨颈部。然后嘱患者缓慢张口和闭口。当下颌骨颈部向前摆动时张口，示指指尖能够感受到翼外肌绷紧，抵抗手指（图 4-55）。当翼外肌受伤或痉挛时，患者感到疼痛或压痛。翼外肌有重要临床意义，若继发牵拉损伤，可致翼外肌痉挛及颞下颌关节疼痛，也可致不对称、偏斜运动。

活动范围

主动活动范围

嘱患者张口和闭口。正常情况下，患者最大开口时，上下切牙间可插入 3 根手指（35 ~ 40mm）（图 4-56）。

颞下颌关节可以向前滑动或前伸。嘱患者下颌前伸，正常情况下，下颌关节前伸足够远时可使下切牙位于上切牙前方。

被动活动范围

如果患者不能完成主动运动检查或结果不确定，可用以下方式检查：将手指小心

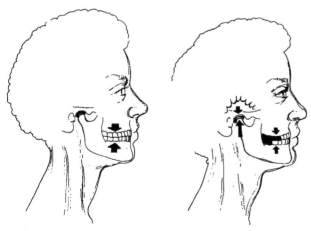

图 4-54　牙列不对称（右）和牙列咬合不良会使颞下颌关节发出弹响声

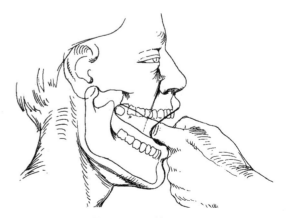

图 4-55　翼外肌触诊

地放在患者下切牙上，尽可能拉开口腔。下颌活动受限常继发于风湿性关节炎、先天性骨异常、软组织或骨关节强直、颞下颌关节炎、肌肉痉挛。

神经检查

肌肉检查

张口

主要张口肌

翼外肌：三叉神经——下颌支，翼外肌分支。

次要张口肌

（1）舌骨肌群。

（2）重力。

检查张口的功能肌时，将手掌置于患者下颌，嘱其张口。此时逐渐增加手掌的阻力，直到患者能克服的最大阻力。正常情况下，患者能克服最大阻力张口。

闭口

主要闭口肌

（1）咬肌：三叉神经。

（2）颞肌：三叉神经。

次要闭口肌

翼内肌

口腔不能闭合不仅是临床问题，更会造成社交问题。检查闭口功能时，手掌尝试用力将口腔由闭合位推至张开。

反射检查

下颌反射 下颌反射是一种牵拉反射，涉及咬肌和颞肌。第Ⅴ对脑神经（三叉神经）支配这些肌肉并调节反射弧。检查时，检查者将一手指置于颏孔区，同时下颌位

于姿势位（略张开），然后用叩诊锤叩击手指，可引起闭口反射。如果反射消失或减退，说明第Ⅴ对脑神经及分支可能存在病变。反射活跃提示上运动神经元损伤（图4-57）。

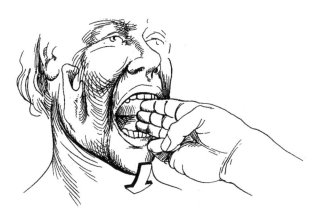

图4-56　正常最大程度张口时，切牙之间可容纳3指

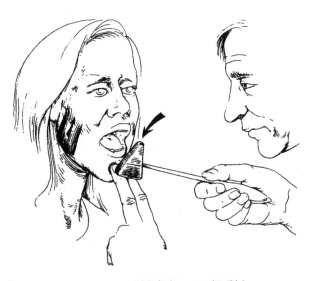

图4-57　反射试验——下颌反射

特殊检查

面神经叩击试验（Chvostek 试验）　这是对第Ⅶ对脑神经（面神经）的测试。轻叩腮腺咬肌区，如果血钙低，则面部肌肉会出现收缩（图 4-58）。

相关区域

其他部位疼痛一般不引起颞下颌关节牵涉痛，但颞下颌关节的疼痛常导致其他部位牵涉痛。下颌牙脓肿可引起颞下颌关节和颈部疼痛。更常见的是，颞下颌关节的病变和功能障碍会导致头部和颈部牵涉痛，并引起头痛或下颌疼痛。

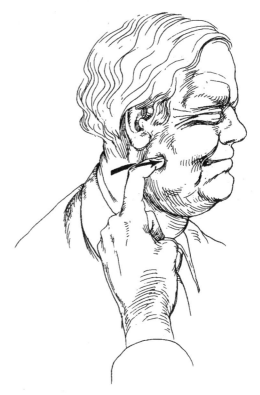

图 4-58　面神经叩击试验

（陈　磊　王配军　艾金伟　裴　斌

周新春　译）

第五章
步态检查

下肢在承重和行走时发挥重要作用；在日常功能中不可或缺。病理情况下，步态表现最明显，应必须区分正常和异常步态的特点，当步态异常时，能够分辨和治疗。

正常的步态周期包括两个时相：站立相，足部位于地面；迈步相，足部前移。一个正常周期60%为站立相（25%为双足同时着地），40%为迈步相。每一个时相又被分为多个环节（图5-1，图5-2）。

1. 站立相

（1）足跟着地期。

（2）足掌着地期。

（3）站立中期。

（4）迈步前期。

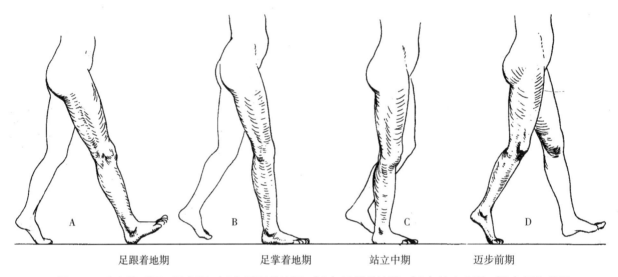

足跟着地期　　　足掌着地期　　　站立中期　　　迈步前期

图 5-1　步态的时相。站立相：（A）足跟着地期；（B）足掌着地期；（C）站立中期；（D）迈步前期

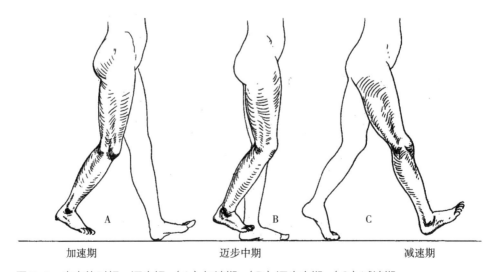

加速期　　　　　迈步中期　　　　减速期

图 5-2　步态的时相。迈步相：（A）加速期；（B）迈步中期；（C）减速期

2. 迈步相

　　（1）加速期。

　　（2）迈步中期。

　　（3）减速期。

　　步态异常多出现在站立相，因为该时相需承重，承受压力较大，且占整个步态周期的大部分。

　　患者一进入诊室即开始了检查。注意任何可能影响步态的明显跛行和肢体畸形，试着判断问题出现在步态的哪一时相及哪一环节。因为每个部分都有其特有的生理模式，定位问题涉及哪一环节，是准确判断病因的

第一步。当检查步态时，需考虑下列可测量参数（由 Inman 提出）。

　　（1）两足跟间的横向宽度为 2～4 英寸（步宽，5～10cm）。若发现患者步宽增大，应怀疑其处于病理状态。当患者存在小脑疾病或足底感觉功能减退时，会感到眩晕或不稳，步宽通常增大（图 5-3）。

　　（2）身体重心位于第 2 骶椎前 2 英寸（约 5cm）。正常步态，身体重心垂直摆动范围不超过 2 英寸（约 5cm）。前行时，控制垂直摆动使步态处于平滑状态。重心垂直摆动范围增加，提示可能为病理状态（图 5-4）。

　　（3）在站立相的每期，膝关节应屈曲（足跟着地期除外）以防止重心垂直移动范围过大。例如，在迈步前期，当踝关节距屈 20° 时，身体重心上移，同时屈膝约 40° 以弥补重心上移。当患者膝关节僵硬处于伸直状态时，膝关节不能中和踝关节的过度运动，将会导致步态不稳。

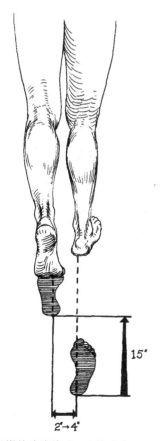

图 5-3　正常的步宽为 2～4 英寸（5～10cm）。正常的步长约 15 英寸（约 22cm）

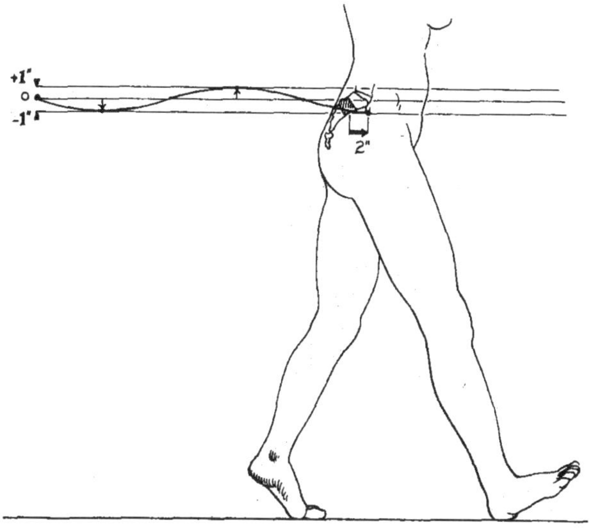

图 5-4　在行走时重心垂直移动约 2 英寸（约 5cm）

（4）行走时，骨盆和躯干向负重侧移动约1英寸（约2.5cm），重心转移到髋部。如果患者臀中肌无力，躯干和盆骨侧方移动范围明显增大（图5-5）。

（5）平均步长约15英寸（约22cm）。在疼痛、老龄、疲劳或下肢病理状态下，步长都可能减少（图5-3）。

（6）成年人平均每分钟步行90～120步，平均每千米消耗100卡（约0.42千焦）能量。步态平稳性和协调性改变会显著降低步行效率并明显增加能耗。在老龄、疲劳或疼痛情况下，每分钟的步数会减少。如患者行走在光滑路面上或步伐不稳时，则每分钟步数也会减少。

（7）在迈步相，以对侧髋关节（在着地期）为旋转支点，骨盆向前旋转40°。患者髋关节僵硬或者疼痛时，髋关节不能正常旋转（图5-6）。

现在阐述行走时，下肢每个关节的病变会对步态某一特定时期存在的影响。

站立相

站立相异常多会引起疼痛，导致患者出现防痛步态：患者尽力缩短或完全避免引起疼痛的步态期（图5-7）。

站立相异常也常由鞋引起，它导致的疼痛可能贯穿整个站立相。鞋的任何问题都可诱发疼痛：鞋内弯曲部位或者粗糙的内衬、鞋内异物、鞋的尺码（如鞋太小或太大，或者趾端太窄和过紧）。

继续检查站立相的每个时期，注意每个关节的特征性步态异常。

足跟着地期

足 足痛可能是因为存在跟骨骨刺，即

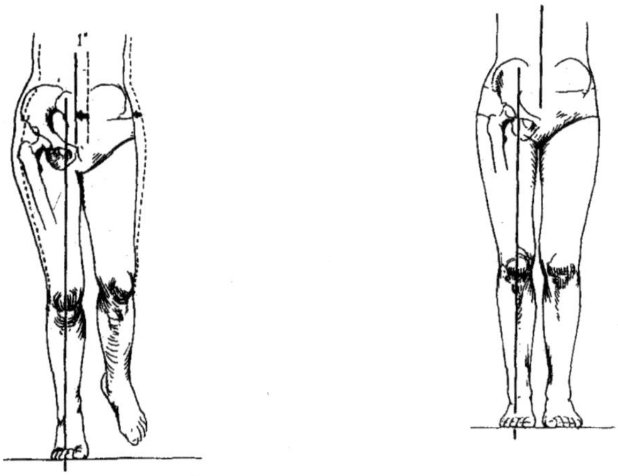

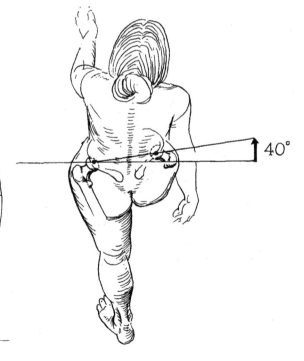

图5-5 在行走时骨盆和躯干横向（左右）移动约1英寸（约2.5cm）

图5-6 在迈步期，骨盆向前旋转40°。以对侧髋关节为旋转支点

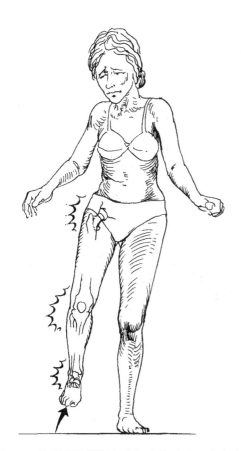

图 5-7　为了尽可能避免步行中的疼痛，患者会采取防痛步态行走

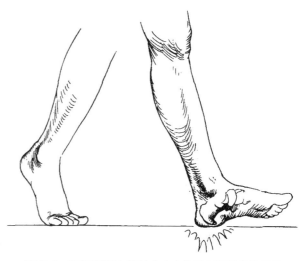

图 5-8　跟骨跖面内侧结节突出的骨刺通常称为足跟骨刺

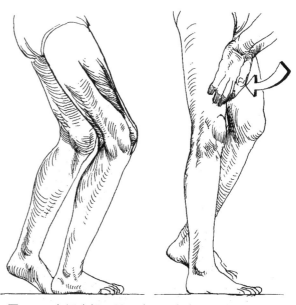

图 5-9　在迈步相，股四头肌无力会导致膝关节不稳，患者可能会用手推膝使其伸直

跟骨跖面内侧结节突出的骨刺。当患者足跟重重着地时，常引起尖锐的疼痛。最终，骨刺表面会形成保护性的黏液囊；黏液囊发炎，疼痛会加剧。为减轻疼痛，患者会尽力踮起患足，避免足跟完全着地（图 5-8）。

　　膝关节　正常情况下，足跟着地期，膝关节伸直；股四头肌无力（膝关节不稳）或膝关节僵硬可导致膝关节不能伸直，患者可能会用手推膝使其伸直。否则在足跟着地期，膝关节将处于不稳定状态（图 5-9）。

足掌着地期

　　足　足背屈肌（胫前肌、趾长伸肌、踇长伸肌）过度拉伸引起足部跖屈，使足平稳着地。患者背屈肌无力或功能缺失，会导致患者在足跟着地后足掌向下拍击着地，而不是平稳着地。如果踝关节僵硬，则足掌在站立中期之前不能着地（图 5-10）。

站立中期

　　足　正常情况下，足部均匀负重。患者有僵硬的扁平足和距下关节炎，在不平坦地面行走时，会引发疼痛；患者前足掌横弓塌陷，会在足掌跖骨头处形成痛性胼胝体（图 5-11，图 5-12）。在站立中期，足趾背侧鸡眼也可能引起疼痛，由足趾抓地时鸡眼与鞋产生摩擦引起（图 5-13）

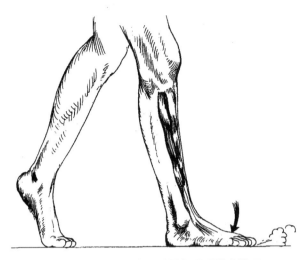

图 5-10　背屈肌无力导致足部重重拍击地面

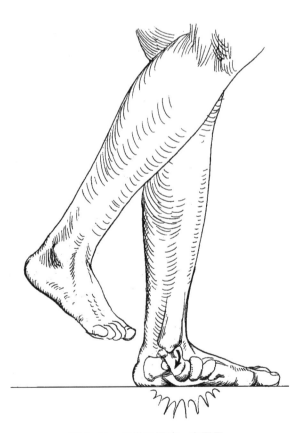

图 5-11　足纵弓塌陷，扁平足

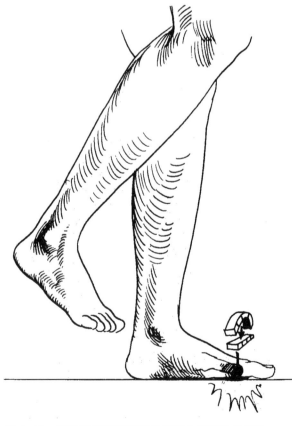

图 5-12　继发于足横弓塌陷的跖骨头胼胝体会导致剧痛

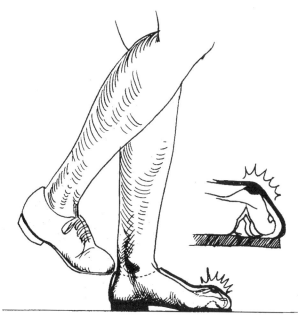

图5-13　在站立相爪形足足趾背侧的鸡眼会导致疼痛

膝关节　自然状态下膝关节不是伸直位，股四头肌收缩以保持膝关节稳定性。股四头肌无力可能会导致膝过屈和膝关节相对不稳。

髋关节　在站立中期，髋部会向承重侧偏移约1英寸（约2.5cm）。臀中肌无力迫使患者身体向患侧倾斜，将重心移至髋外（患髋外侧）；该动作称为髋外展畸形或臀中肌倾斜（图5-14）。

如果臀大肌无力，患者必须后移胸部维持伸髋（伸髋畸形或臀大肌倾斜）（图5-15）。

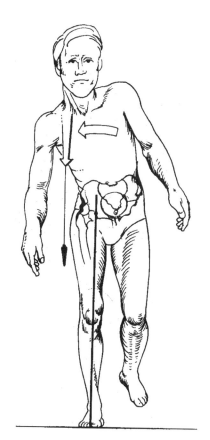

图5-14　髋外展畸形或臀中肌倾斜

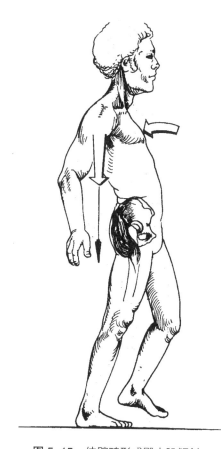

图5-15　伸髋畸形或臀大肌倾斜

迈步前期

足 骨关节炎或跖趾关节僵硬（踇趾僵硬）时，患者不愿或不能使其跖趾关节过伸，被迫从前足侧面起步，最终导致疼痛。如果胼胝体继发于跖骨痛，跖骨头压力增加会导致疼痛加剧。压力增加会使第4、第5趾之间的软鸡眼产生剧痛。可通过检查鞋来进行诊断；鸡眼存在时，在前足和足趾间鞋面会形成一个斜的折痕，而不是跨过足趾的连续横折痕（注：详见足部和踝部章，图5-78）。

膝关节 腓肠肌、比目鱼肌和踇长屈肌在迈步前期发挥着至关重要的作用；这些肌肉无力会导致扁平足或跟骨步态。

迈步相

相对于站立相，迈步相足部不负重，问题较少。

加速期

足 在整个迈步相，踝关节处于背屈状态。这有助于缩短下肢以保持踝关节中立，使足部离地。

膝关节 在迈步前期至迈步中期，膝关节达最大屈曲，约为65°。这可以更进一步缩短肢体以使足离地。

髋关节 在迈步前期之前股四头肌就开始收缩，以便向前迈腿。如果患者股四头肌无力，可能通过骨盆过度前旋为腿提供向前的推力。

迈步中期

足 当踝关节背屈无力时，患者鞋尖会刮擦地面产生特有的鞋刮痕（图5-16）。为避免这种现象，患者过屈髋部以便膝关节屈曲，使足离地（跨阈步态）（图5-17）。

减速期

膝关节 在足跟着地前，腿后肌群便开始收缩以减慢迈步速度，使足跟能可控地轻轻着地。如果腿后肌群无力，足跟可能重重着地，导致鞋跟变薄，膝关节过伸（膝反屈步态）。

总结

站立相

肌无力

（1）胫前肌（L4）无力可导致足下垂步态（图5-16，图5-17）。

（2）臀中肌（L5）无力可导致髋外展畸形或臀中肌倾斜（图5-14）。

（3）臀大肌（S1）无力可导致伸髋畸形或臀大肌倾斜（图5-15）。

（4）腓肠肌-比目鱼肌群（S1、S2）无力可致扁平足步态并伴迈步前期无力（图5-18）。

（5）股四头肌（L2、L3、L4）无力可导致膝反屈步态，以维持伸膝（图5-9）。

不稳定

（1）步宽不稳，大于4英寸（约10cm）。

（2）足底感觉功能减退患者（糖尿病、梅毒或周围神经病变）以宽大步态维持平

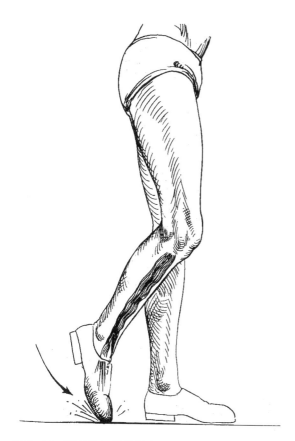

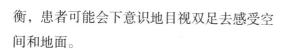

图 5-16 踝关节不能背屈会导致患者的鞋尖刮擦地面

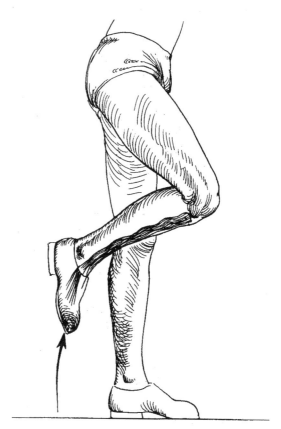

图 5-17 跨阈步态：过度提膝保证足部完全离地

衡，患者可能会下意识地目视双足去感受空间和地面。

（3）小脑病变患者很难保持平衡，可能会增大步宽。

（4）髌骨脱位患者膝关节不稳，膝关节会突然明显屈曲。

（5）半月板撕裂患者膝关节不稳，可出现膝关节屈曲。

（6）侧副韧带撕裂患者膝关节不稳，可出现膝关节屈曲。

疼痛

（1）鞋有问题的患者在站立相所有时期都可能有疼痛，出现防痛步态。

（2）跟骨骨刺患者在站立相足跟着地时可能出现疼痛（图 5-8）。

（3）髋或膝骨性关节炎患者，整个站立相都有疼痛感。由于疼痛，通常患者会尽量减少足着地时间（防痛步态）。

（4）踇趾僵硬患者因为疼痛不能正常起步，常导致扁平足步态。

关节僵硬

（1）踝关节、膝关节或髋关节僵硬患者在步态的所有阶段均存在问题。如果只有一个关节僵硬，患者通常能够代偿，则对步态的干扰不明显（图 5-19）。

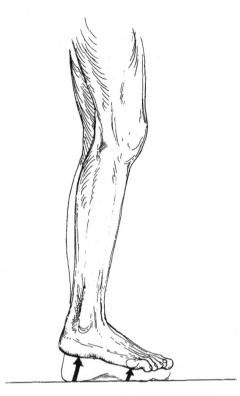

图 5-18 扁平足步态没有迈步前期

迈步相

肌无力

（1）足踝关节背屈无力，患者可能出现跨阈步态，此时患者过度提膝以便足离地（图 5-16，图 5-17）。

（2）股四头肌无力患者，可能通过异常的髋部旋转使迈步加速（图 5-19）。

（3）腿后肌群无力患者在足跟着地前不能使迈步减速。

关节僵硬

膝关节僵硬会迫使患者抬高患侧髋部以使足部离地（图 5-20）。

给患者进行步态检查时应结合整个下肢的检查。

上肢也参与迈步过程，上肢摆动协同对侧下肢产生流畅的平稳步态。

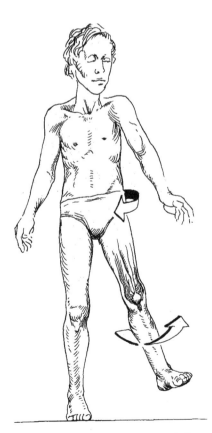

图 5-19 关节僵硬的代偿步态

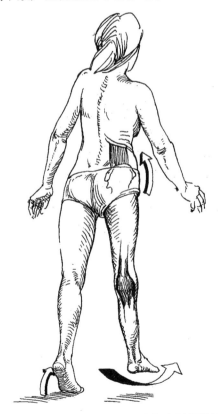

图 5-20 膝关节僵硬迫使患者提高髋部以使足离地

（黄国鑫 艾金伟 曾宪涛 裴 斌 译）

第六章

髋部和骨盆体格检查

骨盆环由 3 个关节组成：①髋关节（髋臼股骨关节）；②骶髂关节；③耻骨联合。这些关节协同作用，使身体具有良好的活动性和稳定性。髋关节特殊的球窝结构为骨盆环提供了基础。

骶髂关节和耻骨联合几乎是稳固不动的关节。发生病变时，很少会出现功能障碍及疼痛。另一方面，髋关节是一个活动的关节，发生病变时，很快会出现行走时疼痛及运动受限等症状。

视诊

当患者进入诊室，首先观察其步态，许多髋关节疾病患者都有明显的步态改变。

为全面检查髋关节及相关区域，患者需暴露被检部位，为保护隐私，可让患者穿着内衣进行检查。脱衣时，注意观察是否存在因痛苦和脱衣困难而使用的特殊动作。患者通常会用无效避痛的动作替代正常动作。

检查臀部及髋部皮肤是否有擦伤、颜色改变、胎记、疱疹和窦道渗液，要特别注意被检部位是否有异常的肿块、凸起或皮肤褶皱。

接着观察患者的站姿，观察两侧髂前上棘是否位于同一平面，否则提示可能存在继发于肢体不等长的骨盆倾斜。

从侧面观察脊柱腰段，通常有适度的前凸（腰椎前凸）。脊柱正常前凸消失，提示椎旁肌痉挛，过凸则提示前腹壁肌肉薄弱，前腹壁肌肉可防止腰椎过度前凸。腰椎前凸也可由髋关节固定的屈曲畸形引起。这种情况下，腰椎过凸可替代伸髋动作。

从后面观察患者臀部下缘是否有臀纹（臀纹外侧稍下方接近大腿中线）。臀纹长度及深度在伸髋时增加，屈髋时减小。

婴幼儿腹股沟和大腿皮肤褶皱对称分布，不对称则提示可能存在先天性髋关节脱位、肌肉发育不良、骨盆倾斜或腿长差异。

观察两侧髂后上棘处明显的皮肤凹陷，它们应在同一水平，否则提示骨盆倾斜。

骨骼触诊

请患者根据舒适度选择站立或仰卧。因某些病变在非承重体位下不易察觉，部分检查应尽可能在站立位进行。

前面

首次触诊力度适中，评估皮温和注意压痛，最好两侧对比进行。

髂前上棘　操作者立于患者前方，手放在患者腰部两侧，拇指位于髂前上棘，其他手指置于髂嵴前部（图 6-1）。瘦弱患者体表骨性标志明显，肥胖患者因为脂肪覆盖，骨性标志不易触及。

髂嵴　髂嵴位于皮下，是众多肌肉的起止点。线性骨嵴上无肌肉覆盖，易于触及。两侧髂嵴应位于同一平面，否则提示骨盆倾斜（图 6-5）。

髂结节　拇指固定于髂前上棘，其他手指沿髂嵴外侧唇向后触诊，在髂嵴最高点后方 3 英寸（约 7.5cm）处可触及髂嵴最宽点——髂结节（图 6-2）。

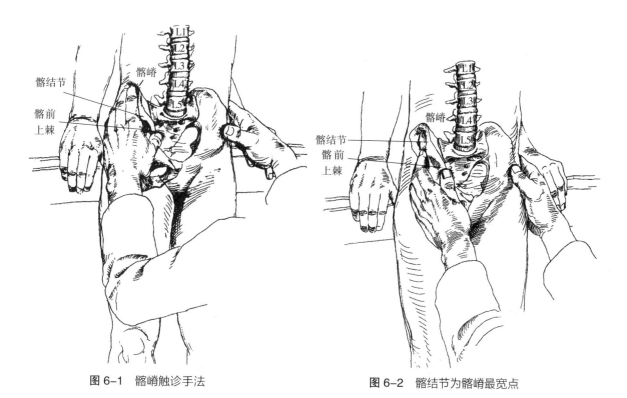

图 6-1 髂嵴触诊手法　　　　　　　图 6-2 髂结节为髂嵴最宽点

大转子　拇指继续置于髂前上棘，其他手指从髂结节向下移动至股骨大转子（图6-3）。大转子后缘相对浅表，易于触及，而大转子前侧、外侧被覆阔筋膜张肌和臀中肌，难以触及。通常两侧大转子持平。髋关节先天性脱位或髋部骨折畸形愈合会导致两侧大转子处于不同平面。

耻骨结节　手指固定大转子，拇指沿腹股沟斜向内下移动，直达耻骨结节（图6-4）。虽然耻骨结节上方被覆阴毛及耻骨脂肪垫（阴阜），但耻骨结节仍是可触及的骨性凸起。注意耻骨结节与大转子顶端位于同一平面。

后面

检查时，患者屈髋侧卧位（图6-6）。

髂后上棘　髂后上棘位于臀部上方凹陷处，易于定位。该棘位于皮下，易于触及。患者侧卧，拇指固定于棘上并沿髂嵴后侧到达髂结节（图6-7）。从髂后上棘到髂前上棘的髂嵴均位于皮下。

大转子　拇指固定于髂后上棘，其他手指向下移动可再次触及大转子后侧（图6-8）。

坐骨结节　坐骨结节位于臀中部近臀纹水平（图6-9）。手指置于大转子上，拇指沿髂后上棘向坐骨结节移动触诊。伸髋时，因臀大肌和脂肪垫的覆盖，结节难以触及；屈髋时臀大肌上移，坐骨结节易于触及。坐骨结节与股骨小转子位于同一水平。

骶髂关节（S2）　骶髂关节附于髂骨，被支持韧带遮盖，无法触及。此关节很少出

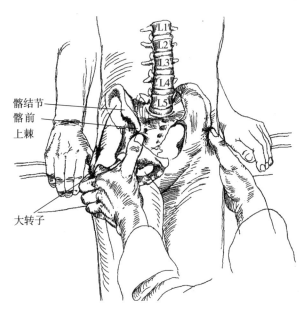

图 6-3 大转子（前面观）

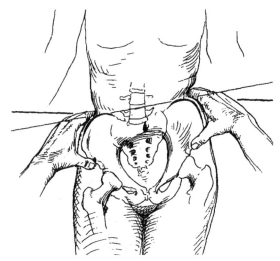

图 6-5 骨盆倾斜

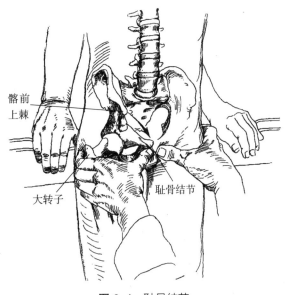

图 6-4 耻骨结节

无论是髋关节正常结构还是病变，如股骨近端或髋臼骨折，都难以触诊。如合并明显肢体短缩、髋外旋及运动时疼痛，则应高度怀疑股骨颈骨折。

软组织触诊

髋关节和骨盆检查分为 5 个临床区域：①股三角；②股骨大转子；③坐骨神经；④髂嵴；⑤髋部和骨盆肌肉。

Ⅰ区——股三角

股三角上界为腹股沟韧带，内侧界为长收肌，外侧界为缝匠肌内侧缘（图 6-12）。后壁由长收肌、耻骨肌和髂腰肌组成。股动脉和淋巴结位于髂腰肌表面，其深部为腰大肌筋膜和髋关节。

现病变。两侧髂后上棘连线穿过两侧骶髂关节中心，平 S2，两侧髂嵴顶端连线穿 L4 和 L5 棘突间隙（图 6-10）。这些解剖线有助于腰椎棘突精确定位（图 6-11）。

髋关节位置较深，且被覆厚厚的肌肉，

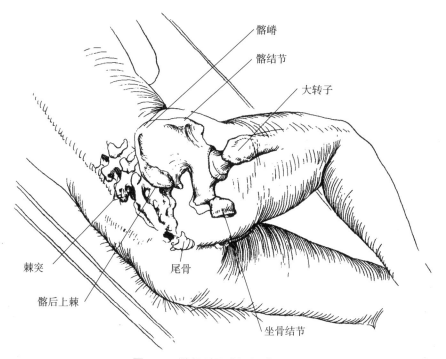

髂嵴

髂结节

大转子

棘突

髂后上棘

尾骨

坐骨结节

图 6-6　髋部和骨盆解剖（后面观）

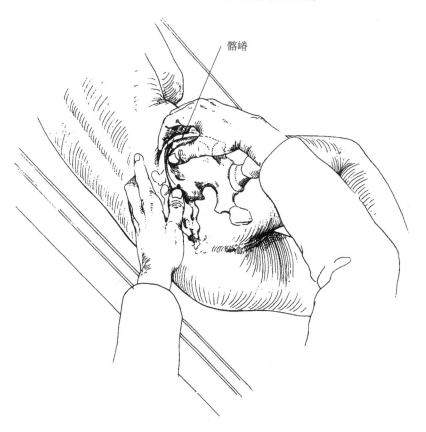

髂嵴

图 6-7　髂嵴和髂结节

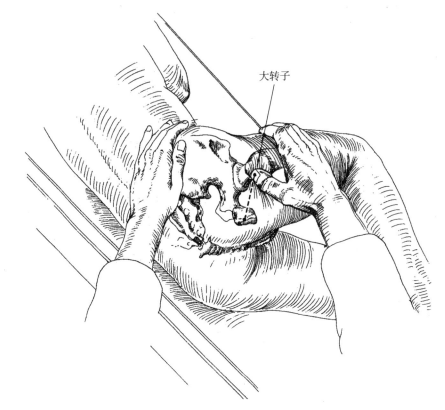

图 6-8 大转子（后面观）

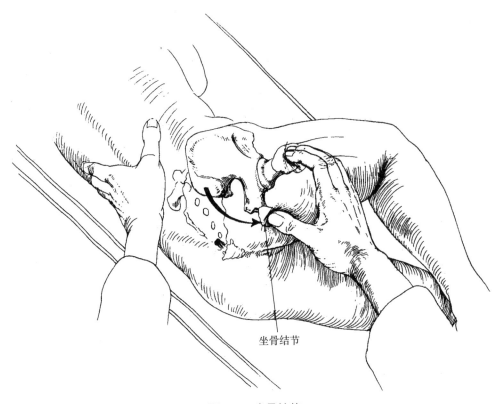

图 6-9 坐骨结节

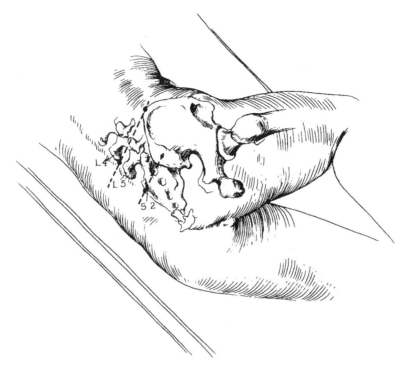

图 6-10　骶髂关节。两侧髂后上棘连线穿过两侧骶髂关节中心，平 S2，两侧髂嵴顶端连线穿 L4 和 L5 棘突间隙

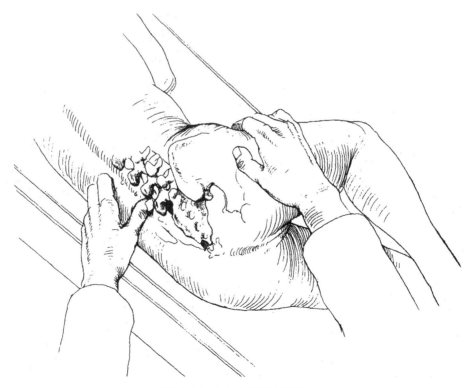

图 6-11　L4~L5 棘突触诊

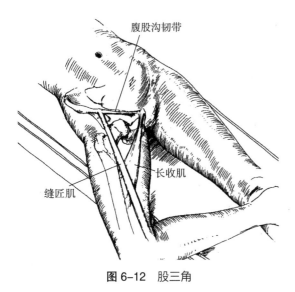

图 6-12　股三角

检查股三角软组织时，患者仰卧且将一侧足跟部置于对侧膝关节上，该姿势可使髋关节屈曲、外展和外旋。

腹股沟韧带　腹股沟韧带位于髂前上棘与耻骨结节之间，沿韧带走行区域的异常凸起提示腹股沟疝（图 6-13）。

股动脉　股动脉在腹股沟韧带中点下方穿行，在髂前上棘与耻骨结节连线中点处可扪及动脉搏动（图 6-14）。正常情况下，股动脉搏动有力；但若髂总、髂外动脉部分闭塞，其搏动可能减弱。股骨头位于股动脉深部，但由于它被厚厚的纤维囊（髂股韧带）和腰大肌肌腱及肌纤维所包裹，不能触及。

股神经　股神经位于股动脉外侧，无法触及。

股静脉　股静脉位于股动脉内侧，是临床静脉穿刺点，正常情况下不可触及（图 6-15）。

缝匠肌　缝匠肌组成股三角外侧界，是人体最长的肌肉，可在起点处（髂前上棘稍下方）触及，很少发生病变（图 6-16）。

长收肌　长收肌起自耻骨，止于大腿中段，呈明显的嵴状，在腿部外展时近端可触及条索状肌肉。同时长收肌在剧烈活动或体育运动时常被牵拉，易于触及。偶尔，婴幼儿长收肌痉挛，必须切断肌肉以防止过度收缩导致髋关节脱位（图 6-17）。

淋巴结为股三角区最内侧结构。若在整个股三角区触及淋巴结肿大，则可能存在下肢感染或盆腔局部病变（图 6-18）。

Ⅱ区——股骨大转子

触诊时患者侧卧位。

大转子滑囊　大转子滑囊对后部的软组织起保护作用（图 6-19）。股骨大转子压痛提示滑囊炎。肿胀或炎症时可触及大转子滑囊。炎症时，囊周组织松弛且疼痛。

臀中肌　臀中肌止于大转子外上部。当髋关节屈曲、内收和负重时，阔筋膜张肌骑跨于大转子前方。患者攀登或上楼梯时，阔筋膜张肌回归原位，此时该处可闻及明显弹响声。这种情况可能产生轻微的疼痛感或滑囊炎，但基本无严重影响。

Ⅲ区——坐骨神经

触诊该区软组织时患者侧卧，背对检查者。

坐骨神经　坐骨神经位于坐骨结节与大转子连线中点，髋外展时被臀大肌覆盖，屈髋时暴露。确定大转子和坐骨结节连线中点，用力按压此点，可触及脂肪组织下的坐骨神经（图 6-20～图 6-22）。此处压痛提示

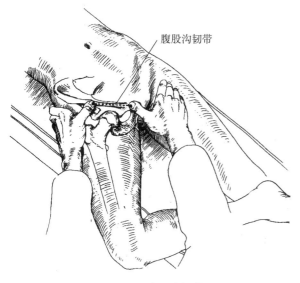

图 6-13 腹股沟韧带

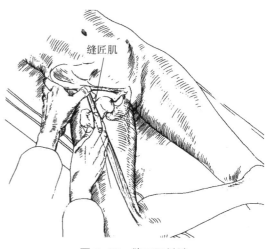

图 6-16 缝匠肌触诊

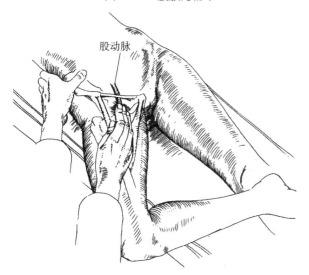

图 6-14 股动脉搏动触诊

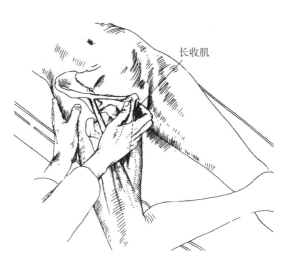

图 6-17 长收肌触诊

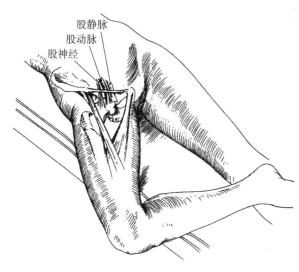

图 6-15 正常情况下，股静脉和股神经不能触及

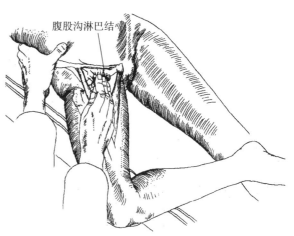

图 6-18 股三角的压痛及肿胀提示下肢感染或盆腔局部病变引起的淋巴结肿大

患者可能存在腰椎间盘突出、梨状肌痉挛或穿刺不当等导致的神经直接损伤。注意：此处有坐骨滑囊。偶尔，坐骨神经压痛也可由坐骨结节滑囊炎引起。坐骨神经痛可与坐骨滑囊炎混淆，故必须精准定位压痛区域以避免误诊（图6-23）。

Ⅳ区——髂嵴

髂嵴有重要临床意义，因为此区域不仅有臀部神经穿行，同时也是臀大肌和缝匠肌的起点。

臀神经 臀神经支配髂后上棘和髂结节间髂嵴表面皮肤感觉。髂骨移植时臀神经常被切断，应注意是否存在臀神经瘤（图

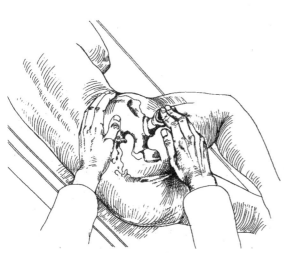

图6-19 大转子滑囊：大转子疼痛可能与坐骨神经痛混淆

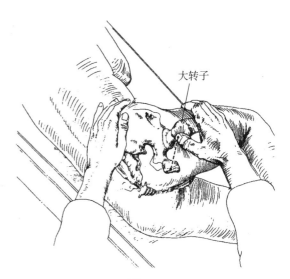

图6-21

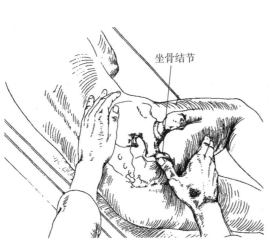

图6-20，6-21，6-22 坐骨神经触诊：坐骨神经位于大转子及坐骨结节连线中点

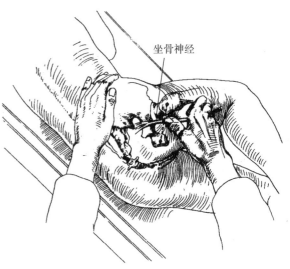

图6-22

6-24）。有时可发现沿髂嵴分布的纤维脂肪结节。可触及柔软有压痛的肿块（见图6-22）。

V区——髋部和骨盆肌肉

根据髋部和骨盆浅层肌肉位置及功能将其分为以下象限（图6-25）。

（1）屈肌群——前侧。

（2）内收肌群——内侧。

（3）外展肌群——外侧。

（4）伸肌群——后侧。

屈肌群

髂腰肌 髂腰肌是主要屈髋肌，因位于其他肌肉及筋膜深层而不能触及。腰大肌筋膜位于髂腰肌深面，筋膜炎症引起的腰大肌挛缩可致腹股沟区疼痛（图6-26）（髋骨性关节炎易引起腰大肌腱筋膜炎）。髂腰肌挛缩也可导致髋屈曲畸形。

缝匠肌 缝匠肌呈长带状，经大腿前面斜向内下（图6-16）。

股直肌 股直肌跨越髋关节和膝关节，是屈髋伸膝肌肉（图6-27）。它是股四头肌中唯一一块同时跨越两个关节的肌肉。股直肌有两个起点，直接头和间接头。肌肉走行于缝匠肌和阔筋膜张肌之间的凹陷处，两头均不可触及。股直肌两个头均可自附着点处撕脱，触诊时有压痛。起自髂前下棘的直接头更易在剧烈运动中断裂。

虽然股直肌很难与股四头肌的其他肌肉区分，如出现明显的肌腹缺如或中断，可直接触及。股四头肌其他3块肌肉——股外侧肌、股内侧肌和股中间肌将在膝部章中讨论，见第186页。

内收肌群

内收肌群由5块肌肉组成：①股薄肌；②耻骨肌；③长收肌；④短收肌；⑤大收肌。

其中长收肌最表浅，是唯一可触及的肌肉（图6-17）。

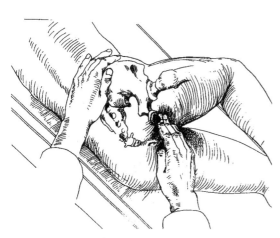

图6-23 坐骨滑囊炎容易与坐骨神经痛混淆，注意区分并精准定位疼痛区域

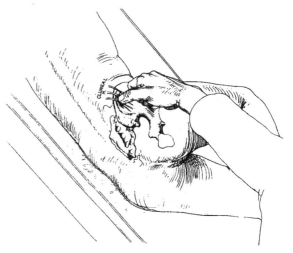

图6-24 在臀神经越过髂嵴处进行触诊

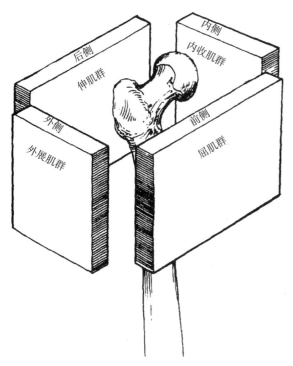

图 6-25　髋部和骨盆浅层肌肉根据位置及功能的分区

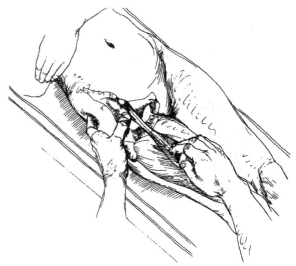

图 6-27　股直肌触诊；股直肌起点有两个头

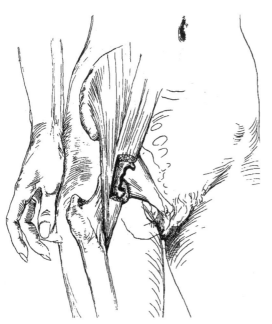

图 6-26　筋膜炎时，髂腰肌痉挛可引起腹股沟区疼痛

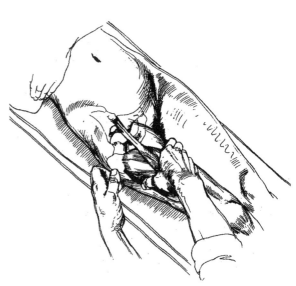

图 6-28　股四头肌触诊

外展肌群

外展肌群主要由臀中肌、臀小肌组成。臀小肌位于臀中肌深面,不易触及。

臀中肌　臀中肌是髋关节的主要外展肌。当患者侧卧位并将上侧腿略外展时,臀中肌易于触诊。该体位使肌肉凸出明显(图6-51)。紧贴髂嵴下方触诊臀中肌起点,注意拉伤和缺损导致的疼痛。

在大转子前外侧止点处可触及臀中肌肌腹。臀中肌薄弱可致"臀中肌倾斜"(详见步态章)。

伸肌群

伸肌群由臀大肌和股后肌群组成。

臀大肌　臀大肌宽厚,肌纤维粗,是髋部主要的伸肌。该肌起止点难以触及。其走行可以通过骨性标志来描述:尾骨与坐骨结节间的连线为臀大肌下界;髂后上棘和大转子稍上方连线为臀大肌上界;第三条线是髂后上棘和尾骨间连线。三条线共同构成臀大肌轮廓(图6-29)。

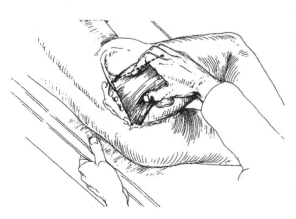

图6-29　臀大肌起点

俯卧位时两侧臀部靠拢,臀大肌最易触及。俯卧位屈膝伸髋时该肌也变得明显(图6-50)。

同时触诊两侧臀大肌,比较其张力、大小、形状和质地。

股后肌群　股后肌群由外侧的股二头肌和内侧的半膜肌、半腱肌组成(触诊详见膝部章,图7-35,图7-39,图7-54)。

股后肌群起止点均可触及。触诊它们位于坐骨的共同起点时,嘱患者侧卧,双膝贴近胸部,双侧触诊,以便比较肌肉大小和形状是否对称一致。

坐骨滑囊炎或股后直接严重创伤可引起压痛。而广泛压痛或痉挛则可能由过度运动(肌肉拉伤)引起。此外,股后肌群痉挛还可由下腰椎椎间盘脱出或腰椎滑脱引起。

活动范围

主动活动范围检查

以下试验能快速判断髋关节是否存在活动受限。

外展　患者站立,双腿尽可能向外展开。每条腿外展至少45°。

内收　嘱患者外展的腿内收,先右腿在前,然后左腿在前。内收至少20°。

屈曲嘱患者保持腰部直立,尽可能将膝部向胸前靠近。正常可将膝部接近胸前(屈髋约135°)。

屈曲和内收　嘱患者坐直,一侧大腿置于对侧大腿上。

屈曲、外展、外旋　然后嘱患者站立,将足底置于对侧膝部。

伸　嘱患者双臂交叉于胸前,保持背部直立,自椅子上站起。

旋内和旋外　无特定的快速试验可用来测量股骨的旋转范围;但其功能在之前的试验中已充分测试。

被动活动范围检查

有时患者可用骨盆及腰椎的活动代偿髋关节活动。为准确评估髋部活动范围,防止骨盆和腰椎的运动影响检查,须固定骨盆。

屈曲(托马斯试验)——120°　虽然托马斯试验是检查髋关节屈曲痉挛的特殊试验,但也可用于评估髋关节屈曲度。

患者仰卧,使骨盆与躯干处在同一水平,两侧髂前上棘连线与身体纵轴垂直。将手置于患者腰椎下方以固定骨盆,抬腿屈髋。注意手置于患者腰部背侧,感觉腰椎前凸变平时,固定骨盆,尽力屈髋,此时的屈髋动作仅由髋关节完成。(图6-30,图6-31)。正常屈曲范围可使大腿前侧抵住腹壁,几乎贴近胸壁(图6-32)。用同样方法检查对侧髋部。然后嘱患者将一条腿抱于胸前,将另一条腿放下,直到与床面相平。如果患者不能充分伸髋,则提示其髋关节可能存在固定的屈曲挛缩(图6-33)。腿部放下过程中,患者前倾或挺胸弓腰,也提示其髋关节屈曲挛缩,因为挺胸弓腰是挛缩髋部下降的代偿动作。立于患者侧方,当其最大程度伸髋时,可以通过观察腿与床面的角度来初步评估髋关节屈曲挛缩的程度(图6-34)。

伸——30°　患者俯卧,检查者手臂置于髂嵴和下腰椎以固定骨盆,使其伸髋时不动。嘱患者缓慢屈膝放松股伸肌群,使患者不能主动伸髋。同时另一只手置于大腿下方,然后向上抬腿(图6-35)。患者不能伸髋常因屈曲挛缩所致。对侧重复该试验,比较两侧髋关节活动范围。

外展——45°~50°　患者仰卧,双腿中立位,检查者一侧手臂越过腹壁置于其对侧髂前上棘固定骨盆。握住患者踝关节,轻柔外展腿部至最大程度(图6-36)。此时可感觉到患者骨盆开始移动。腿保持最大外展位,同样方式检查另一只腿,很容易比较双侧髋部外展角度。

充分外展时,可通过记录腿外展角度和两内踝间距离来精确测量髋关节外展角度(图6-38)。与内收相比,病变更易使外展受限。

内收——20°~30°　患者仰卧位,固定骨盆,握住一侧踝部,使腿跨过身体中线及对侧肢体。髋内收达最大程度时可感觉到骨盆开始移动。测量一侧髋关节内收的角度,对侧重复此过程(图6-37)。注意,大腿肥胖会影响髋内收角度检查。

内旋——35°,外旋——45°　分别在髋关节屈和伸时检查股骨旋转度非常重要,因为某一体位旋转正常,另一体位也可能受限。伸髋时检查股骨旋转更重要,因为伸髋对行走非常重要。

患者仰卧位,两腿伸展。检查者立于患者足端,握住其踝上方,下肢内外旋,以髌骨近端为参照,评估旋转度(图6-39,图6-40)。

替代检查方法 患者仰卧位,腿悬置于床缘,屈膝。检查者固定患者大腿以防止股骨因牵拉而摆动,然后握住患者胫骨下端,以胫骨、腓骨为杠杆,整个肢体内旋或外旋。此体位下,胫骨是放大细微旋转差异

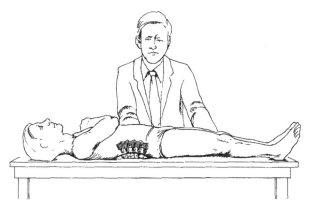

图6-30 髋部屈曲挛缩的托马斯试验

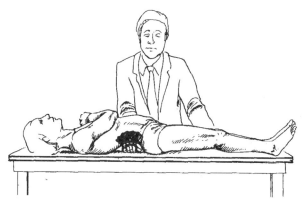

图6-33 屈曲挛缩的特点是弓起胸椎才能伸直下肢

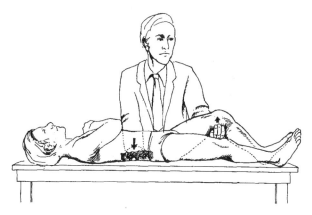

图6-31 屈髋、骨盆固定、腰椎前凸变平时,进一步屈髋运动仅源于髋关节

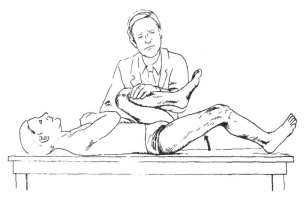

图6-34 通过测量检查床与患者大腿之间的角度来确定髋关节屈曲挛缩程度

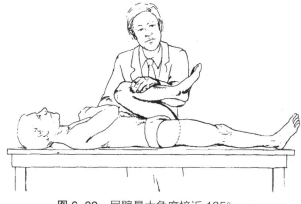

图6-32 屈髋最大角度接近135°

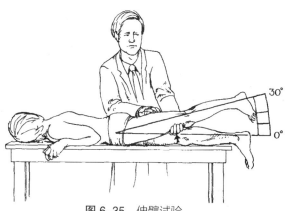

图6-35 伸髋试验

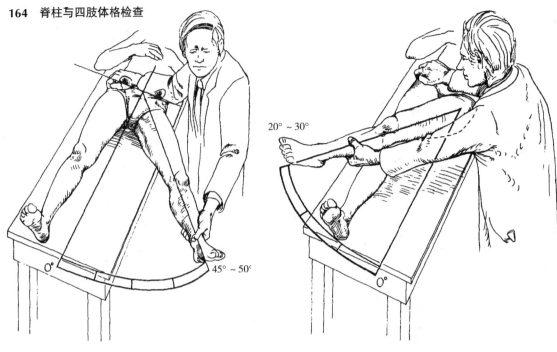

图 6-36 正常髋外展为 45°~50°　　　　图 6-37 正常髋内收为 20°~30°

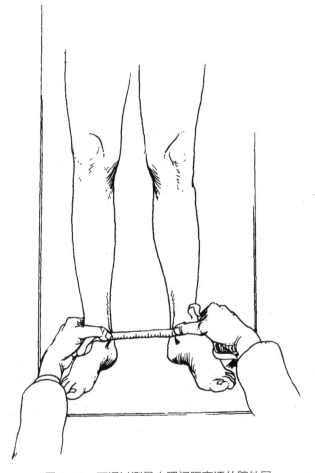

图 6-38 可通过测量内踝间距离评估髋外展

的重要参照，对侧肢体重复此过程并予以比较。

有时，髋关节伸直位和屈曲位的旋转范围不同。测试髋屈曲位旋转度时，患者坐在床缘，使髋关节与膝关节均屈曲90°。固定股骨使之不左右摆动。然后像之前试验一样（图6-41），以胫骨、腓骨为杠杆，握住胫骨下端内旋或外旋大腿。

股骨颈前倾或后倾可导致髋关节内旋或外旋过度。正常股骨颈与股骨干和股骨髁长轴成15°前倾角（图6-42，图6-43）。前倾角增大（过度前倾）导致内旋增加。足内旋（内八字）患者股骨前倾角增大。相反，前倾减小（后倾）会引起股骨外旋增加。足外旋（外八字）会导致过度后倾。通常婴幼儿前倾角比成年人大（图6-44~图6-48）。同样，青春期生长发育快，青少年患者由于股骨头骨骺滑脱（股骨上端骨骺向后下方滑脱），可导致股骨颈后倾，内旋减少，外旋增加。

髋骨性关节炎使髋关节各方位活动受限，但主要影响内旋和外展。

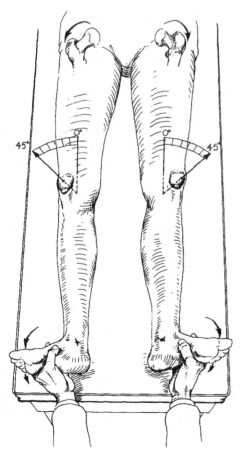

图6-39　正常外旋为45°

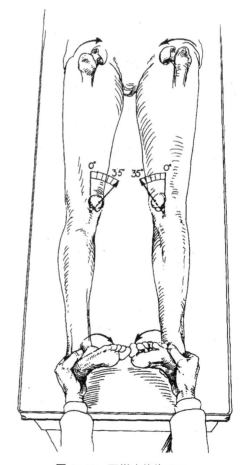

图6-40　正常内旋为35°

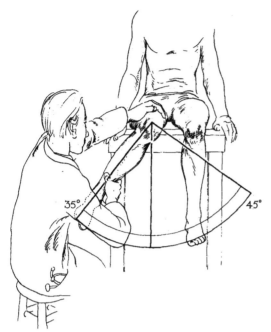

图 6-41　屈曲位测试股骨内外旋

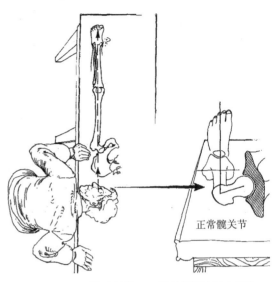

图 6-43　正常髋关节及下肢的解剖（轴向观）

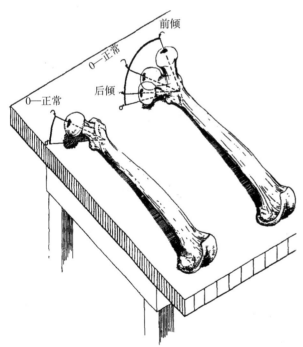

图 6-42　左：正常股骨颈的前倾角；
右：股骨颈前倾和后倾

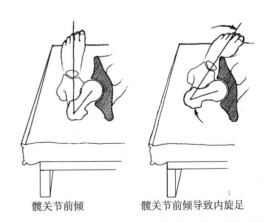

髋关节前倾　　　　髋关节前倾导致内旋足

图 6-44　股骨颈过度前倾可导致内旋（内八字）步态

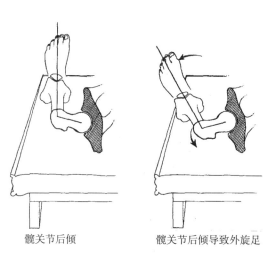

髋关节后倾　　　　髋关节后倾导致外旋足

图 6-45　股骨颈后倾可引起外旋（外八字）步态

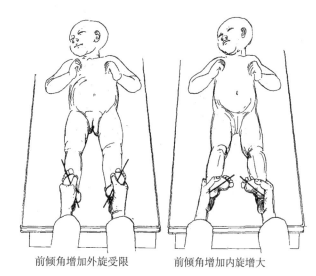

前倾角增加外旋受限　　　前倾角增加内旋增大

图 6-47　婴幼儿股骨颈过度前倾比成人常见

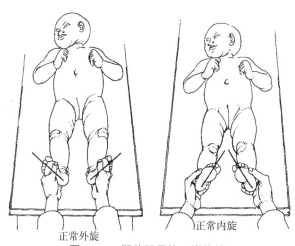

正常外旋　　　　　正常内旋

图 6-46　婴儿股骨的正常旋转

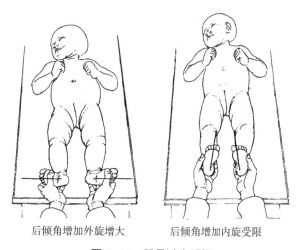

后倾角增加外旋增大　　　后倾角增加内旋受限

图 6-48　股骨过度后倾

神经检查

髋部神经检查分为两部分：①肌肉检查；②感觉检查。

肌肉检查

根据功能群检查肌肉：屈肌群、伸肌群、内收肌群和外展肌群。这些检查有重要临床意义，因为不同功能群肌肉的外周神经支配和脊髓平面不同，在很多情况下，可通过检查肌力来部分地评估脊髓神经支配的完整性。

屈肌群

主要屈肌

髂腰肌：股神经，L1、L2、L3。

次要屈肌

股直肌

检查髂腰肌时，患者坐于床缘，双腿自然下垂。检查者一只手置于患者髂嵴固定骨盆，然后嘱患者抬腿。另一只手置于大腿远端施加阻力，嘱患者尽力抬腿（图6-49）。

直至患者能克服的最大阻力，重复此过程，检查对侧髂腰肌，比较两侧肌力。膝部手术、髂腰肌内脓肿形成（肺结核杆菌或葡萄球菌感染）均可导致髂腰肌无力。根据肌力分级表记录结果（表6-1）。

表6-1 肌力分级表

肌肉等级	描述
5——正常	活动范围正常，抗重力及全部阻力
4——好	活动范围正常，抗重力及部分阻力
3——一般	活动范围正常，抗重力但不能抗阻力
2——差	活动范围正常，抗部分阻力
1——轻微	有肌肉收缩，无关节运动
0——无	无肌肉收缩

伸肌群

主要伸肌

臀大肌：臀下神经，S1。

次要伸肌

股后肌群

检查臀大肌时，患者俯卧位，屈膝放松股后肌群，防止其在最大程度伸髋时对臀大肌的协同作用。检查者前臂置于髂嵴处以固定骨盆，嘱患者抬腿，另一只手置于患者膝关节后上方施加阻力，对抗肢体运动。触诊时检查臀大肌肌力（图6-50）。检查对侧，比较结果。

股后肌群肌力检查详见膝部章。

外展肌群

主要外展肌

臀中肌：臀上神经，L5。

次要外展肌

臀小肌

检查时，患者侧卧位。手置于髂嵴与髂结节以固定骨盆。然后嘱患者腿部外展，检查者在大腿外侧施加阻力，同时触诊臀中肌（图6-51）。

替代检查法 患者仰卧位，双腿外展约20°，手置于双膝外侧施加阻力，嘱患者对抗阻力并尽量外展。以此方式可同时比较两侧髋关节外展肌群的力量（图6-52）。

内收肌群

主要内收肌

长收肌：闭孔神经，L2、L3、L4。

次要内收肌

（1）短收肌。

（2）大收肌。

（3）耻骨肌。

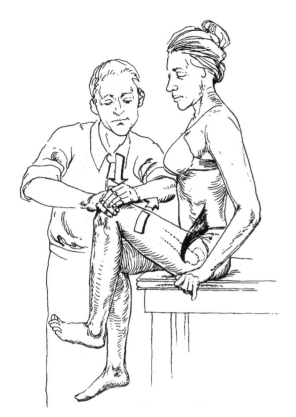

图 6-49　髂腰肌屈肌检查

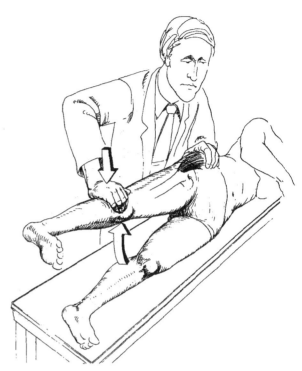

图 6-51　肌肉外展试验

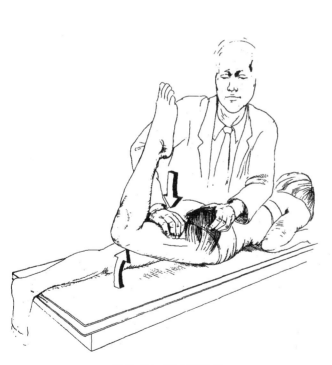

图 6-50　臀大肌检查

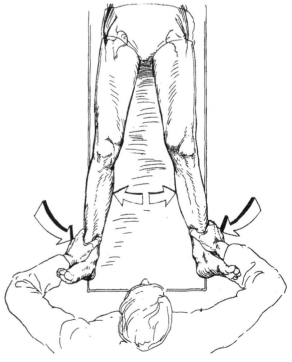

图 6-52　替代法测试外展肌力（臀中肌）

（4）股薄肌。

患者侧卧位，腿部外展。检查者将手置于患者膝关节内侧，在患者内收大腿时给予向外的阻力。直至患者能克服的最大阻力，检查对侧并进行双侧比较。

替代检查方法 患者取坐位或仰卧位，下肢内收。同时向患者两侧膝关节施加外推力，并嘱患者大腿内收，该检查能直接比较两侧大腿内收肌群的肌力（图6-53）。

感觉检查

支配髋部、骨盆、大腿的神经起自下胸段、腰段及骶段脊髓。特定神经支配的区域位于皮肤相应部位，通常定义为节段或皮节。前腹壁感觉支配大致呈斜带状分布：脐的大致区域对应T10平面，腹股沟韧带上方的斜行带状区域对应T12平面，两区域之间为T11平面。L1感觉分布区位于大腿近端前侧，紧邻腹股沟韧带的下缘并与之平行。膝关节上面斜行带状区受L3神经支配，L1和L3间大腿中段区域受L2神经支配（图6-54）。

臀神经走行于髂嵴后侧（L1、L2、L3的主要后支）并支配以下区域感觉：①髂嵴上方；②髂后上棘和髂结节之间区域；③臀部上方（图6-24）。股后皮神经（S2）支配大腿后纵行区域感觉，自臀纹延伸到腘窝。股外侧皮神经（S3）支配大腿外侧大片椭圆形区域的感觉（图6-54）。

肛周皮肤神经皮节呈同心圆状排列，接受来自S2（外环）、S3和S4（内环）的神经支配（图6-55）。

特殊检查

特伦德伦堡（Trendelenburg）试验

该试验用于评估臀中肌肌力。检查者立于患者后，观察髂后上棘凹陷。正常情况下，当患者双下肢负重时，两侧凹陷在同一水平。然后嘱患者单腿站立。单腿站立，腿部离地时承重侧臀中肌收缩，同时非承重侧骨盆提升。此提升表明承重侧臀中肌功能正常，特伦德伦堡征阴性（图6-56）。如单腿站立，抬腿时一侧骨盆保持原位或下降，说明承重侧臀中肌肌力减退或功能丧失，特伦德伦堡征阳性（图6-56）。

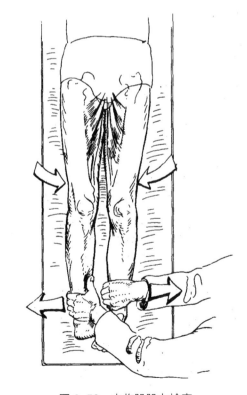

图6-53 内收肌肌力检查

行走时，臀中肌如一个拉杆，防止非承重侧骨盆倾斜及不稳。如果臀中肌肌力减退，会出现典型的特伦德伦堡征，即为代偿骨盆下降而导致的臀中肌倾斜（见步态章）。

多种情况可致臀中肌无力。任何使臀中肌起点向止点靠近的病变，如髋内翻、股骨大转子骨折、股骨头骨骺滑脱均可导致肌力减退。另外，先天性髋关节脱位不仅使肌肉的起点向止点靠近，还可影响周围肌肉的正常功能和解剖。再者，神经系统病变，包括脊髓灰质炎、脊髓脊膜膨出和脊髓的根性损伤，均可导致臀中肌失神经支配。

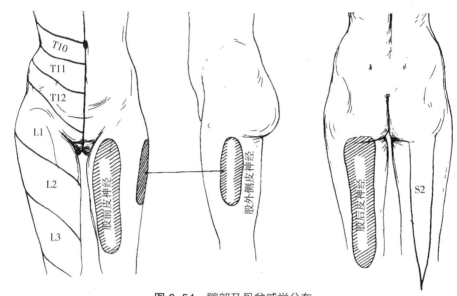

图 6-54　髋部及骨盆感觉分布

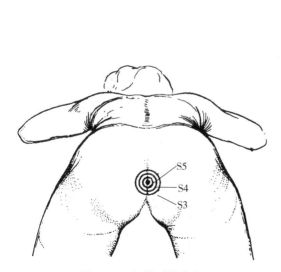

图 6-55　肛周感觉分布

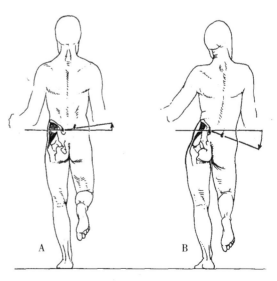

图 6-56　特伦德伦堡（Trendelenburg）试验。
A. 阴性；B. 阳性

腿长差异试验

若在检查中，怀疑患者两腿长度不一致，以下检查可区分真性腿长差异和假性腿长差异。

真性腿长差异 为测量患者真实腿长，首先将患者双腿放在可精确比较的位置，并测量从髂前上棘到内踝尖的距离（从一个固定的骨性标志到另一个骨性标志）（图6-57）。卷尺直接按压在棘上，易发生滑动，因此从髂前上棘下方的小凹陷处开始测量。一侧肢体较另一侧短缩时，这些测量点间的距离不相等（图6-58）。

为立即确定差异部位（是在胫骨还是在股骨），嘱患者仰卧位，屈膝90°，足底平放于床面。如一侧膝关节比对侧高，则说明该侧胫骨长（图6-59A）。如果一侧膝关节明显向前突出，则说明该侧股骨更长（图6-59B）。脊髓灰质炎或童年期穿过骺板的骨折可致真性下肢短缩。

假性腿长差异 假性腿长差异不存在真正骨性不等长，进行该检查前须确定不存在肢体真性不等长。假性不等长可源于骨盆倾斜、髋关节内收或屈曲畸形。患者站立检查时，两侧髂前上棘和髂后上棘不在同一平面，提示骨盆倾斜。

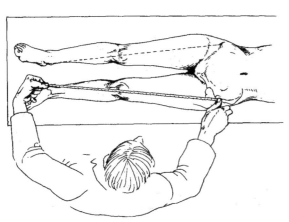

图6-57 测量两个骨性标志点间的距离以确定真性腿长

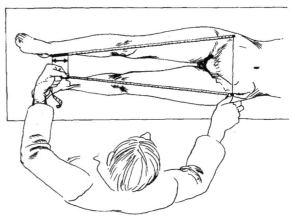

图6-58 真性腿长差异

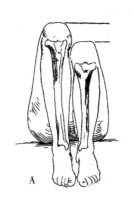
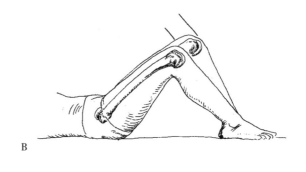

图6-59 A.胫骨腿长差异。B.股骨腿长差异

患者仰卧，双腿尽量置于中立位，测量从脐或剑突到双侧内踝尖的距离（从一个不固定的测定点到一固定的骨性测量点）（图6-60）。尤其是在真性测量等长情况下（图6-62），距离不等表明是假性不等长（图6-61）。

奥伯（Ober）试验（髂胫束紧张试验）

侧卧位患肢在上，屈膝90°，腿部尽量外展，保持髋关节中立位，放松髂胫束

（图6-63）。然后放松外展的腿。如果髂胫束正常，外展的腿会自然落回内收位置（图6-64）。但如果是阔筋膜或髂胫束紧张，外展的腿放松时将保持外展姿势（图6-65）。这种持续的外展（奥伯试验阳性）可能由脊髓灰质炎或脊髓脊膜膨出引起。

托马斯（Thomas）试验（屈曲挛缩试验）

在检查正常髋屈曲活动范围试验中已经阐述了托马斯试验，详见第162页。

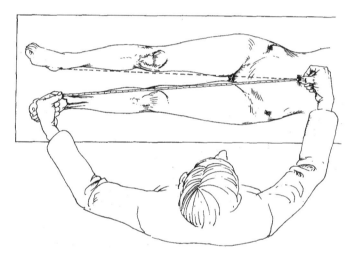

图6-60　测量一个非固定点到一个固定骨性测量点的距离以确定假性腿长不等

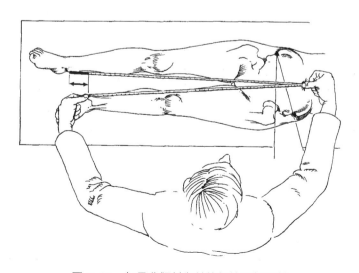

图6-61　与骨盆倾斜有关的假性腿长不等

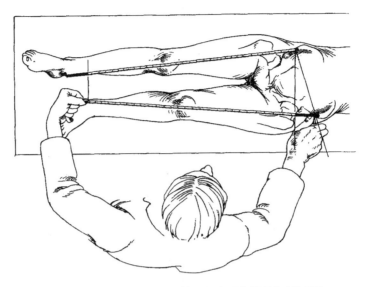

图 6-62　真性腿长测量相等，但表现为假性腿长不等

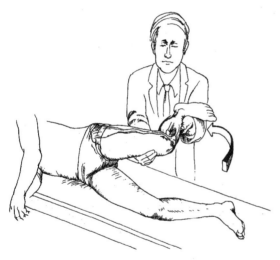

图 6-63　奥伯（Ober）试验：检查阔筋膜紧张

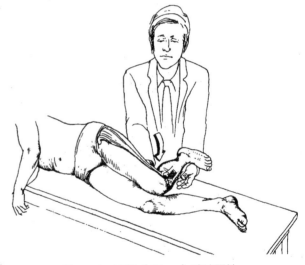

图 6-64　奥伯（Ober）试验阴性

先天性髋关节脱位试验

欧特拉尼（Ortolani）弹响征　先天性髋关节脱位患者在髋关节屈曲、外展或外旋时，股骨头会自髋臼缘滑出，肢体短缩，发出"咔嗒"音或弹响，股骨头滑进或滑出髋臼时均可闻及"咔嗒"音。此类患侧髋外展也会受限（图 6-66，图 6-67）。

套叠试验　先天性髋关节脱位可以通过股骨相对骨盆推拉运动来诊断。一只手在膝关节平面牵拉股骨，另一只手固定盆部，拇指置于大转子处。当牵拉股骨时，可感觉股骨向远端移动，放松时股骨回到原位。大转子这种异常的往复运动称为套叠试验阳性，提示先天性髋关节脱位（图 6-68）。

内收挛缩试验 患者屈髋90°，然后双腿同时外展。正常情况下双腿可外展90°。但先天性髋关节脱位患者外展角度小于20°。单侧先天性髋关节脱位婴幼儿，可观察到两侧髋关节外展活动范围不同（图6-67）。

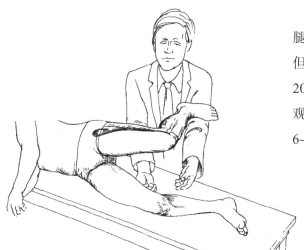
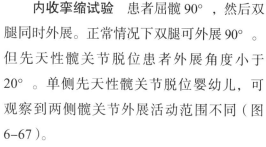

图6-65 奥伯（Ober）试验阳性

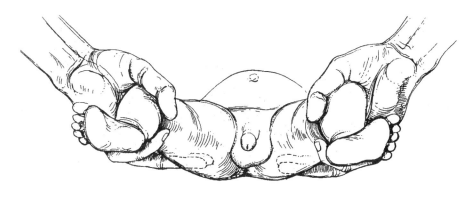

图6-66 新生儿双髋部可以同等地屈曲、外展、外旋，且不会发出"咔嗒"音

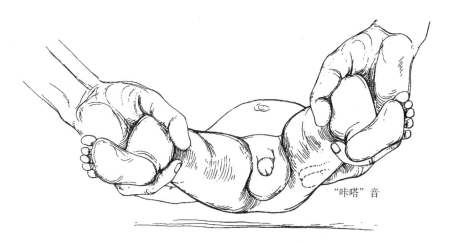

"咔嗒"音

图6-67 先天性髋关节脱位可通过欧特拉尼（Ortolani）弹响征诊断。患髋不能像对侧那样充分外展，且发出"咔嗒"音

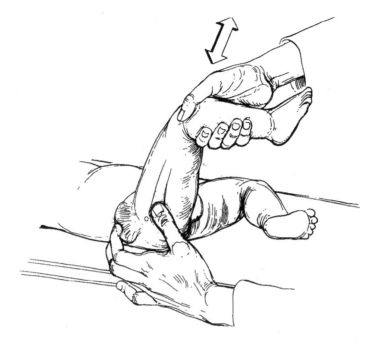

图 6-68　股骨套叠试验有助于诊断先天性髋关节脱位

相关区域检查

大多数情况下，原发性髋关节疼痛表现为腹股沟区疼痛。髋关节后侧疼痛通常源于腰椎，然后沿坐骨神经传导。有时，膝关节病变也可牵涉至髋关节（图 6-69）。

直肠检查

这是盆部检查的重要部分，是直接触诊尾椎和骶尾关节的最好方法。检查时，患者侧卧位。首先，检查肛门的外形，括约肌松弛的肛门外表平滑，皮肤和肌肉没有明显褶皱（肛门松弛）。戴上手套并润滑示指。首先检查患者肛门浅反射是否存在（S2、S3、S4）。然后，嘱患者做排便动作以放松肛门括约肌，在患者无明显不适的情况下进行直

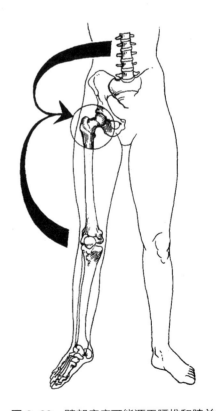

图 6-69　髋部疼痛可能源于腰椎和膝关节

肠内触诊。触诊时，肛门内部轮廓光滑，可感受到手指被深部括约肌夹紧（肛门深反射，S5）。S5 损伤将导致肛门深反射消失。

尽量将手指深入直肠，然后旋转手指按压尾椎。用拇指在直肠外触诊尾椎，示指位于直肠内对应点，晃动骶尾关节（图6-70）。注意是否存在压痛（尾骨痛）。

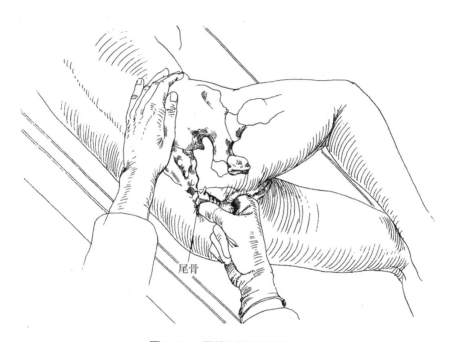

尾骨

图 6-70　尾椎和骶尾关节触诊

（张爱枚　段余钡　夏稳伸　裴　斌　译）

第七章

膝部体格检查

膝关节是人体最大的关节。它是屈成（改良的铰链）关节，活动范围很大。像肘关节一样，膝关节最大的活动范围是屈曲。

膝关节最易受创伤影响，因为它位于两杠杆臂（胫骨和股骨）的连接端，承受压力最大。此外，膝关节缺乏脂肪或肌肉保护，解剖学上较暴露，容易受伤。

膝关节骨骼轮廓明显易于触摸，与其他关节相比诊断容易。

视诊

患者步入诊室，其步态应流畅而有节奏。如第 5 章所述，膝关节在迈步期屈曲；股四头肌收缩引起下肢活动加速。到迈步中期，股后肌群收缩使腿部减速，为足跟着地做准备。着地时膝关节完全伸直，在其他活动各阶段保持屈曲。

分析完步态，嘱患者脱去腰部以下衣物（保留内衣）。脱衣时，仔细观察患者屈膝脱去鞋袜的动作，并记录患者因为要代偿膝关节疼痛或僵硬而出现的异常动作。

膝关节肿胀分为局限性（囊性的）和弥漫性（关节内的）两种类型。囊性肿胀常见于髌骨（髌前滑囊炎）或胫骨结节（髌骨下滑囊炎）。有时囊性肿胀可见于腘窝（腘窝囊肿）或胫骨结节内侧（鹅足滑囊炎）。

关节内出血刺激滑膜（滑膜炎），导致滑液分泌或滑膜增厚，致广泛肿胀而影响整个膝关节。弥漫性肿胀部分或完全掩盖了膝关节正常轮廓；通常肿胀时膝关节轻度屈曲，因为屈膝比伸直时容积更大。

观察膝关节肌肉轮廓的对称性，检查是否存在肌肉萎缩，特别是肌肉附着处。尤其注意股内侧肌，膝关节术后常继发萎缩。

检查膝关节前部时，患者直立，膝关节完全伸直；两侧髌骨应对称且处于同一水平。通常，胫骨与股骨轻微外翻成角（图 7-1）。（"外翻"是相对关节的远端骨而言，这里是指胫骨。记住外翻是外侧，将单词外侧 lateral 中"L"与外翻 valgus 的"L"联系在一起，便于记忆。）外翻角在女性中更明显。过度外翻（X 形腿）或内翻（O 形腿）是两种常见膝关节畸形（图 7-2）。

侧面观，注意患者站立时膝关节应完全伸直。膝微屈不能按要求伸直则提示存在病变，特别是发生单侧屈膝时。如果是双侧，轻度过伸也属正常。膝过伸在女性和韧带松弛（膝反屈）者中发生率较高（图 7-2）。

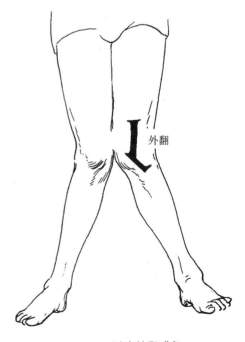

图 7-1 过度外翻成角

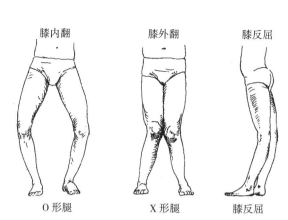

膝内翻　　　膝外翻　　　膝反屈

O形腿　　　X形腿　　　膝反屈

图 7-2　膝关节畸形常见类型

骨骼触诊

检查前，嘱患者坐在床缘。检查者坐于患者对面，更易于触诊膝关节。这样，检查者可以用腿固定患者腿，空出双手进行检查。卧位检查时患者应仰卧并屈膝 90°。

伸膝时一些轮廓会完全消失，所以屈曲位更易于触诊，屈膝时皮肤紧贴在骨骼上，骨性标志更明显。此外，屈膝时关节周围的肌肉、肌腱及韧带转为松弛、不负重状态，更容易触诊骨性凸起和关节边缘。

内侧面

为便于触诊，将手置于患者膝部，手指弯曲置于腘窝；拇指置于膝前并压在髌下腱一侧软组织凹陷处（图 7-3，图 7-4）。软组织凹陷是膝关节内侧面触诊的重要参照点。按压时，可准确触摸到股骨和胫骨之间的关节间隙。

内侧胫骨平台　检查者将拇指按入软组织凹陷，直至可以感觉到内侧胫骨平台尖锐

的上缘（图 7-5）。从不参与关节构成的平台上缘向后可触及胫骨平台和股骨髁接合部，向前可触及髌下腱。平台本身是内侧半月板的附着点（图 7-6）。

胫骨结节　沿髌下腱向远端触诊至胫骨结节的止点（图 7-7，图 7-8）。胫骨上段皮下部紧邻结节内侧。鹅足肌腱止点及鹅足囊位于胫骨平台展开部下方（图 7-9），这具有重要临床意义。

股骨内侧髁　拇指继续向上触诊，可触及股骨内侧髁（图 7-10），其紧邻髌骨内侧的部分可被触及。屈膝超过 90° 时才可触及大部分股骨髁。有时，能感到软骨表面的缺损，这继发于骨软骨碎片或骨关节炎。沿股骨内侧髁锐利的内侧缘，近端可在髌骨上方，远端在胫骨和股骨的接合部可触及股骨髁（图 7-11）。膝骨关节炎患者常可触及小赘生物（骨赘）。

内收肌结节　返回到股骨内侧髁内侧面（图 7-12），进一步向后触诊，在股内侧肌和腘绳肌之间自然凹陷处远端可找到内收肌结节（图 7-13，图 7-14）。

外侧面

髌下腱外侧的软组织凹陷是外侧骨性突起的触诊定位点（图 7-15）。

外侧胫骨平台　检查者拇指按压软组织凹陷，直到触及外侧胫骨平台上缘（图 7-16）。沿其锐利边缘（外侧关节缘）触诊到胫骨和股骨接合部。

外侧结节　外侧结节是紧贴外侧胫骨平台下方较大的骨性突起（图 7-17）。触诊

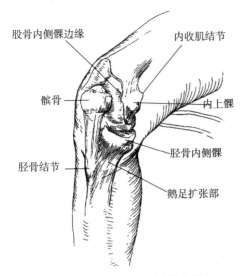

图 7-3　膝关节解剖（前内侧）

股骨内侧髁边缘
内收肌结节
髌骨
内上髁
胫骨内侧髁
胫骨结节
鹅足扩张部

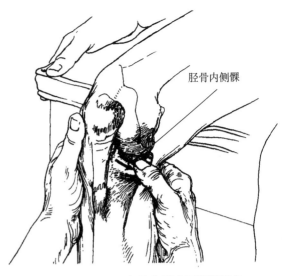

图 7-6　胫骨平台是内侧半月板附着点

胫骨内侧髁

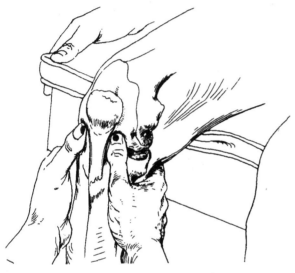

图 7-4　膝关节触诊定位点

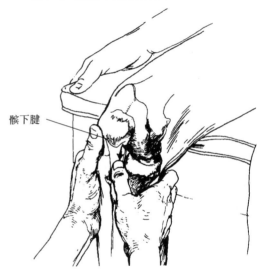

图 7-7　沿止点方向触诊髌下腱

髌下腱

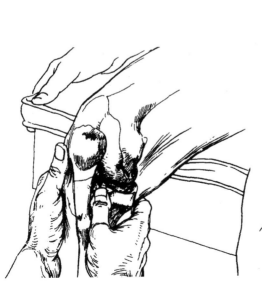

图 7-5　内侧胫骨平台

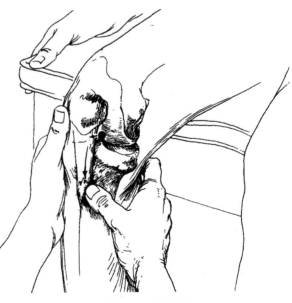

图 7-8　胫骨结节

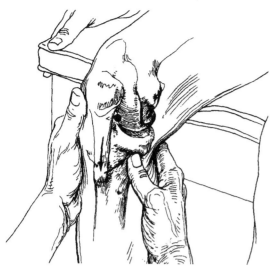

图 7-9 内侧胫骨平台伸展部。此处有鹅足肌腱止点与鹅足囊

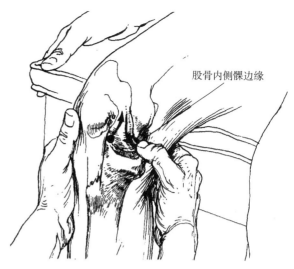

图 7-11 股骨内侧髁可向远端触诊至股骨与胫骨接合部

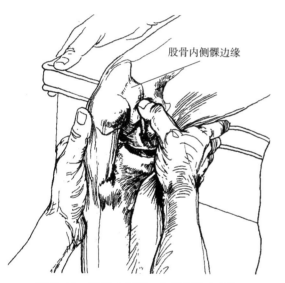

图 7-10 股骨内侧髁，有锐利的内侧缘

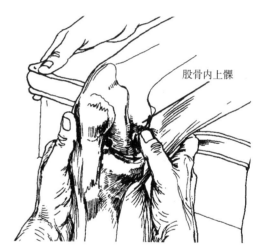

图 7-12 股骨内侧髁内侧面，内上髁

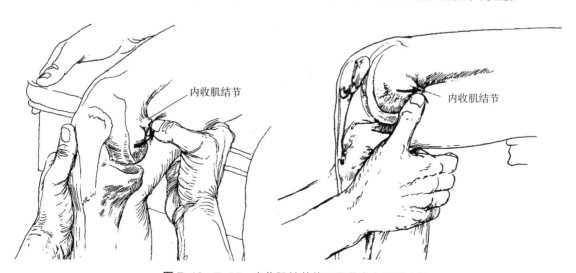

图 7-13，7-14 内收肌结节位于股骨内上髁后内侧

髌下腱和胫骨结节时可触及外侧结节（图 7-18，图 7-19）。

股骨外侧髁 检查者将拇指放回到软组织凹陷处并向外上方移动，可触及股骨外侧髁锐利边缘（图 7-20）。沿其光滑表面触诊，直至胫骨与股骨接合处（图 7-21）。由于其大部分被髌骨遮盖，股骨外侧髁可触诊的部分比股骨内侧髁少。然而，屈膝超过 90° 时，可触及更多髁的关节面。

股骨外上髁 股骨外上髁位于股骨外侧

髁外侧（图 7-22）。

腓骨头 检查者拇指自股骨外上髁向后下方移动触诊越过关节间隙。腓骨头位于胫骨结节大致相同水平（图 7-23）。

股骨滑车沟和髌骨 滑车沟是髌骨滑行的轨道，被关节软骨覆盖，但不与胫骨相关节。

拇指置于膝内外侧关节间隙，沿两侧股骨髁向上移至髌骨最高点（图 7-24）。接着，在髌骨上方，向中线方向触诊至滑车沟凹陷（图 7-25）。

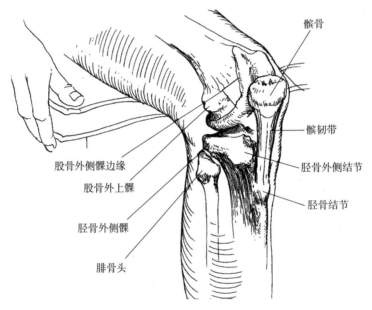

图 7-15 膝关节解剖（前外侧）

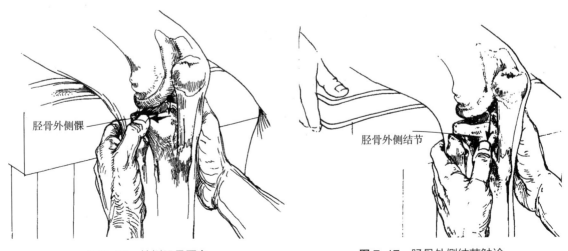

图 7-16 外侧胫骨平台　　　　　　图 7-17 胫骨外侧结节触诊

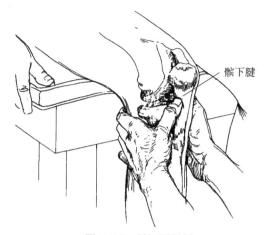

图 7-18　髌下腱触诊

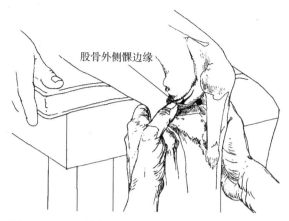

图 7-21　股骨外侧髁可向远端触诊至胫骨 / 股骨接合部

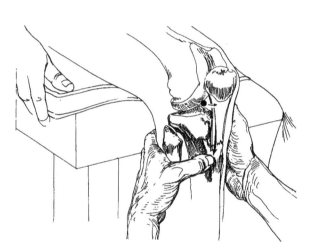

图 7-19　髌下腱和胫骨结节触诊

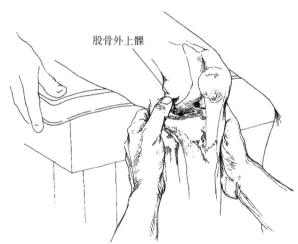

图 7-22　股骨外上髁

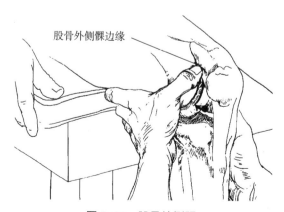

图 7-20　股骨外侧髁

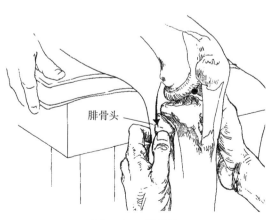

图 7-23　腓骨头

屈膝时髌骨固定在股骨滑车沟中，伸直时移动。因此，当膝关节伸直时，髌骨下表面的内侧和外侧部更易触诊（图7-26）。注意髌骨向内侧推比向外侧推容易。有时，可触摸到髌骨下软骨缺损或继发于骨关节炎的粗糙边缘。

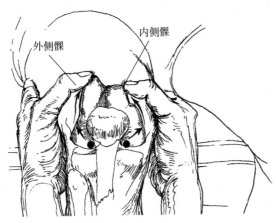

图 7-24　触诊滑车内外侧壁。注意外侧壁更高

软组织触诊

软组织触诊分为四个临床区域：①前面；②内侧面；③外侧面；④后面。

触诊时，嘱患者坐在检查凳边缘，屈膝90°。检查者坐在患者对面。

I 区——前面

股四头肌群　股四头肌群共同止于髌骨内上侧边缘。其肌腱越过髌骨形成髌下腱，止于胫骨结节。股四头肌群的股内侧肌和股外侧肌在膝关节内、外侧形成明显的凸起，易于触诊。等长收缩时更加突出。注意：内侧肌比外侧肌长。其他股四头肌被筋膜包裹，难以触诊，一般将它们作为一个整体进行评估。同时触诊两侧大腿，认真比较股四头肌群的对称性，注意有无缺损，如断裂或

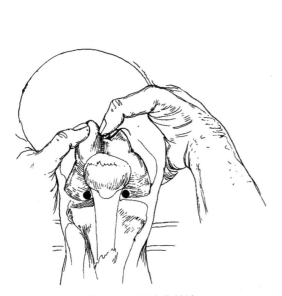

图 7-25　滑车沟触诊

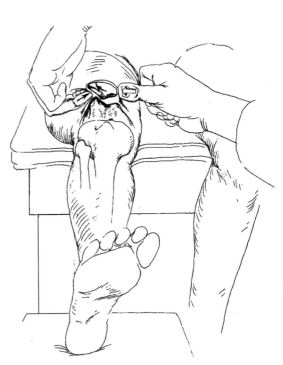

图 7-26　膝关节伸直利于髌骨下表面触诊

撕裂。缺损最常见于股直肌远端或最靠近髌骨的股中间肌（图 7-27），表现为横向缺损，比正常坚韧的股四头肌感觉更柔软。寻找萎缩的症状，特别是在股内侧肌，萎缩常继发于膝关节积液和手术后。评估股四头肌萎缩，以胫骨平台边缘作为固定参照点，在膝关节上方约 3 英寸（约 7.5cm）处测量两侧大腿周径。任何周长的差异都有意义（图 7-28）。

髌下腱 髌下腱起于髌骨下缘，止于胫骨结节，全长可触及。年轻人髌下腱止点处常存在压痛（奥施综合征，Osgood-Schlatter's syndrome）（图 7-29）。髌下脂肪垫紧贴于髌下腱后面，平关节间隙，此处压痛可能是脂肪垫肥大或挫伤的表现。当髌下腱止点处撕脱时，它不再坚韧；相反，会出现明显的缺损，同时在胫骨结节处出现剧烈

压痛。

因为滑囊炎是一种常见的膝关节疾病，检查者应熟知本区域具有重要临床意义的滑囊位置（图 7-30）。大部分滑囊位于膝部前方。

浅表髌下囊 浅表髌下囊位于髌下腱前面，久跪可致其炎症。

髌前囊 髌前囊位于髌骨前部。其炎症是由于久跪和身体前倾（女仆膝）所致。注意，腿伸直时，和肘部鹰嘴上的皮肤一样，髌骨上的皮肤能被提起。髌前囊有助于皮肤在髌骨上自由滑动，特别是屈膝时。

鹅足囊 鹅足囊位于缝匠肌、股薄肌、半腱肌的肌腱（鹅足肌腱止点）及胫骨内上侧之间，在胫骨结节内侧。鹅足囊无法触及。而有炎症时，能感到局部肿胀及有积液存在。

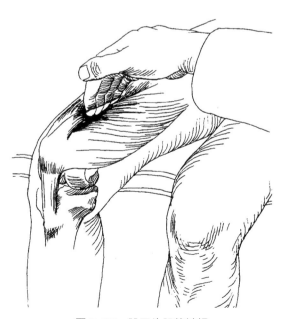

图 7-27 股四头肌的缺损

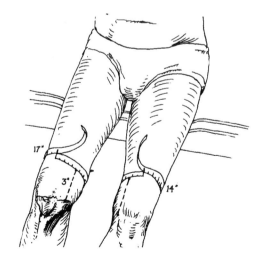

图 7-28 内侧胫骨平台边缘上方 3 英寸（约 7.5cm）处测量大腿周径，评估股四头肌是否存在萎缩

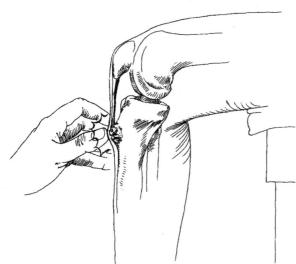

图 7-29　胫骨结节骨软骨炎（奥施综合征）——髌下腱胫骨结节止点处存在压痛与肿胀

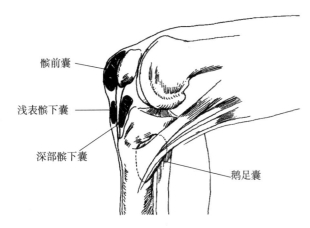

髌前囊

浅表髌下囊

深部髌下囊

鹅足囊

图 7-30　临床上重要的膝关节滑囊

‖区——内侧面

自内侧软组织凹陷开始，检查者拇指沿胫骨平台上缘向内后方移动，直至胫骨和股骨接合处。

内侧半月板　内侧半月板通过小的冠状韧带附着于平台上缘。这些韧带难以触及；如果半月板分离（由于冠状韧带撕裂），在关节边缘区域可有压痛。关节间隙深部仅可勉强触及内侧半月板前缘（图 7-31）。半月板可稍微移动，当胫骨内旋时，其内侧缘会更加明显，易于触及。反之，当胫骨外旋时，半月板回缩，无法触及（图 7-32）。半月板撕裂时，关节内侧间隙出现触痛。内侧半月板撕裂比外侧半月板更常见。

内侧副韧带　内侧副韧带为宽阔的扇状韧带，连接股骨内上髁和胫骨。韧带分深部和浅部。深部止于胫骨平台和半月板边缘，浅部更远地止于胫骨外展部。触诊内侧副韧带的解剖区域（韧带本身无法明确触及），首先重新定位内侧膝关节间隙。沿关节间隙向内后方移动触诊，韧带正位于指尖下方。内侧副韧带是关节囊的一部分，外翻应力损伤时常被撕裂，如踢足球时的剪切损伤。自起点至止点触诊韧带，检查是否存在压痛和连续性中断（图 7-33）。如韧带自内上髁撕脱，可带起一个小的骨性碎片，此时起点处有触痛。如果韧带在中点处撕裂，肌腱和上面的软组织可能被撕碎。这种情况下，可触及缺损，且内侧关节间隙处有压痛。

缝匠肌、股薄肌和半腱肌　在膝关节后内侧，这些肌肉的肌腱明显隆起，越过膝关节，止于内侧胫骨平台下部（图 7-34）。它们支撑起膝关节内侧，由于股骨和胫骨之间的外翻角，行走时这些肌肉承受着相当大的张力。

触诊时，检查者用腿固定患者的腿，以便空出双手，便于触诊。此外，在此位置可给予阻力对抗患者屈膝，这样可使肌腱明显凸起。握住膝关节，感觉肌腱的紧张度（图 7-35）。在这组肌腱中，半腱肌位于最后下方。股薄肌位于半腱肌稍前内侧。给予阻力对抗小腿内旋，股薄肌会更加突出。半腱肌和股薄肌的肌腱呈圆形，直到止点处仍为肌性组织，触诊时不易与深部的半膜肌相混淆。股薄肌腱上方宽厚的肌肉带为缝匠肌。缝匠肌没有股薄肌和半腱肌那样的腱性组织，更难触诊。半膜肌止点位于胫后肌群的深部；在半腱肌和股薄肌的肌腱之间插入手指可触及。除非膝关节严重创伤，否则半膜肌很少发生病变。半腱肌有时可作为肌肉移植供体加强膝关节内侧稳定性。鹅足囊位于这些肌肉的共同止点处，可发生炎症并在活动时引起疼痛。

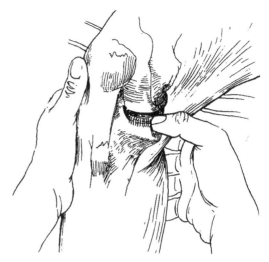

图 7-31　内侧半月板触诊（前部和冠状韧带）

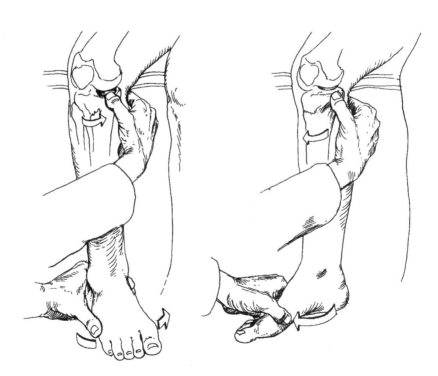

图 7-32　A.胫骨内旋时，内侧半月板可触及；B.胫骨外旋时，内侧半月板回缩

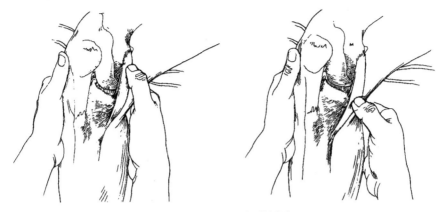

图 7-33   内侧副韧带触诊

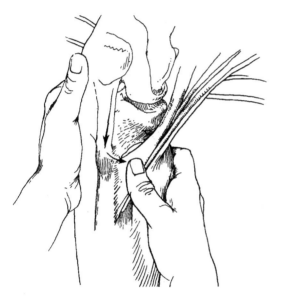

图 7-34   缝匠肌、股薄肌、半腱肌的肌腱的止点

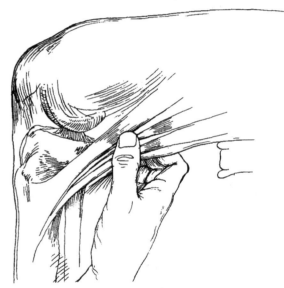

图 7-35   缝匠肌、股薄肌、半腱肌的肌腱触诊

Ⅲ区——外侧面

外侧半月板   膝关节微屈时最易触诊外侧半月板，伸膝时它通常消失在关节内。外侧半月板通过冠状韧带固定于胫骨平台边缘，当韧带被撕裂时，会致半月板分离。此时，该区域有触痛（图 7-36）。

如果拇指用力触诊膝外侧关节间隙，可能会触及外侧半月板前缘。外侧半月板附着于腘绳肌而非外侧副韧带，因此比内侧半月板有更大的活动度。由于活动度大，外侧半月板很少撕裂。当它被撕裂时，外侧关节间隙会有触痛。有时，外侧半月板囊肿在关节间隙形成，触之坚韧、疼痛。

外侧副韧带   外侧副韧带很结实，连接股骨外上髁和腓骨头。它独立于关节囊外

（图 7-37）。触诊时，嘱患者双腿交叉，患侧踝部置于对侧膝关节。屈膝 90°，髋外展并外旋时，髂胫束松弛，患侧外侧副韧带更易触诊。韧带在关节外，位于关节间隙外后方（图 7-38）。在某些膝关节损伤时，韧带可能被撕裂，但撕裂的发生率没有内侧副韧带高。当其被撕裂时，会有触痛。有些人外侧副韧带有先天性缺如。

胫腓前上韧带 该韧带位于胫骨和腓骨头之间的缝隙中。自腓骨头向前内侧触诊，可触及越过胫腓关节的胫腓前上韧带。因为很少发生病变，触诊的目的在于解剖定位。

股二头肌腱 屈膝时，股二头肌腱在越过膝关节止于腓骨头前明显凸起（图 7-39）。可在其止点附近触诊，检查是否存在缺损。股二头肌腱很少撕裂，但严重的膝关节创伤可致其从腓骨上撕脱。股二头肌不应与髂胫束混淆。

髂胫束 髂胫束位于膝关节外侧更前方。在它止于胫骨外侧结节处可触及。髂胫束既非肌肉也非肌腱，而是一条长而厚的筋膜带。当伸膝抬腿或当膝关节抗阻力屈曲时，髂胫束更易于触诊。在它紧邻髌骨上极外侧的前缘最易触诊（图 7-40）。瘫痪患者，如脊髓灰质炎和脊髓脊膜膨出，髂胫束本身的挛缩是膝关节畸形的常见原因。

腓总神经 腓总神经在股二头肌止点稍下方越过腓骨颈。此神经在指尖和腓骨颈之间可轻轻滚动，易于触诊（图 7-41）。检查时动作要轻柔，过度的压力会使其损伤引起足下垂。

Ⅳ区——后面

腘窝 腘窝的上外侧界为突起的股二头肌腱。半膜肌与半腱肌的肌腱构成上内侧界，腓肠肌的内外侧头起于腘窝，构成腘窝

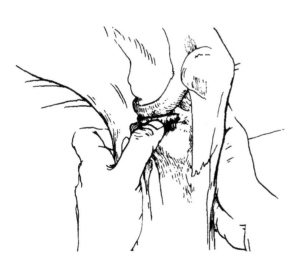

图 7-36 外侧半月板及冠状韧带

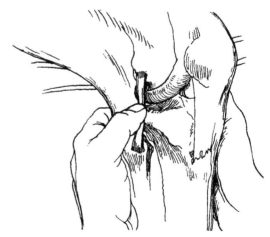

图 7-37 外侧副韧带

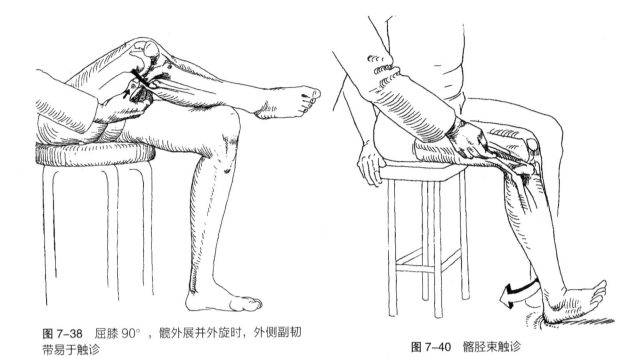

图 7-38　屈膝 90°，髋外展并外旋时，外侧副韧带易于触诊

图 7-40　髂胫束触诊

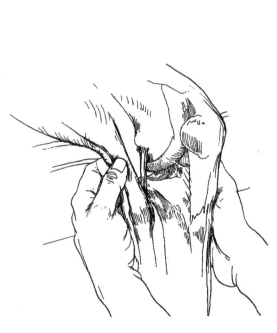

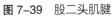

图 7-39　股二头肌腱

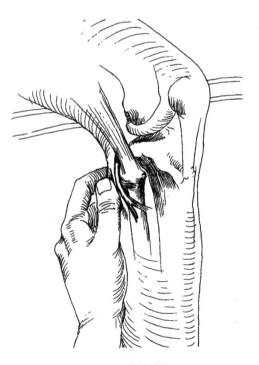

图 7-41　腓总神经

下界，并延伸至小腿远端。腘窝有一些重要结构穿行其中。

胫后神经 胫后神经，坐骨神经的一个分支，是穿过腘窝区域最表浅的结构。

腘静脉 腘静脉位于胫后神经正下方。

腘动脉 腘动脉，该区域最深的结构，在关节囊表面走行。

伸膝时，覆盖于腘窝表面的筋膜被拉紧，其下方结构难以触及。而屈膝时筋膜和肌肉松弛，可触及腘窝深部结构（图 7-42）。腘动脉被筋膜、神经和静脉覆盖，难以触及其搏动。肢体较高平面的血管阻塞性疾病也可引起搏动消失。腘窝内界限清晰的肿块提示腘窝囊肿，或称贝克囊肿（Baker 囊肿，通常是由于腓肠肌 – 半膜肌滑囊的膨胀）。该囊肿通常发生于腘窝内侧，表现为无痛、移动性肿块，伸膝时更易于触诊（图 7-43）。

腓肠肌 腓肠肌两个头均起于股骨内外侧髁后面，当患者抗阻力屈膝时可触及。腓肠肌内外侧头不如其上方的腘绳肌腱明显。如果腓肠肌撕裂，可在肌腹部扪及小的缺损；仅表现为轻微触痛。

关节稳定性检查

膝关节的稳定性得益于强韧和宽阔的关节囊、侧副韧带、交叉韧带及周围的肌肉和肌腱。以下试验用于评价这些结构的强度和完整性。

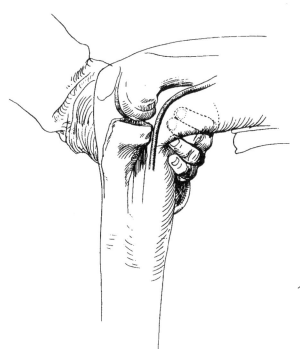

图 7-42 腘动脉

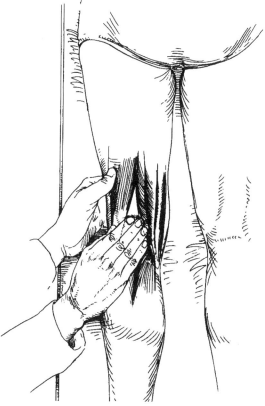

图 7-43 腘窝囊肿（贝克囊肿）触诊

侧副韧带

嘱患者仰卧位，一侧膝关节适度屈曲使关节从伸直位解锁。检查内侧副韧带，一只手固定患者踝关节，另一只手置于膝关节周围，使手掌鱼际抵住腓骨头。然后，向内侧推膝关节，向外侧推踝关节，试图打开膝关节内侧（外翻应力）（图 7-44）。触诊内侧关节间隙，探查是否存在明显的裂隙。如果存在裂隙，内侧副韧带不能很好地支撑膝关节。当解除施加于受损关节上的应力时，可感觉到胫骨和股骨闭合时发出的沉闷的"咔嗒"声。

检查膝关节外侧的稳定性，交换手的位置，向外侧推膝关节，向内侧推踝关节，开放膝关节外侧（内翻应力）。再次触诊外侧关节间隙，探查是否存在裂隙（图 7-45）。同内侧一样，裂隙可能是明显、可触及的。当解除内翻应力时，胫骨和股骨闭合时可能发出沉闷的"咔嗒"声。如果检查者手指太短，无法触及膝关节周围进行关节间隙触诊，则用上臂和躯体（腋窝）固定患者足部，空出双手触诊关节间隙。这样，检查者身体可作为患者足部的操作杆，对患者膝关节施加内翻、外翻应力（图 7-44，图 7-45）。

因为内侧副韧带对关节稳定性极其重要，韧带的单独撕裂可致关节不稳，而外侧副韧带类似的缺损可能没有什么影响。大部分膝关节韧带损伤发生在内侧。

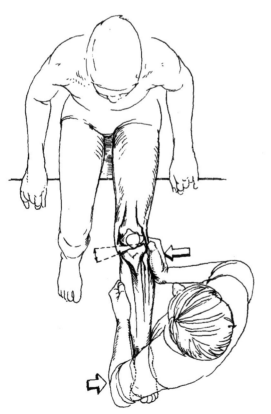

图 7-44　检查内侧副韧带，运用外翻应力开放膝关节内侧

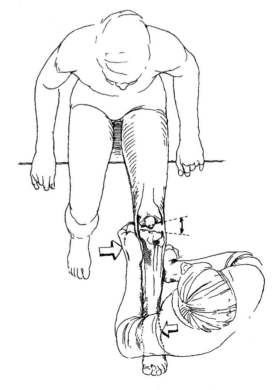

图 7-45　检查膝关节外侧稳定性，运用内翻应力开放膝关节外侧

交叉韧带

前交叉韧带和后交叉韧带具有防止胫骨相对于股骨前后移位的作用。交叉韧带位于关节囊内，起于胫骨，止于股骨髁内侧。

检查前交叉韧带的完整性，嘱患者仰卧位，屈膝90°，双足平踩于床面。检查者坐在床边，身体压在患者足部使之固定。然后用手环握住膝关节，手指置于内外侧股后肌群止点，拇指置于内外侧关节间隙。向前牵拉胫骨（图7-46），如果它从股骨下向前滑动（前拉征阳性），则前交叉韧带可能存在撕裂（图7-47）。两侧胫骨相同的轻度前移是正常的。

前拉征阳性时，嘱患者小腿重复内旋和外旋动作很重要。小腿的外旋会收紧关节囊后内侧；即使前交叉韧带撕裂，一般也可减少胫骨相对于股骨的向前移动。因此，如果小腿外旋时的向前运动与小腿在中立位时一样，则前交叉韧带和关节囊后内侧（也可能内侧副韧带）可能都存在损伤。内旋收紧膝

关节后外侧结构。即使前交叉韧带撕裂，当小腿被推向前时，一般也能减少胫骨的移动。如果小腿旋内时，胫骨相对股骨向前运动的程度与中立位时一样，则前交叉韧带和关节囊后外侧部可能都被撕裂。前交叉韧带撕裂可伴有内侧副韧带撕裂。

同样方法检查后交叉韧带。检查者在相同体位，后推胫骨（图7-48）。如果它相对

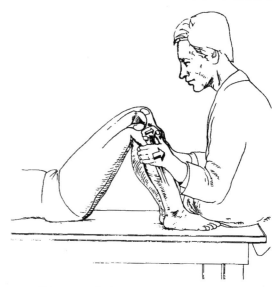

图7-47　前拉征阳性：前交叉韧带撕裂

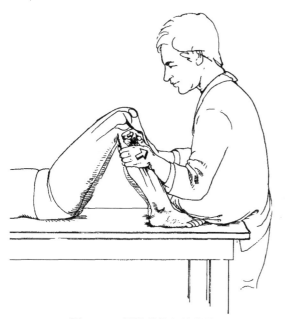

图7-46　诱发前拉征的体位

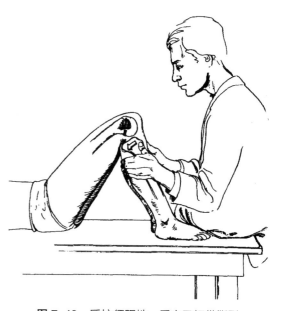

图7-48　后拉征阳性：后交叉韧带撕裂

于股骨向后移动，则后交叉韧带可能受损（后拉征阳性）。因为前交叉韧带受损率远高于后交叉韧带，前拉征比后拉征更常见。事实上，后交叉韧带单独撕裂很少见。

通常在连续的动作中检查前后交叉韧带稳定性，在此为了方便描述分开进行。所有检查应两侧同时进行，并进行对比。

活动范围

膝关节有 3 个基本运动：①屈曲（伴滑动）；②伸直（伴滑动）；③内旋和外旋。

屈和伸是股骨和胫骨之间运动的主要方式。内旋和外旋包含半月板在胫骨上的移动，以及胫骨和股骨间的运动。伸膝由股四头肌完成，而屈膝由股后肌群和重力完成。膝关节微屈时，内旋和外旋由内侧（半膜肌、半腱肌、股薄肌、缝匠肌）和外侧（股二头肌）联合作用完成。

主动活动范围

以下快速检查可确定患者膝关节活动范围是否存在明显受限。

屈曲　嘱患者深蹲屈膝，其应该能够对称地屈曲双侧膝关节。

伸直　嘱患者从下蹲位站起，注意观察他是否能充分伸膝并直立，或在此过程中是否一侧腿的作用更大。也可嘱患者坐于床边，充分伸膝（图 7-49）。从屈到伸的运动弧线应该是流畅的。有时，患者可能无法伸膝完成最后 10°，尽全力也只能缓慢地勉强伸膝。此为伸膝迟滞（图 7-50）。常伴股四头肌无力。

注意，由于膝关节的生理构造及交叉韧带（A.Helfet 螺旋），没有胫骨相对于股骨一定程度的外旋，腿不能完全伸直。股骨内侧髁比股骨外侧髁长约半英寸（约 1.2cm）。因此，当胫骨在股骨髁上移动至关节完全伸直时，动用了外侧所有可用的关节面，而剩下约半英寸（约 1.2cm）内侧关节面。为了使用剩下的内侧关节面并完全伸直关节，胫骨内侧必须绕股骨外侧髁外旋。这种外旋使股骨内侧髁完成伸展，而实际上是在完全伸直状态"锁定膝关节"（图 7-51）。最后的

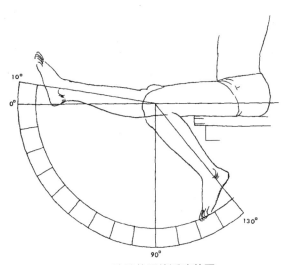

图 7-49　膝关节屈伸活动范围

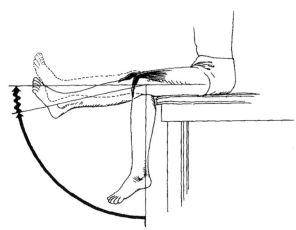

图 7-50　伸膝迟滞，在最后 10° 左右时伸膝动作缓慢且吃力

锁定动作（通常称为"锁扣"机制）使患者不需要依赖肌肉维持膝关节伸直而长时间站立。

锁扣机制检查方法如下：患者屈膝时，在髌骨中点和胫骨结节上各标定一点。两点应在同一纵轴线上。接着，嘱患者将腿部完全伸直。胫骨结节从点下旋外，表明胫骨相对于股骨外旋。胫骨结节也稍稍转向髌骨中点外侧（图 7-52）。半月板撕裂可阻碍锁扣动作而使膝关节完全伸直受限。

旋内和旋外 嘱患者足部旋内和旋外，检查膝关节旋转范围。正常情况下，足向每一侧旋转角度约为 10°。

被动活动范围

屈曲——135° 患者可俯卧或仰卧位，也可坐在床缘，腘窝远离床缘，且双腿自由下垂。抓住患者一侧踝关节且另一只手置于腘窝作为支点并使膝关节解锁。然后，充分屈腿，注意足跟与臀部距离。年轻患者屈腿时足跟易于接触臀部。成人膝关节从伸直位到屈曲终点约为 135°。检查对侧，比较膝关节屈曲范围。

伸直——0° 保持手在患者踝关节和膝关节的位置，伸膝。从屈到伸的运动弧线应光滑，双侧伸膝至少到 0°，或超过 0° 轻度过伸。

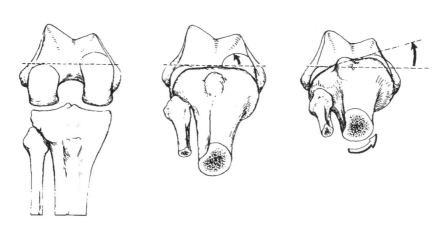

图 7-51 伸膝时膝关节锁定动作。非负重状态下，胫骨相对于股骨外旋

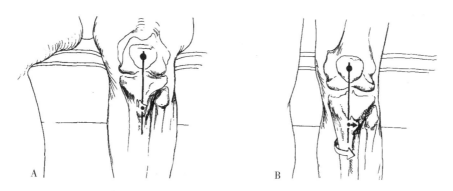

图 7-52 锁扣机制检查。A. 屈膝时，在髌骨中点和胫骨结节上各标定一点；B. 伸膝时，胫骨结节从点下旋外，表明胫骨相对于股骨外旋

旋内——10°，旋外——10° 一侧手置于大腿远端固定股骨，另一侧手抓住足跟，旋转小腿。同时，触诊胫骨结节确定其在移动。检查对侧，进行双侧比较。正常时，每侧旋转约 10°。

神经检查

肌肉检查

伸

主要伸肌

股四头肌：股神经，L2、L3、L4。

主动活动范围的快速试验部分已检查了伸膝。检查时，一只手置于膝上方固定股骨。然后，嘱患者完全伸膝。当膝关节完全伸直时，在踝关节上施加阻抗力。检查过程中用固定手触诊股四头肌（图 7-53）。

屈

主要的屈肌

股后肌群

（1）半膜肌：坐骨神经胫侧部，L5。

（2）半腱肌：坐骨神经胫侧部，L5。

（3）股二头肌：坐骨神经胫侧部，S1。

将股后肌群作为一个整体进行检查，嘱患者俯卧位，膝上方固定大腿。然后，嘱其屈膝并在踝关节后施加阻抗力（图 7-54）。检查时嘱患者小腿旋外，引起股二头肌更多的活动。同样的，嘱其将小腿旋内，也会引起半膜肌和半腱肌更多的活动。

内旋和外旋

支配膝关节内旋和外旋的肌肉不能单独检查。但检查屈、伸肌肉时已经检测过它们的肌力。

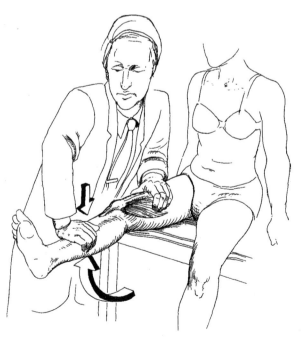

图 7-53 股四头肌检查

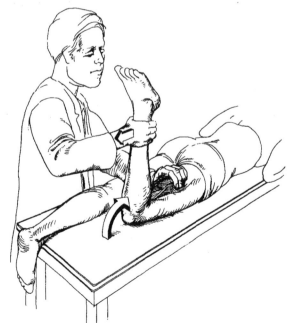

图 7-54 股后肌群检查

感觉检查

起自腰骶椎神经根的神经支配膝关节及其周围皮肤的感觉。这些区域由特定的神经平面支配，相应的皮肤区域可描述为节段或皮节（图 7-55）。

膝关节区域感觉皮节大体呈长斜带状分布，大致如下。

（1）L4 支配膝关节前部，向下至小腿内侧。隐神经髌下支支配胫骨髁扩展部前内侧皮肤。隐神经是股神经在小腿的唯一感觉支。膝关节手术，特别是内侧半月板摘除时，隐神经髌下支常被切断。

（2）L3 分布于膝上方大腿前侧及膝关节。由股神经支配。

（3）L2 分布于大腿中段前侧。由股神经支配。

（4）S2 沿大腿后部与腘窝中线呈带状走行。由股后皮神经支配（图 7-55）。

反射检查

膝跳反射：L2、L3、L4　膝跳反射，或髌腱反射，是深肌腱反射，由 L2、L3 和 L4 平面发出的神经支配，但主要来自 L4。为了临床适用，膝跳反射被认为是 L4 反射。然而，即使 L4 神经根发生病变，反射可能仍然存在，因为它受多个神经平面支配。膝跳反射可能明显减弱，但很少完全消失。

检查时，嘱患者坐于床边，双腿自然下垂（图 7-56），或嘱其坐在椅子上，一条腿交叉置于对侧膝上。对卧床患者，托起并微屈其膝关节（图 7-57）。这样利于检查髌下

腱伸展。接着，准确定位此肌腱，其触诊髌下腱任一侧的软组织凹陷。用短促而敏捷的腕部动作在膝关节水平叩击肌腱，诱发反射。如果反射难以诱发，嘱患者握紧双手，当叩击肌腱时试图拉开患者双手，从而强化反射。用同样方法检查对侧，反射按等级分为正常、增强、减弱或消失。

特殊检查

半月板回旋挤压试验（McMurray's test）

膝关节屈伸时，撕裂的半月板可能在关节间隙产生"咔嗒"声。任一侧关节间隙压痛提示半月板撕裂。半月板后侧撕裂难以确诊，而半月板回旋挤压试验有助于早期诊断。

嘱患者仰卧，双腿平置于中立位。一只手握住足跟并使患者完全屈膝（图 7-58）。然后，另一只手置于膝上，手指触摸内侧关节间隙，拇指和手掌鱼际置于外侧关节间隙，使小腿内外旋转以放松膝关节（图 7-59）。外旋时在外侧对内侧关节间隙施加外翻应力（图 7-60）。触诊内侧关节间隙时，维持外翻应力，外旋并缓慢伸腿（图 7-61）。如果该动作诱发关节内"咔嗒"声，提示可能存在内侧半月板撕裂，且多在其后部。

阿普莱（Apley）研磨提拉试验

研磨挤压试验　这是另一个有助于诊断半月板撕裂的试验。嘱患者俯卧位，一条腿屈曲 90°。轻跪在患者大腿后面使之稳

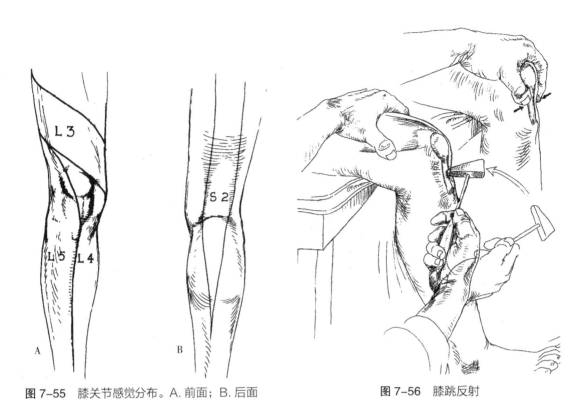

图 7-55　膝关节感觉分布。A. 前面；B. 后面

图 7-56　膝跳反射

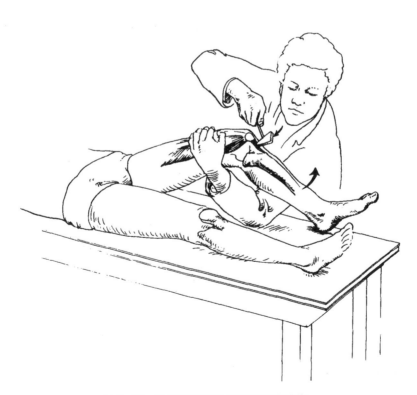

图 7-57　卧床患者诱发膝跳反射的体位

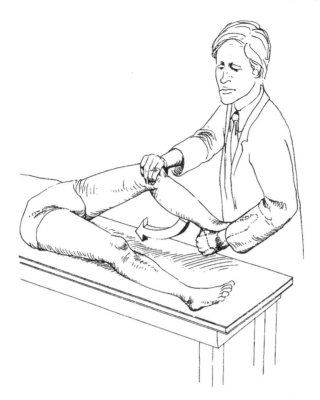

图 7-58 半月板回旋挤压试验检查半月板撕裂，屈膝

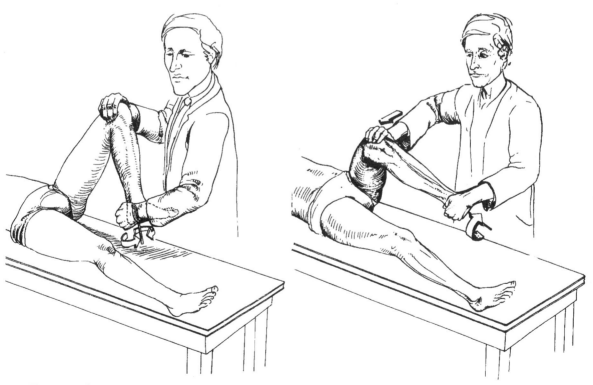

图 7-59 膝关节屈曲时，相对于股骨向内、向外旋转胫骨

图 7-60 小腿外旋时，在膝部施加外翻应力

定，用力内外旋患者足跟以压紧胫骨和股骨间的内、外侧半月板（图 7-62）。接着，维持稳定的压力，小腿旋外及旋内。如果诱发疼痛，则可能存在半月板损伤。嘱患者精确描述疼痛的位置。内侧疼痛表明内侧半月板损伤，外侧疼痛提示外侧半月板撕裂。

提拉试验 提拉试验有助于鉴别膝关节半月板和韧带的病变。研磨试验后即进行该试验。保持研磨试验相同体位，维持大腿后面稳定。内外旋小腿时，对小腿施加牵引力（图 7-63）。该动作减少了半月板上的压力，同时牵拉内外侧韧带。如果韧带受损，患者会诉疼痛；如果只是半月板撕裂，此试验不会引起疼痛。

还原复位试验

该试验适用于因半月板撕裂、移位或"堆积"而造成膝关节绞锁的患者。取半月板回旋挤压试验体位（患者仰卧，检查者一只手握住其足跟和足，另一只手握住膝部，拇指和其余四指各触诊关节间隙一侧）。此操作通过按压让移位或撕裂的半月板部分复位，使其还原。为此，当内旋和外旋时须屈膝。接着，旋转和伸展小腿直至半月板滑回正常的位置，同时可听到特有的"咔嗒"声。此试验使绞锁的膝关节（由撕裂的半月板引起）解锁，并可使其完全伸展。半月板回旋挤压试验也能解锁膝关节并引起还原复位的弹响。

反跳试验

该试验用于评价膝关节无法完全伸直的情况，多继发于半月板撕裂、关节内游离体或关节囊内肿胀。患者仰卧位，手掌握住其足跟并充分屈膝（图 7-64）。这时使膝关节被动伸直（图 7-65）。膝关节应该会完全伸直，或出现"反跳"至某一顶点的伸展状态。然而，如果膝关节无法完全落下，回弹受阻，影响进一步伸膝，则可能存在半月板撕裂或其他受阻情况（见活动范围检查），反跳不会发生（图 7-66）。

髌股摩擦试验

该试验用于确定髌骨和股骨滑车沟关节面的质量。患者仰卧位，双腿中立位放松。首先，在滑车沟内将髌骨推向远端（图 7-67）。然后，嘱其收缩股四头肌并触诊，当髌骨在手指下移动时给予阻抗力。髌骨的运动应平滑流畅；髌骨移动时，粗糙的关节面会引起明显的摩擦音。如果试验为阳性，患者常诉疼痛或不适。临床上，患者攀爬楼梯或从椅子上站起时大多诉疼痛。该主诉与病情相符，因为在活动时，髌骨粗糙的下表面被迫压进滑车沟。此外，活动时，髌骨软骨软化、骨软骨缺损、滑车沟自身退变会突然引起疼痛。

髌骨脱位和半脱位恐惧试验

该试验用于确定髌骨是否发生侧方脱位。如果怀疑患者髌骨习惯性脱位，应该尝试用手使其脱位，同时观察患者表情。嘱其仰卧位，双腿平放，股四头肌放松。如果怀疑髌骨会侧方脱位，用拇指按压髌骨内侧。正常时无反应；然而，如果髌骨开始脱位，患者会出现恐惧和痛苦表情（图 7-68）。

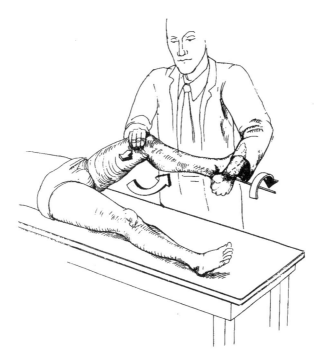

图 7-61　小腿外旋、外翻时，缓慢伸膝。如有"咔嗒"音，则试验为阳性，表明内侧半月板撕裂，多在其后部

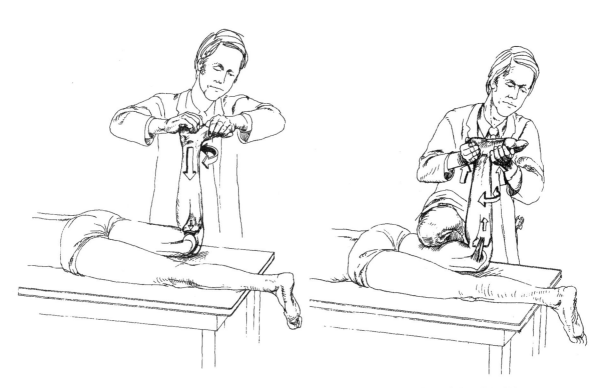

图 7-62　研磨挤压试验检查半月板撕裂　　　图 7-63　提拉试验检查韧带损伤

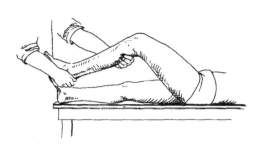

图 7-64　反跳试验，屈膝

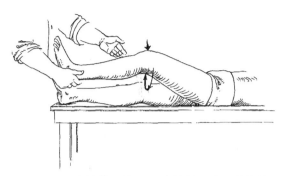

图 7-66　膝关节积液阻碍膝关节反跳；替代的是回弹

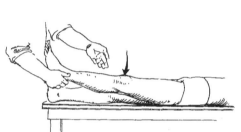

图 7-65　被动伸膝。它应该反跳回至伸直位

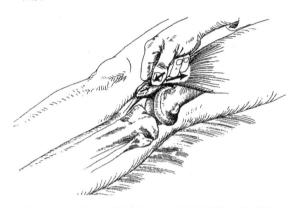

图 7-67　髌股摩擦试验，评估髌骨关节面的质量

叩击试验（Tinel 征）

叩击试验是用于轻叩神经断端神经瘤诱发疼痛，或者刺激再生的神经前端引起疼痛。在膝关节，检查包括胫骨结节内侧周围区域，此处有隐神经髌下支走行。在膝关节手术中，该神经常被切断，特别是内侧半月板摘除时。如果神经瘤形成，在切断的神经球状断端处可出现压痛（图 7-69）。

膝关节积液检查

这些检查用来检测是否存在膝关节积液。

大量积液检查　当关节因大量积液而肿胀时，小心伸直患者膝关节并嘱其放松股四头肌。然后，将髌骨推进滑车沟并快速松开。髌骨下的大量积液首先被迫进入关节两侧，接着回流到先前位置，并推动髌骨回升，这种现象被称之为浮髌（图 7-70）。

少量积液检查　膝关节少量积液时，没有足够的积液来支撑髌骨。因此，检查时，保持伸膝，然后"挤牛奶样"将积液从髌上囊及膝外侧推进膝内侧。当积液被迫进入内侧时，轻压积液部上方，积液将流向外侧，形成隆起（图 7-71）。

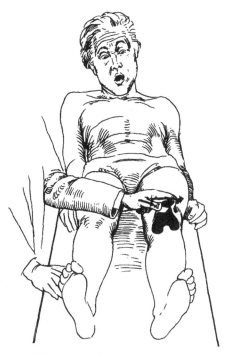

图 7-68　恐惧试验检查髌骨脱位

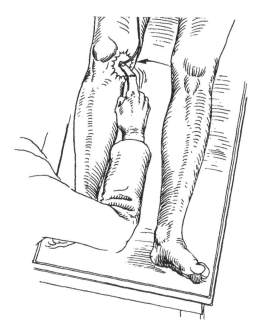

图 7-69　叩击试验（Tinel 征）

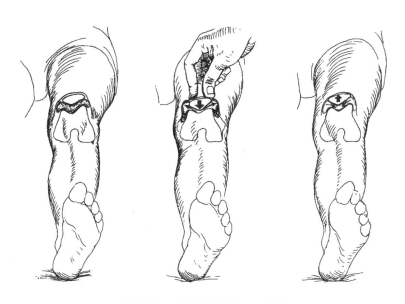

图 7-70　大量积液检查——浮髌

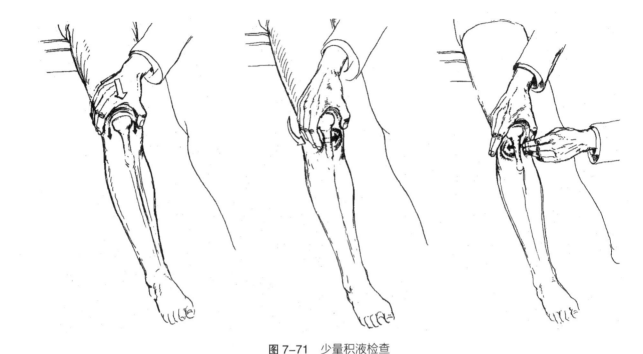

图 7-71 少量积液检查

相关区域检查

全面的膝关节检查应同时检查上方和下方的关节。腰椎间盘突出或髋关节骨性关节炎都能引起膝关节疼痛。偶尔足部病变，如韧带扭伤或感染，也可引起膝关节症状（图7-72）。

（石　叶　廖晓龙　刘江涛　叶恒波　译）

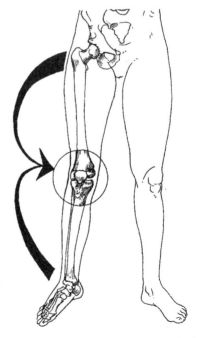

图 7-72　髋部、腰椎及足踝部病变可引起膝关节疼痛

第八章

足部和踝部体格检查

足和踝是行走时身体重量的主要支撑部，其解剖与功能相适应。厚厚的足跟和趾垫在步行和奔跑时充当减震器，同时关节可做出调整来适应不同的地面情况。

因为压力集中，足和踝常出现静力性畸形，而通常不影响身体其他部位。而且，足部常受全身疾病的影响，如类风湿关节炎和糖尿病。

足部使身体直接接触环境，长时间的暴露及易于受伤使其需要一个人工足套，即鞋，但鞋本身也可引起许多足部问题。因此，足踝部检查应包括对鞋的仔细观察。

视诊

当患者进入诊室后，检查其鞋和足部的外形。足部畸形能使正常的鞋发生变形；在许多病例中，鞋的改变是某些疾病的客观表现。例如，扁平足患者的鞋通常因为突出的距骨而致内侧面磨损（图 8-36）；足下垂患者的鞋由于摆动时与地面刮擦而易致鞋尖部磨损（图 5-16，步态章）；内八字足患者的鞋底外侧缘有过度磨损。鞋前部的皱褶也可反映足部病变；因为足趾离地动作发生在足外侧（图 8-78），明显的斜行皱褶，而不是横行皱褶，提示踇趾僵硬，皱褶缺失则提示足趾没有离地。足部的问题也可能由鞋内凸起物造成，例如铆钉或做工粗糙、起皱的鞋垫。

全面的足踝部检查包括整个下肢及腰椎的检查，嘱患者脱去腰部以下衣物。脱衣时，观察负重状态下的足踝部，此时容易发现异常。

检查时，计数足趾，确定为 5 个，有时会存在多趾，为先天性异常。足趾应平、直，趾间相互成比例，且两足对称。踇趾不对称可能是肿胀或先天异常。趾部重叠可能因为足趾囊肿，通常无疼痛感。

嘱患者坐位，判断在放松状态下足部跖屈内翻是否比背屈外翻角度大（痉挛性扁平足）。接着评价足部整体形态。正常时足背因为第一跖骨头和跟骨之间的内侧纵弓而呈穹顶状（图 8-1）。足弓在不负重时更加突出；有时足弓异常高耸（高弓足）（图 8-2）或者缺失（扁平足）。此外，在儿童中，可见前足向后足内倾（前足内收）（图 8-93），或是后足过度外翻或内翻（图 8-37）。

注意：足部在负重及不负重时的皮肤颜色改变。正常情况下，足部不负重时，皮肤

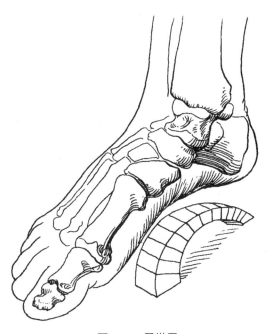

图 8-1　足纵弓

颜色很快由深红色变为浅红色。如果足部举起时呈浅红色，放下时变为深红色（由于炎症、毛细血管扩张而呈现的皮肤红色），可能存在小血管疾病或者动脉供血不足。

足部负重区皮肤非常厚：足跟、足外侧缘、第一跖骨头、第五跖骨头。皮肤异常增厚（胼胝）是由于这些部位过度承重所致。跖骨头处常见（图 8-29）。

最后，检查足踝部有无明显的单侧或双侧肿胀。单侧肿胀通常提示创伤后继发性水肿（如踝部骨折）；双侧肿胀可能提示心脏或淋巴系统病变，还可能是盆腔静脉回流障碍。肿胀可能是局限性或弥漫性。扭伤后踝部常出现局限性肿胀，弥漫性肿胀继发于严重创伤，整个足部受累，有时会向上延伸至胫骨。

骨骼触诊

检查时，患者坐于床边，双腿自然下垂，检查者面向患者而坐。一只手握住足跟，固定足部和小腿。此体位易于调整，容易触诊。大部分情况下骨骼位于皮下，凸起部可作为参照（图 8-3）。

内侧面

第一跖骨头和跖趾关节　在前足触诊第一跖骨头和跖趾关节。注意是否存在累及跖骨头的骨赘（图 8-4）。第一跖趾关节是痛风和囊肿最常累及的关节。自关节沿第一跖骨干内侧向近端触诊。

第一跖楔部　第一跖骨基底部稍扩展，与第一楔骨形成第一跖楔关节（图 8-5）。第一楔骨比其他楔骨长出约半英寸（约1.2cm）。它与第一跖骨基底构成简单的平面关节，维持运动流畅。

足舟骨结节　继续沿足内侧缘向近端触诊，可扪及一大的骨性凸起，即足舟骨结节（图 8-6）。足舟骨与 5 个骨性结构相关节：近端是距骨头，远端是 3 块楔状骨，外侧是骰骨。足舟骨无菌性坏死常表现为局部压痛和跛行，有时可见于儿童。如果结节过于突

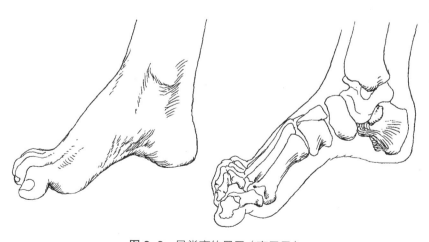

图 8-2　异常高的足弓（高弓足）

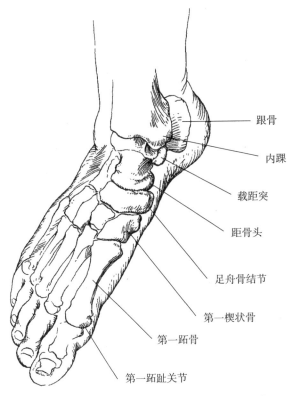

跟骨

内踝

载距突

距骨头

足舟骨结节

第一楔状骨

第一跖骨

第一跖趾关节

图 8-3 足和踝的骨骼解剖（内侧面）

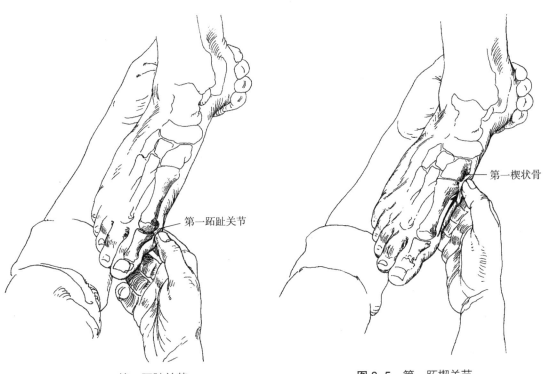

第一跖趾关节

第一楔状骨

图 8-4 第一跖趾关节

图 8-5 第一跖楔关节

出，会挤压鞋内侧面而引起疼痛。

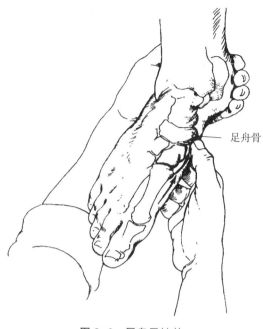

图 8-6　足舟骨结节

　　距骨头　距骨头的内侧紧邻足舟骨。前足内翻或外翻时易于触及；可扪及两者间运动。足外翻使距骨头自足舟骨下伸出而变得更加明显。如触诊困难，在内踝和足舟骨结节连线中点处触摸，距骨头正位于手指下方；在足部中立位，此处呈一小凹陷（图 8-7，图 8-8）。扁平足患者距骨头向内侧突出。

　　内踝　自距骨头向近端触诊至内踝突出部（胫骨远端）。踝部环绕距骨内侧面，增加了踝关节骨稳定性。它与距骨内 1/3 相关节（图 8-9）。

　　载距突　自内踝远端向足底方向移动约一指，触诊载距突（图 8-10）。载距突很小，可能无法触及，但仍有解剖学意义。临床上，它支撑距骨且为跳跃韧带附着点；解剖结构异常可导致扁平足。

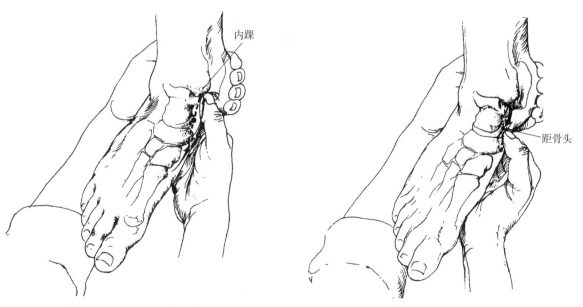

图 8-7，8-8　距骨头定位。在内踝和足舟骨结节之间连线中点下方可触及距骨头

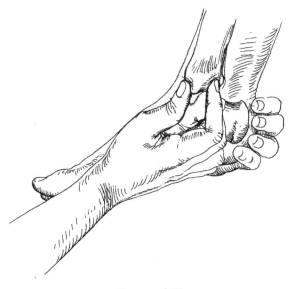

图 8-9 内踝

距骨内侧结节 距骨内侧结节，紧邻内踝远端后方，形状较小，勉强可及。是踝关节内侧副韧带后方止点（图 8-11）。

外侧面

触诊时，继续按前述方法固定足部（图 8-12）。

第五跖骨、第五跖趾关节 它们位于前足外侧（图 8-13）。注意第一和第五跖骨头通常最为突出。沿第五跖骨干外侧向近端触摸至伸展的基底部，即第五跖骨粗隆（图 8-14）。腓骨短肌止于该处。粗隆伸展部正

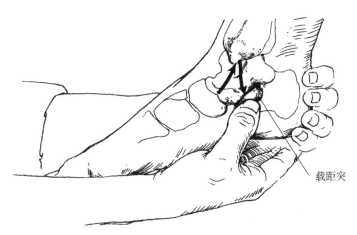

载距突

图 8-10 载距突——跟骨内侧大的伸展部

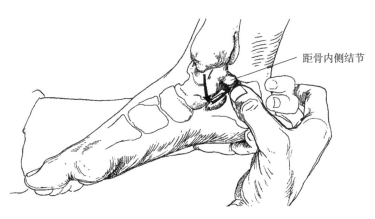

距骨内侧结节

图 8-11 距骨内侧结节

后方、骰骨前面有一凹陷，骰骨自身的沟槽结构使之进一步加深。沟内有腓骨长肌穿行至足底内侧面（图 8-15）。

跟骨　沿足外侧缘向近端触诊至跟骨，跟骨位于皮下，易于触及（图 8-16）。

腓骨肌结节　腓骨肌结节位于跟骨上，外踝远端（图 8-17）。正常情况下，它长约 1/4 英寸（约 0.6cm）；不同患者其长短不一。该结节是重要体表标志，因为腓骨长、短肌肌腱在跟外侧穿行时在此分开。

外踝　外踝位于腓骨末端（图 8-18），比内踝延伸更远且更靠后，使外踝关节面呈 15° 外倾，加上腓骨末端远侧的延伸，可防止踝关节外翻扭伤。内踝没有远端延伸部，无结构优势，无法阻止内翻性扭伤，所以内翻性扭伤很常见。将手指置于内、外踝前部，更易感受踝部长度及位置的差异（图 8-19）。创伤性踝部骨折发生率较高。

将拇指置于外踝最前部（图 8-20），嘱患者足部跖屈，距骨顶从踝关节下方旋出，可扪及距骨顶前外侧部（图 8-21）。

跗骨窦区

检查者一只手固定患者足跟，另一只手的拇指置于外踝前方的软组织凹陷处（图 8-22）。此凹陷位于跗骨窦正上方，由趾短伸肌及其上的脂肪垫覆盖。在跟骰关节附近的体表能触及跟骨的背面上方。然后内翻足部；将手指压入软组织凹陷更深处，可触及距骨颈外侧。此区域是距下关节融合术常用部位。

距骨顶部　患者保持足部内翻且跖屈。可扪及小部分距骨顶部；可触及的外侧面比内侧面更大。有时可触及距骨顶关节表面的缺损。

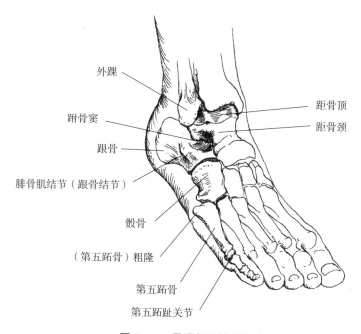

图 8-12　足踝部骨性解剖（外侧面）

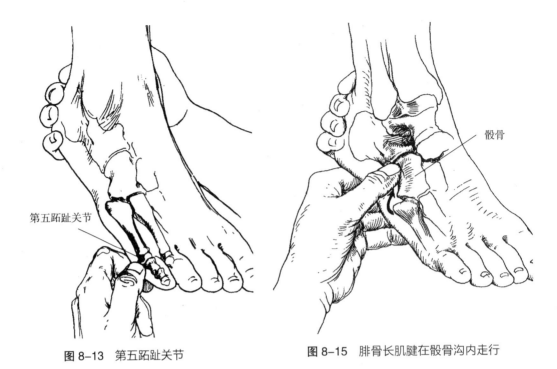

图 8-13 第五跖趾关节

图 8-15 腓骨长肌腱在骰骨沟内走行

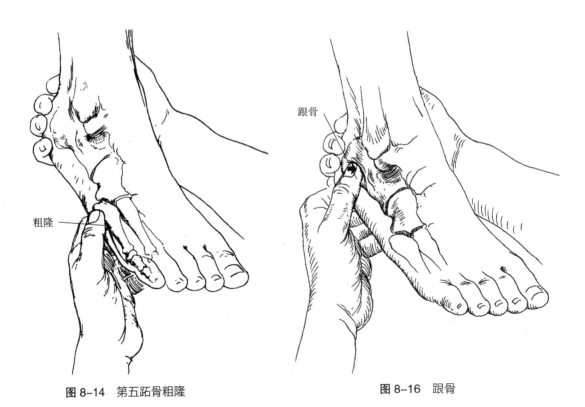

图 8-14 第五跖骨粗隆

图 8-16 跟骨

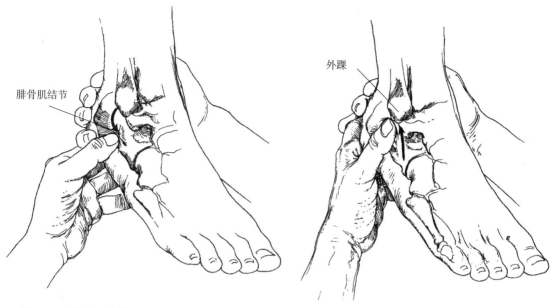

图 8-17　腓骨肌结节——跟骨小的外侧伸展部

图 8-18　外踝

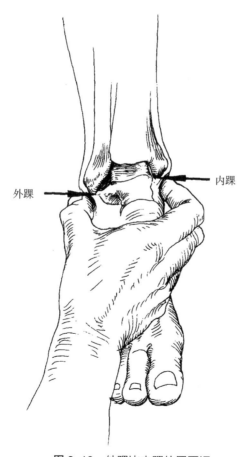

图 8-19　外踝比内踝伸展更远

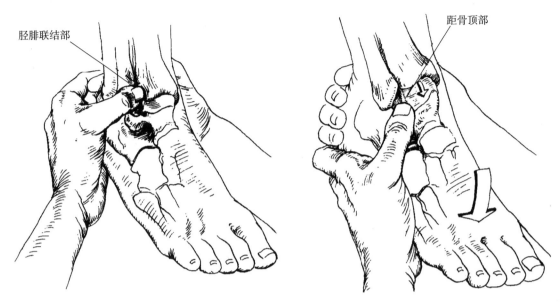

图 8-20，8-21　距骨顶外侧缘触诊（前外侧部）。足跖屈可暴露更多的距骨顶部

下胫腓关节　此关节紧邻距骨。因为其上方有下胫腓前韧带，所以关节本身不易触诊；而在其正上方能触摸到一个小凹陷（图8-20）。踝关节损伤时可发生下胫腓关节分离（脱位）。

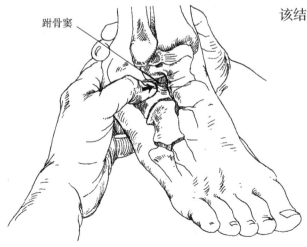

图 8-22　跗骨窦

足后区域

嘱患者足部放松；握住后足，拇指和其余手指分别置于跟腱两侧软组织凹陷处。

跟骨顶部　暴露的跟骨顶后 1/3 向踝关节后方明显突出。沿跟骨侧面向足跖面触诊，注意其跖面基底部向外的骨性伸展部（图 8-23）。如有跟骨后 1/3 的压缩性骨折，该结构会更加明显。

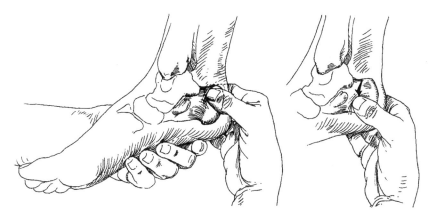

图 8-23 跟骨顶：显露的跟骨后 1/3 部

内侧结节 内侧结节位于跟骨跖面内侧（图 8-24）。它相当宽大，内侧有踇展肌附着，前侧有趾短屈肌和足底筋膜附着。内侧结节并不锐利和突出，除非发生骨刺，且骨刺发生时有触痛。跟骨内侧结节负重，跟骨外侧结节不负重。儿童的跟骨后方疼痛（由于骨骺炎）很常见。因为疼痛，患儿在行走时会避免足跟全部着地（步态章，图 5-8）。

足跖面

一般来说，足跖面的骨性结构被筋膜带、脂肪垫和广泛的茧皮覆盖，难以进行触诊。检查时，嘱患者伸腿，检查者面对足底，握住踝关节后方以固定下肢。

籽骨 自跟骨内侧结节，沿足内侧纵弓越过第一跖骨基底部至第一跖趾关节向远端触诊。用力按压第一跖骨，可扪及踇短屈肌腱中的两个小籽骨（图 8-25）。第一跖骨头承受大部分体重，而籽骨分散了部分压力。它们还为踇趾屈肌腱提供了力学优势，

特别是在足趾离地时。如果籽骨发炎（籽骨炎），则会有疼痛。

跖骨头 检查者拇指置于跖面，示指置

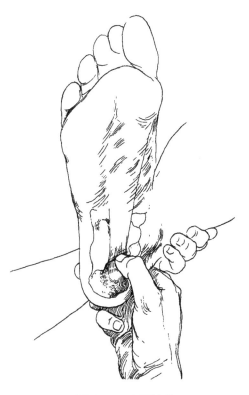

图 8-24 内侧结节

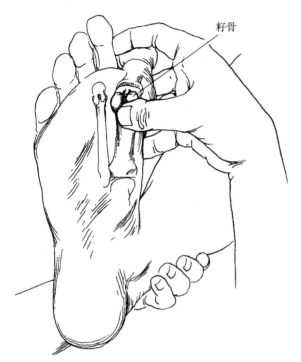

籽骨

图 8-25 姆短屈肌腱中的籽骨

于足背，向外侧移动触诊跖骨头，分别触诊每个跖骨头（图 8-26，图 8-27）。前足横弓位于跖骨头正后方（图 8-28）；因为存在此弓，使第一和第五跖骨头最为突出。检查时，观察是否有异常凸起。如果有，则必然承受异常重量，并导致一系列问题。第二跖骨头最易发生此种病变；因压力增加而形成的胼胝体会完全掩盖跖骨头（图 8-29）。有时，第五跖骨头也会出现明显的胼胝体。第二、第三、第四跖骨头可能因无菌性坏死（血供不足）而出现疼痛，导致防痛步态。

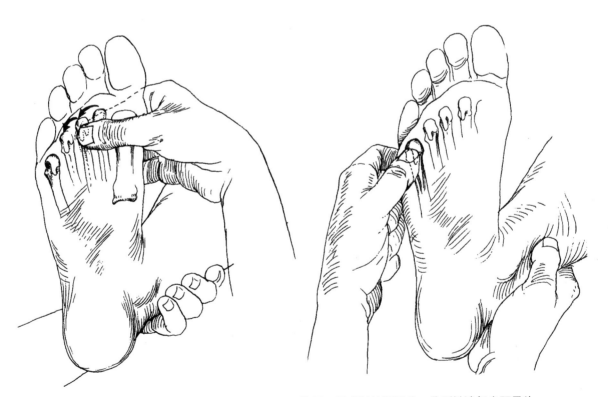

图 8-26，8-27 检查者将拇指置于跖面，示指置于足背触诊跖骨头，分别触诊每个跖骨头

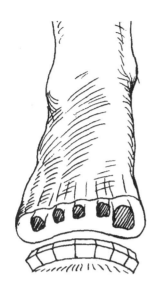

图 8-28　足横弓位于跖骨头正后方

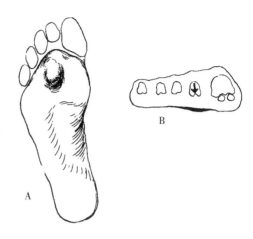

图 8-29　A.跖骨头下常形成胼胝体。B.第二跖骨头下垂可能导致足底胼胝体形成

软组织触诊

Ⅰ区——第一跖骨头

第一跖骨头及第一跖趾关节周围区域是踇外翻的常见部位（图 8-30）。

踇外翻是以踇趾外翻为特征的一种畸形。很多情况下，偏离过度会使踇趾重叠在第二趾上（图 8-31）。第一跖骨干也会向内侧成角（第一跖骨内翻）。此时，第一跖骨头内侧面会形成骨赘并导致周围软组织肿胀。不断增加的足趾与鞋间的压力和摩擦力会导致囊肿形成，囊肿会反复疼痛、发炎。典型的特征是其周围区域变红（趾囊肿形成）（图 8-32）。

第一跖骨头内侧也是痛风好发部位。痛风石（尿酸盐结晶在关节周围组织的沉积物）常在第一跖趾关节处形成，并致疼痛和畸形。注意区分痛风石与伴随踇外翻的囊肿。

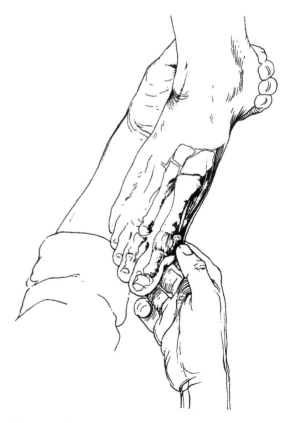

图 8-30　第一跖骨头和跖趾关节处囊肿形成

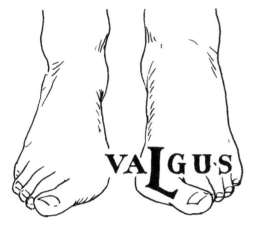

图 8-31　蹬趾外翻。外翻的 L 形即为蹬趾趾骨的侧偏（valgus，强化翻）

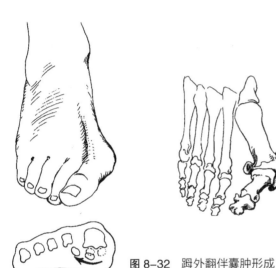

图 8-32　蹬外翻伴囊肿形成

Ⅱ区——足舟骨结节与距骨头

如前所述，距骨头底部与载距突相关节，前部与足舟骨后面相关节。距骨头在这两个关节间缺少骨性支撑。此处由从载距突到足舟骨的胫骨后肌腱和跳跃韧带维系（图8-33，图 8-34）。扁平足（平足）患者，距骨头自足舟骨下方向内侧、跖侧移位，并拉紧跳跃韧带和胫骨后肌腱，导致内侧纵弓消失（图 8-35）。这种情况下突出的距骨头上方、紧贴着鞋内侧面的皮肤处会形成胼胝体。由于存在胼胝体、紧绷的软组织结构（图 8-36）及跟骨外翻角（足部后面观）（图8-37），触诊时会疼痛严重。

Ⅲ区——内踝

三角韧带　内踝正下方可触及踝关节内侧副韧带（图 8-38）。宽阔且强壮的三角韧带弥补了内踝相对长度的不足。三角韧带相对于踝关节外侧韧带覆盖面更大，不易触及。触诊时疼痛，提示存在因踝关节外翻扭伤而造成的韧带撕裂（图 8-39）。

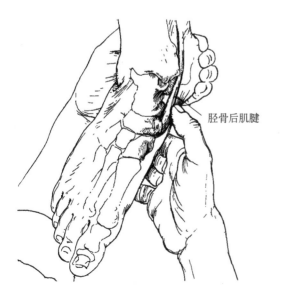

胫骨后肌腱

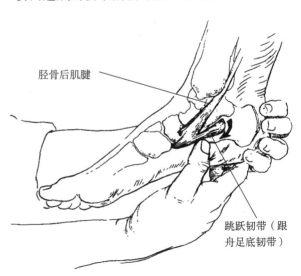

胫骨后肌腱

跳跃韧带（跟舟足底韧带）

图 8-33，8-34　足舟骨和载距突之间间隙由胫骨后肌腱和跳跃韧带维持

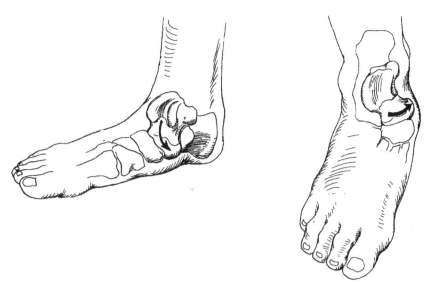

图 8-35　扁平足——距骨头向内侧、跖侧移位

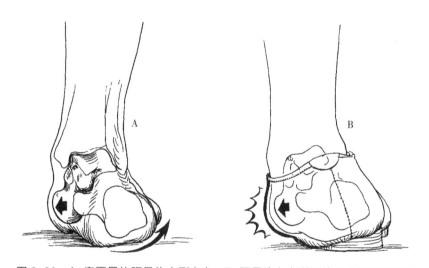

图 8-36　A. 扁平足的距骨头内侧突出。B. 距骨头上方胼胝体形成与穿鞋有关

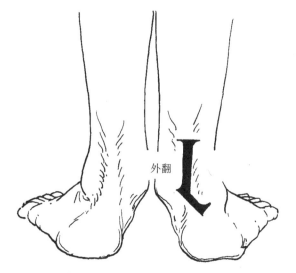

图 8-37　外翻的跟骨、扁平足的跟骨（valgus，外翻）

回到内踝，诊触其后方与跟腱之间的软组织凹陷。该凹陷中有一些重要结构。从前至后如下。

（1）胫骨后肌腱。

（2）趾长屈肌腱。

（3）胫后动脉肌和胫神经。

（4）姆长屈肌腱（图8-38）。

这些结构的顺序可以通过"**Tom, Dick, an'Harry**"记忆：胫骨后肌腱（Tibialis posterior tendon）、趾长屈肌腱（flexor Digitorum longus tendon）、胫后动脉（posterior tibial Artery）、胫神经（tibial Nerve）、姆长屈肌腱（flexor Hallucis longus tendon）的英文首字母。

胫骨后肌腱　当患者足内翻、跖屈时，胫骨后肌腱最为突出。可在紧靠内踝的后下方处观察并触及。如肌肉痉挛、脊髓脊膜膨出或脊髓灰质炎，使踝关节周围其他肌肉肌力减弱，相对强健的胫骨后肌会导致足跖屈及内翻畸形。

趾长屈肌腱　该肌腱紧贴胫骨后肌腱后方。触诊时，嘱患者屈趾并施加阻抗力。尽管此肌腱不明显，但可在紧靠胫骨后肌后方、内踝上方的位置触摸到其运动。

姆长屈肌腱　此肌腱实际上位于踝关节后方，而非内踝周围。它沿胫骨后方行走于距骨后方内外侧结节间的凹槽中。因为在其他肌肉深层，姆长屈肌腱无法触及。

这些肌腱都紧靠内踝后方走行（特别是胫骨后肌），与骨骼契合，受滑膜保护。滑膜炎时，患者诉内踝后疼痛，检查该区会有触痛。

胫后动脉　胫后动脉位于趾长屈肌腱和姆长屈肌腱之间（图8-40）。其搏动不易触及。当足部不负重时，此区域肌腱松弛，易于触诊。轻压胫骨后肌和趾长屈肌的腱后方的软组织区域，可感到胫后动脉搏动。触诊后与对侧比较。胫后动脉搏动减弱可能提示动脉闭塞。足部主要由胫后动脉供血，因此有重要临床意义。

胫神经　胫神经在胫后动脉后外侧，与动脉伴行至足部。胫神经难以进行单独触诊，但因为足底感觉主要由胫神经支配，须注意其解剖。韧带将神经血管束限制于胫骨，形成踝管，如果踝管太狭窄，会引起足部神经血管病变。踝管综合征症状与腕管综合征类似，但发病率不高。

大隐静脉　回到内踝，触诊大隐静脉，它位于内踝正前方。静脉向近端延伸时难以定位，这段静脉是穿刺补液常用部位。下肢静脉曲张常累及大隐静脉。

Ⅳ区——踝间足背区

三条重要的肌腱和一根血管在此区穿行。由内至外分别如下。

（1）胫骨前肌腱。

（2）姆长伸肌腱。

（3）足背动脉。

（4）趾长伸肌腱。

胫骨前肌、姆长伸肌、趾长伸肌是足部主要的背屈肌。如果功能丧失，患者表现为"足下垂"或跨阈步态。

胫骨前肌腱　该肌腱是3根肌腱中最突出，也是最内侧的肌腱。它在足背屈肌和内翻肌中最有力，单独缺失可导致足下垂。检

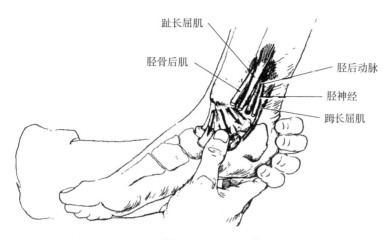

趾长屈肌

胫骨后肌

胫后动脉

胫神经

蹰长屈肌

图 8-38　三角韧带

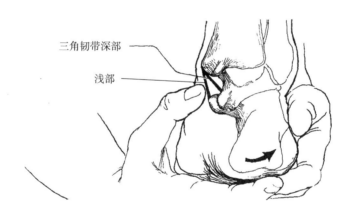

三角韧带深部

浅部

图 8-39　三角韧带扭伤致外翻时疼痛

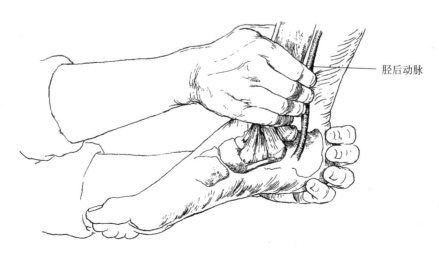

胫后动脉

图 8-40　胫后动脉触诊。它是足部的主要供血动脉

查时，嘱患者足背屈内翻。踝关节处肌腱非常明显。沿肌腱向远端触诊至第一跖骨基底及第一楔状骨内侧止点处（图 8-41），沿肌腱向近端触诊至胫骨干外侧肌腹。

蹑长伸肌腱 该肌腱紧贴胫前肌腱外侧，当蹑趾主动伸展时最为突出。在踝关节水平，该腱紧贴胫前肌腱外侧凸起：沿足背触诊直至趾远节趾骨基底部止点处（图 8-42）。可通过手术将蹑长伸肌腱自足趾转移至足背，重建足下垂患者的背屈功能。

趾长伸肌腱 该肌腱位于长伸肌腱外侧。首先在踝关节处触诊。在踝关节远端，肌腱分为 4 根，分别止于 4 个足趾远节趾骨背侧基底部。当足趾伸展时，肌腱突出，易于进行触诊。

足背动脉 足背动脉位于蹑长伸肌和趾长伸肌的肌腱之间。12% ~ 15% 的人足背动脉缺如（图 8-43）。足背动脉位于皮下，搏动比胫后动脉明显。足背动脉为足部第二大血供来源，是胫后动脉的补充。有时血管疾病可致足背动脉搏动减弱。

胫骨前肌，蹑长伸肌及趾长伸肌起自小腿前外侧胫骨和腓骨之间的骨间膜。骨筋膜室是紧密的纤维骨性区域，前方强韧的筋膜组织、后方的胫腓骨及骨间韧带使之固定、无延展性。因无法扩张，胫骨骨折、肌肉血肿或其他病变会导致骨筋膜室肿胀，引起肌肉、神经、血管坏死，继而造成足下垂畸形（骨筋膜室综合征）。长时间行军后该综合征非常多见。通常情况下，骨筋膜室内组织结构疏松且柔软。如高度紧张伴触痛，则是骨筋膜室综合征的表现。

V 区——外踝

踝关节外侧有 3 条重要韧带（图 8-44）。从前至后如下。

（1）距腓前韧带。

（2）跟腓韧带。

（3）距腓后韧带。

这 3 条韧带不及三角韧带宽大及强韧。尽管难以准确触摸，但由于它们在踝关节扭伤（跖内翻损伤）中易受累，了解其解剖非常重要。

距腓前韧带 当踝内翻跖屈时，它在 3 条韧带中最先承受应力，所以扭伤发病率很

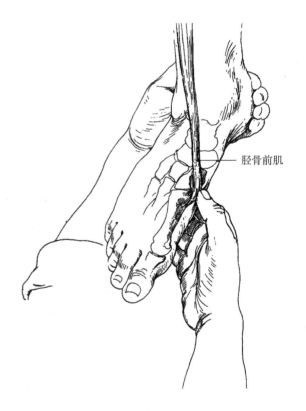

胫骨前肌

图 8-41　胫骨前肌腱触诊

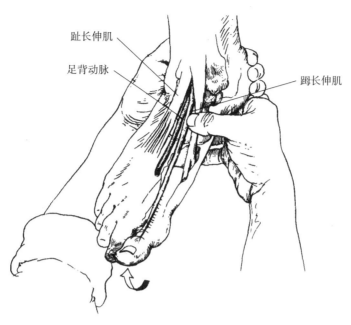

趾长伸肌

足背动脉

踇长伸肌

图 8-42　踇长伸肌腱触诊

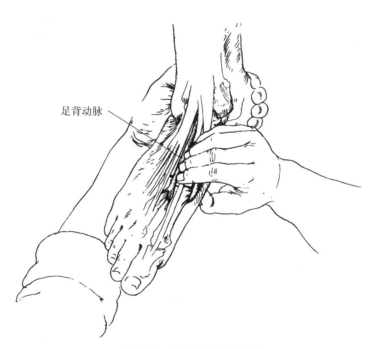

足背动脉

图 8-43　触及足背动脉搏动

高。距腓前韧带起自外踝前，止于距骨颈外侧面。跗骨窦处最易触及。韧带本身不易触诊。如韧带扭伤，常出现肿胀及压痛。此时韧带本身的缺损无法触及。

跟腓韧带 跟腓韧带实际附着于腓骨肌结节稍后方的一个小的凸起，向足底延伸，止于跟骨外侧。严重踝关节扭伤时，此韧带会被撕裂，但只发生在距腓前韧带被撕裂后。两条韧带的功能缺失可致踝关节不稳。

距腓后韧带 该韧带起自外踝后缘，向后止于距骨后方的外侧小凸起。它比其他两条副韧带有力，主要功能是防止腓骨在距骨上向前移位。因其特殊的力量及部位，只有在极严重的踝关节损伤（脱位）时才会受累。

腓骨长肌、腓骨短肌腱 这些肌腱通过踝关节时紧靠外踝后方（图 8-45）。短腱更靠近踝部，在骨槽内行走，而长腱位于短腱稍后处。腓骨长肌、腓骨短肌是足部主要外翻肌，且有助于跖屈。触诊时，嘱患者足部主动外翻并跖屈。有时固定肌腱于外踝的支持韧带（筋膜带）受损，肌腱会自外踝后方滑脱。此时出现肌腱撞击综合征，可闻及肌腱滑脱的"噼啪"音。

腓骨长肌、腓骨短肌腱在越过跟骨时被腓骨肌结节隔开（图 8-45）。它们通过支持带附着于结节，并被滑膜包绕，因此易发生腱鞘炎。此外，其通道可能会狭窄，导致狭窄性腱鞘炎。此时，腓骨肌结节区域组织增厚，伴触痛。向止点处触诊腓骨短肌（图 8-46）。该区压痛可能由踝关节扭伤引起结节尖端撕脱或骨折所致，也可由其上滑囊炎引起。

Ⅵ区——跗骨窦

踝关节扭伤常累及跗骨窦（外踝前方）。受损时其正常的凹陷处高度水肿，外踝前至距骨颈之间的距腓前韧带出现压痛（图 8-47）。跗骨窦深压痛是距下关节复合体病变的表现，也常提示存在骨折、类风湿关节炎或足痉挛综合征。

趾短伸肌 当患者足趾背屈时，趾短伸肌腹自跗骨窦突出，易于触诊。

Ⅶ区——第五跖骨头

第五跖骨头外侧面有滑囊覆盖，此处极易发炎。滑囊过度摩擦或受压会导致滑囊炎，跖骨外侧面形成骨赘，伴红、肿及压痛。此情况被称为"裁缝趾"，即小趾滑囊炎（传统的裁缝工作时双腿交叉，放置双足时，第五跖骨头外侧抵在地面）（图 8-48）。

Ⅷ区——跟骨

腓肠肌和比目鱼肌共同形成一根肌腱，即跟腱，止于跟骨。跟腱是全身最厚、最强健的肌腱。自小腿下 1/3 处至跟骨均可触及跟腱。暴力打击或突然剧烈运动引起的突然拉伤会导致跟腱断裂。暴力打击会导致离断，而突然拉伤会引起跟腱撕裂。

跟腱断裂时，尽管可能被早期的肿胀所掩盖，但多能触及其缺损。起初，损伤处有疼痛及压痛，患足不能用力跖屈。如果患者勉强行走，会出现相应的异常步态，表现为站立相迈步前期缺失，以及扁平足步态。

检查腓肠肌和比目鱼肌的连续性，嘱患

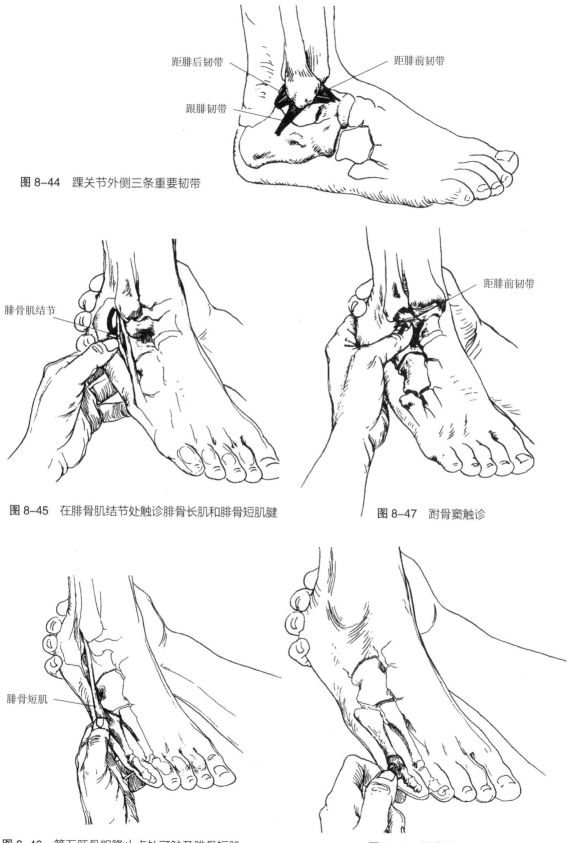

图 8-44 踝关节外侧三条重要韧带

距腓后韧带

距腓前韧带

跟腓韧带

腓骨肌结节

图 8-45 在腓骨肌结节处触诊腓骨长肌和腓骨短肌腱

距腓前韧带

图 8-47 跗骨窦触诊

腓骨短肌

图 8-46 第五跖骨粗隆止点处可触及腓骨短肌

图 8-48 裁缝趾

者俯卧位，握住并挤压小腿三头肌肌肉以确定足能否跖屈。通常可以跖屈（图8-49）。如果跟腱断裂，跖屈运动会明显减弱或消失（图8-50）。跟腱也会发生腱鞘炎，触诊会引发疼痛，活动时伴"噼啪"音。

跟后滑囊（跟腱囊） 跟后滑囊位于跟腱前方和跟骨裸露的后上角之间。

跟骨滑囊（跟皮下囊） 跟骨滑囊位于跟腱止点和皮肤之间。

无论是肌腱的损伤还是该区域过度受压都会导致这两处滑囊发炎。跟骨滑囊增大更常见，通常是由穿过大或紧的鞋，特别是高跟鞋引起。

捏起跟腱前方软组织可定位跟后滑囊；提起跟腱后方皮肤可定位跟骨滑囊——此滑囊正好位于手指间（图8-51）。该区域组织增厚或压痛都提示滑囊炎。

IX区——足跖面

跟骨内侧结节是足后部重要骨性凸起。足跖面多数肌肉均起自该骨。由于被覆厚的脂肪垫，肌肉起点无法触及；然而，跟骨骨刺可致自内侧结节及其滑囊突出，此时该区域可触及。这两种情况的骨刺都会引起压痛并对足跟着地期产生影响（图8-52）。

足底腱膜（跖腱膜） 这些坚韧的筋膜带起于跟骨内侧结节，在足底展开，止于前足跖骨头附近的韧带结构（图8-53）。跖腱膜不仅覆盖足部所有的软组织结构，还是支撑内侧纵弓的拉杆。

触诊足跖面。应感到足底平坦、无痛、无结节感。局限性压痛提示足底筋膜炎，散在的筋膜结节提示跖腱膜挛缩症。足底皮肤（特别是前足）最常见的结节是跖疣，揉捏

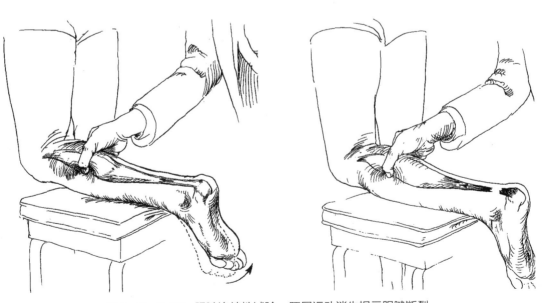

图8-49，8-50 跟腱连续性试验。跖屈运动消失提示跟腱断裂

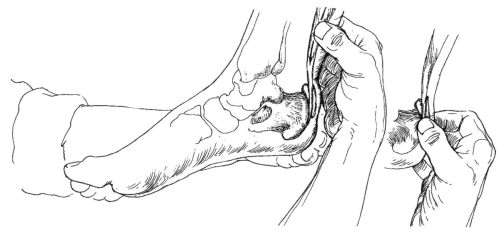

图 8-51 跟腱滑囊或跟骨滑囊

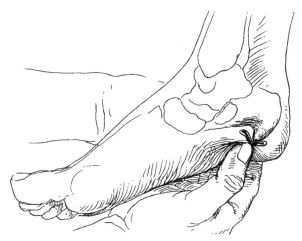

图 8-52 跟骨骨刺影响步态的足跟着地期

时比按压时更痛。

触诊跖骨头之间的软组织，观察是否有压痛和肿胀。痛性神经瘤常见于第三、第四跖骨头之间（莫顿神经瘤）（图 8-54）。足底面的胼胝体与跖疣不同，按压时疼痛而揉捏不痛。

X区——足趾

在正常情况下，足趾负重时平直置于地面。足趾存在几种特有病变。

爪形趾 爪形趾以跖趾关节过伸和近侧、远侧趾间关节屈曲为特征。常累及所有足趾，且常与高弓足相关（图 8-55）。因为鞋对屈曲的趾间关节造成挤压，足趾背面可能形成胼胝体。因为被迫承受了过度的重量，也可能在跖骨头底面和趾尖（特别是第二趾）形成胼胝体（图 8-56）。

锤状趾 锤状趾以跖趾、远侧趾间关节过伸和近侧趾间关节屈曲为特征。多数情况下，锤状指只累及一个足趾（通常是第二趾）（图 8-57），由于鞋的挤压，常在受累足趾的近侧趾间关节上形成硬结。

鸡眼 此病变常见于足趾间（特别是第四、第五趾间）。软鸡眼由足趾间潮湿所致。因其疼痛，触诊应轻柔（图 8-58）。硬鸡眼常位于过度受压区域，例如屈曲的趾间关节背面，特别是第五趾。硬鸡眼直接受力也会疼痛（图 8-59）。

嵌甲 嵌甲累及踇趾内、外侧。趾甲

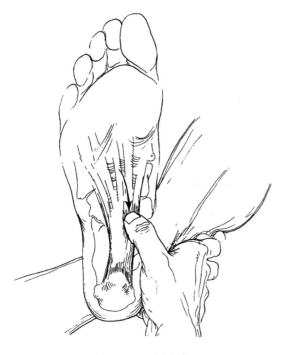

图 8-53　跖腱膜

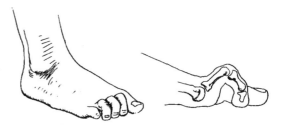

图 8-55　爪形趾

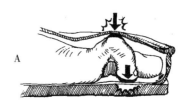

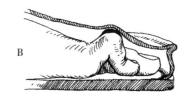

图 8-56　A.爪形趾导致的胼胝体形成；B.锤状趾导致的胼胝体形成

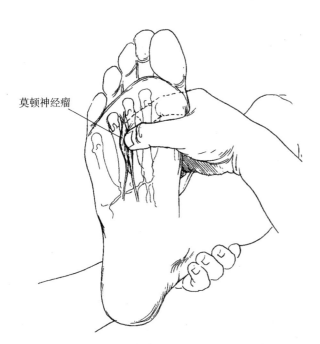

莫顿神经瘤

图 8-54　莫顿神经瘤（Morton's Neuroma）——痛性神经瘤通常位于第三、第四跖骨头之间

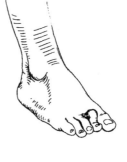

图 8-57　锤状趾

前部嵌入周围的皮肤，导致邻近软组织的肿胀和感染。受累区域出现红、肿及触痛（图8-60）。

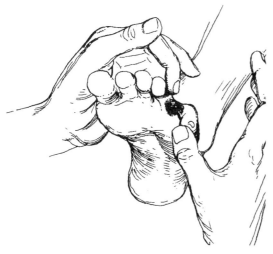

图8-58　软鸡眼

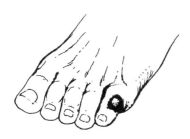

图8-59　硬鸡眼

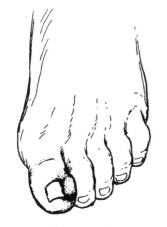

图8-60　嵌甲

踝关节稳定性检查

由于踝关节负重，对行走非常重要，因此它必须兼顾稳定性和灵活性。内、外翻扭伤会牵拉或撕裂关节支持韧带而产生不稳。过度内翻应力常导致踝关节损伤，这有两个解剖学原因：①内踝比外踝短，距骨内翻比外翻更容易；②关节外侧韧带增厚部各自独立，不如内侧整体的三角韧带强健有力。

踝关节扭伤最常累及距腓前韧带，压痛可能提示损伤。检查此韧带，嘱患者足部跖屈和内翻。如果内翻应力加重疼痛，则提示韧带扭伤或撕裂。

虽然内翻应力能表明韧带状态，仅距腓前韧带撕裂不能证明踝关节不稳。因距腓前韧带是防止距骨向前半脱位的唯一结构，撕裂将使胫骨向前滑动，因此，应检查胫骨与距骨之间是否存在向前的不稳（前拉征）。检查时，患者坐在床边，双腿自然下垂，双足稍跖屈。一只手放在胫骨下段前面，另一只手的手掌握紧足跟。向前拉跟骨（和距骨），同时后推胫骨。正常情况下，距腓前韧带在踝关节的所有状态都是紧绷的，且距骨相对于胫骨不会前移（图8-61）。异常时，距骨会从踝接合部下向前滑动（前拉征阳性）；当其移动时，甚至可闻及"咚咚"撞击声（图8-62）。

距腓前韧带和跟腓韧带同时被撕裂时，才会产生明显的外踝不稳。在检查这些韧带的完整性时，内翻跟骨；如果距骨在踝结合部出现缝隙或晃动，提示距腓前韧带和跟腓韧带损伤而致外踝不稳（图8-63，图8-64）。

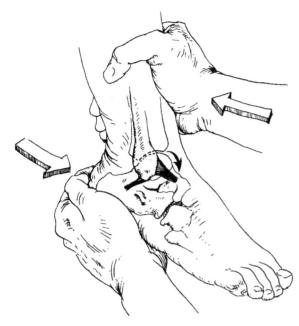

图 8-61 前拉征试验评估距腓前韧带的完整性

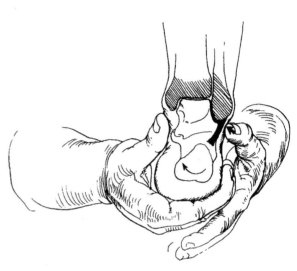

图 8-63 评估距腓前韧带和跟腓韧带稳定性的试验

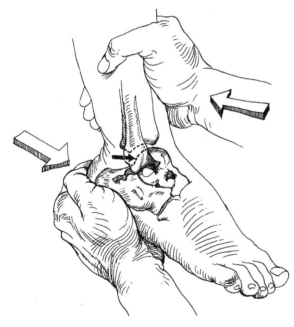

图 8-62 前拉征阳性

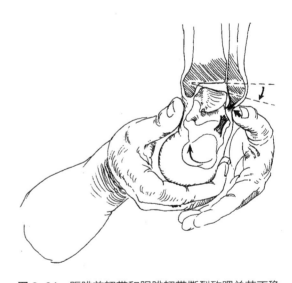

图 8-64 距腓前韧带和跟腓韧带撕裂致踝关节不稳

距腓后韧带只会和其他外侧韧带一起撕裂；造成踝关节的巨大创伤，如脱位致距腓韧带受损。

检查内侧三角韧带的稳定性，环握胫骨及跟骨以固定患者小腿，同时使足部外翻。

如果三角被撕裂，则可在踝部触及一个明显的缝隙。

完成患足检查后，检查健侧进行对比，以判断撕裂程度。应力 X 线检查是证实这些体格检查结果的最好方式。

活动范围

足踝部运动总是涉及多个关节。踝和足的基本运动有以下几种。

（1）踝关节运动：背屈；跖屈。

（2）距下关节运动：内翻；外翻。

（3）跗骨间的运动：前足内收；前足外展。

（4）足趾运动：屈曲；背伸。

值得注意的是，即使患者踝关节被融合，足部仍能保持一定活动度；因此，区分踝关节、距下关节或跗骨间的运动非常重要。

主动活动范围

有几种快速测试，虽非纯主动测试，却有助于判断足踝部活动受限范围。

检查跖屈和足趾运动，嘱患者用足尖行走；检查背屈，用足跟行走。检查内翻，用足外侧行走；检查外翻，用足内侧行走（图

8-65）。尽管这些测试能很好地提示足功能异常，却不能准确测量和评估单一运动。

如果主动测试效果欠佳，考虑使用被动测试。

被动活动范围

踝关节背屈——20°

踝关节跖屈——50°

背屈和跖屈发生在踝结合部距骨和胫腓骨之间。内踝、外踝中点连线即踝关节运动轴线。

嘱患者坐在床边，双腿自然下垂。患者屈膝，腓肠肌松弛（其起点与止点更靠近），且消除其对背屈限制作用。握住跟骨固定距下关节。接着，为确保踝关节运动单独发生，且无前足运动代偿，将前足内翻固定。握紧前足，将足部作为一个整体进行背屈和跖屈运动（图8-66，图8-67）。

足跖屈时，正常情况下内外踝间距骨有一小的侧方运动。此运动虽然难以观察，但

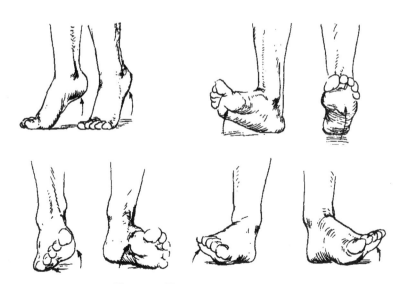

图8-65　足和踝活动范围快速测试

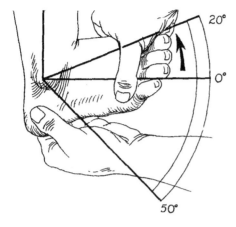

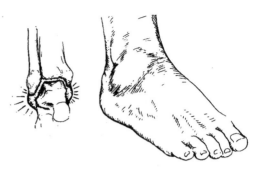

图 8-69 关节内肿胀会限制活动范围

图 8-66 踝关节背屈范围

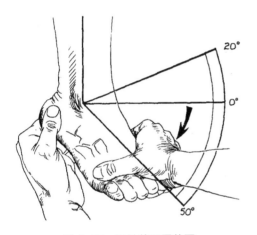

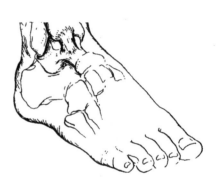

图 8-67 踝关节跖屈范围

图 8-70 关节融合会限制活动范围

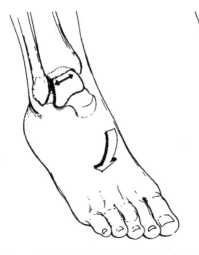

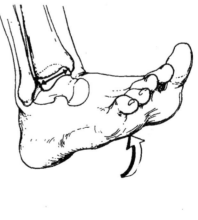

图 8-68 如果踝间距变窄，则背屈受限。较宽的距骨顶前部不再与踝穴相嵌合

应当注意。距骨背面与胫腓骨间的凹槽（结合部）相嵌合，凹槽和距骨前部稍宽。踝背屈时，距骨在两踝间被牢牢固定。但当踝关节跖屈时，两踝间与距骨较窄的后部存在一个小的横向活动间隙。如创伤使踝间距变窄，或足和踝长期处于马蹄足状态（缩小踝间距），距骨顶较宽的前部不再与踝穴嵌合，背屈受限（图 8-68）。

关节外肿胀也会限制踝关节活动（继发于扭伤或心力衰竭引发的水肿）；这种肿胀会挤压踝关节，就像踝关节被绑扎或固定一样。关节内肿胀（图 8-69）、踝关节融合或关节囊挛缩也会限制踝关节活动（图 8-70，图 8-71）。

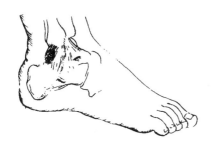

图 8-71　关节囊挛缩会限制活动范围

距下关节内翻——5°

距下关节外翻——5°

这些运动能使足部适应崎岖的路面。运动主要发生在距跟、距舟和跟骰关节。检查内翻和外翻，嘱患者坐在床边，握住胫骨远端以固定。然后握紧跟骨，使足跟交替内外翻（图 8-72，图 8-73）。距下关节炎患者（可能继发于累及距下关节的跟骨骨折）活动时会诉疼痛。年轻和年老患者的距下关节活动存在明显差异。

前足内收——20°

前足外展——10°

前足的内收、外展运动主要发生在跗骨间关节（距舟和跟骰关节）。检查时，一只手固定足跟于中立位，另一只手向内、外移动前足。此方法能感觉其活动范围，但难以精确测量（图 8-74，图 8-75）。

尽管内、外翻运动可独立于外展、内收运动进行单独测试，但正常情况下，这四种运动是相互结合的，内翻几乎总是伴随着内收（称为"旋后"），而外翻伴随着外展（称为"旋前"）。

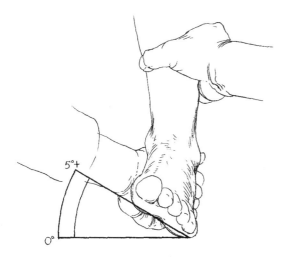

图 8-72　足内翻试验

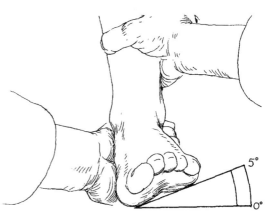

图 8-73　足外翻试验

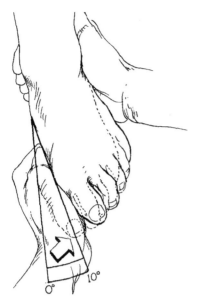

图 8-74　前足内收试验

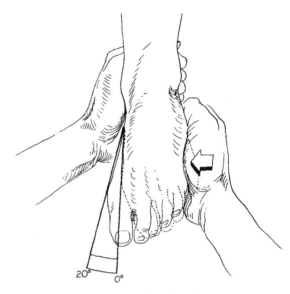

图 8-75　前足外展试验

第一跖趾关节

屈曲——45°

背伸——70°～90°

　　因为主要参与迈步前期，第一跖趾关节对正常行走非常重要。检查时，固定患者足部，在跖趾关节处屈曲、背伸其踇趾（图8-76）。正常须背伸 35°～40° 才能使足趾离地。

　　如果第一跖趾关节活动明显减少，或是关节发生融合或部分融合（踇趾僵硬），患者行走呈保护性步态，缩短足趾离地期，踩踏时足部倾斜屈曲，避免第一跖趾关节的活动或压力。此时，足趾离地靠侧方四个足趾完成（图 8-77），行走变得痛苦而不自然。此外，患者鞋面呈斜行皱褶，而非足趾上方的正常横向皱褶（图 8-78）。踇趾僵硬时，尝试背伸足趾时活动度很小并可引起剧烈疼痛，而屈曲几乎正常。

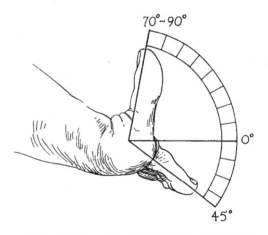

图 8-76　第一跖趾关节正常屈曲 / 背伸范围

　　踇趾近侧趾间关节只能屈曲（约 90°）。

其余足趾活动

　　其余足趾主动屈曲发生在远侧和近侧趾间关节，而主动背伸通常只发生在跖趾关节。因此，四个足趾应同时在跖趾关节和近、远侧趾间关节被动屈伸。正常情况下，

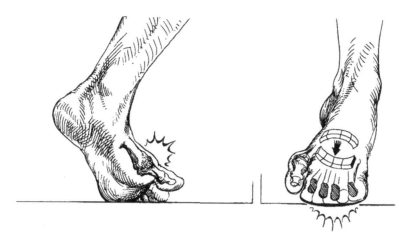

图 8-77 蹈趾僵硬导致异常足部姿势。蹈趾僵硬时足趾离地靠外侧四趾完成

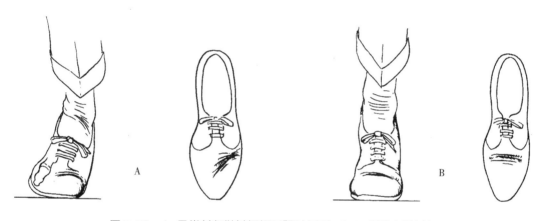

图 8-78 A. 异常斜行鞋皱褶提示蹈趾僵硬。B. 正常横向鞋皱褶

人在站立相，通过屈曲足趾抓地或鞋来获得额外的稳定性。

爪形趾限制近、远侧趾间关节背屈和跖趾关节跖屈，而锤状趾限制远侧趾间关节的跖屈、近侧趾间关节的背屈和跖趾关节的跖屈。

神经检查

肌肉检查

足部肌肉按主要功能分两类：背屈肌和跖屈肌。根据足部止点位置，许多肌肉有内翻或外翻的功能。总之，踝前方的肌腱使足背屈，踝后方的肌腱使足跖屈。在神经检查中，先检查背屈肌，再检查跖屈肌，均由外向内检查。

背屈肌

1. 胫骨前肌　腓深神经，L4、（L5）。
2. 蹈长伸肌　腓深神经，L5。
3. 趾长伸肌　腓深神经，L5。

足部主要背屈肌位于前骨筋膜室。由共

同的神经支配（腓深神经），影响神经功能的病变都会引起足下垂。

胫骨前肌　主要由 L4 支配，少部分受 L5 神经支配。检查时，嘱患者用足跟行走，同时足部内翻。可观察到该肌腱通过踝关节前内侧；且向远端延伸至止点时明显突出。胫骨前肌无力的患者不能进行功能性背屈 - 内翻检查，表现为"足下垂"或跨阈步态。

肌力检查：患者坐在床边，检查者托住患者小腿，使患者足部处于背屈内翻位。然后用拇指推压第一跖骨头及跖骨干，尝试使患者足部跖屈外翻。检查时触诊胫骨前肌（图 8-79）。

拇长伸肌　嘱患者用足跟行走，其足部不能内翻或外翻，对拇长伸肌进行功能性检查。肌腱会明显突出，一直到趾远节趾骨近端止点。

肌力检查：患者坐在床边，检查者一只手托住其足跟，使患者拇趾处于背屈位。检查者将拇指置于趾甲床，其余手指置于前足

跖面，下推趾对抗背屈（图 8-80）。如果拇指置于趾间关节上，也可同时检查拇短伸肌。因此，如果只检查拇长伸肌，要远离趾间关节进行对抗。

趾长伸肌　该肌腱是背屈肌中第三明显的。检查功能方法：嘱患者像检查拇长伸肌时那样用足跟行走。该肌腱在足背部突出，通过踝结合部前方，分散走行，止于四趾的中、远节趾骨背面。

肌力检查：患者坐在床边。检查者握住足跟固定患者足部，使足趾背伸。接着，按压足趾背部并试着使其屈曲，以做对抗（图 8-81）。足趾应几乎不屈曲。

趾短伸肌　该肌肉检查方法同趾长伸肌。趾短伸肌腹在跗骨窦部突出，易于触诊，检查其连续性。然而，不能单独对其进行肌肉检查。

跖屈肌

1. **腓骨长肌、腓骨短肌**　腓浅神经，S1。

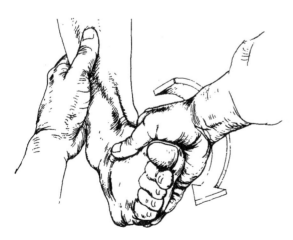

图 8-79　胫骨前肌检查

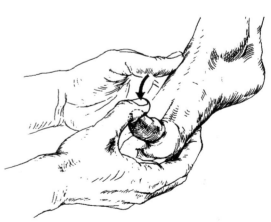

图 8-80　拇长伸肌检查

2. 腓肠肌和比目鱼肌　胫神经，S1，S2。

3. 跨长屈肌　胫神经，L5。

4. 趾长屈肌　胫神经，L5。

5. 胫骨后肌　胫神经，L5。

腓骨长肌、腓骨短肌　位于外踝后方最前方的两条肌腱。应同时对它们进行功能检查。由于它们是足踝部的外翻肌，因此嘱患者用足内侧行走。此时，腓骨肌腱会在其外踝转向处变得突出，分别在腓骨肌结节两侧通过（短肌在上，长肌在下），走行至各自止点。

肌力检查：嘱患者坐在床边，检查者握紧患者足踝部，使足部处于跖屈外翻位。接着，用手掌推压第五跖骨头及跖骨干以对抗其跖屈和外翻（图8-82）（因足趾可活动，避免对其施压）。

腓肠肌和比目鱼肌　腓肠肌和比目鱼肌组成的跟腱是踝后方最突出的肌腱。因为腓肠肌和比目鱼肌单元比腿部其他的肌肉组合更强健，很难用手判断其是否存在肌肉无力。因此，须观察这些肌肉的功能。首先，嘱患者用足趾行走，如果有严重肌无力，患者不能完成此动作。然后，嘱患者用前足跳起落下，两腿分开进行，使小腿肌肉支撑几乎2.5倍体重。如果患者平足落地，或因其他原因不能进行，则小腿肌肉至少存在轻度无力（图8-83）。老年人或背痛患者不宜进行此检查。

跨长屈肌　该腱位于跟腱内侧。观察患者步态即可评估其功能。其活动对迈步前期不可或缺。除此之外，无其他评估方法。

肌力检查：嘱患者坐在床边，托住足部使之固定。嘱其屈跨趾并施加阻抗力。对侧重复并进行双侧对比。

趾长屈肌　该肌腱位于跨长屈肌腱内侧。无特定检查方法。检查时，固定足跟，嘱患者屈曲足趾。同时施加阻抗力。同样，足趾应屈曲。

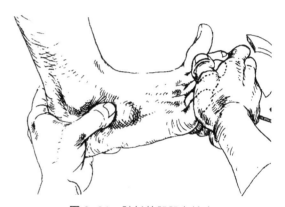

图 8-81　趾长伸肌肌力检查

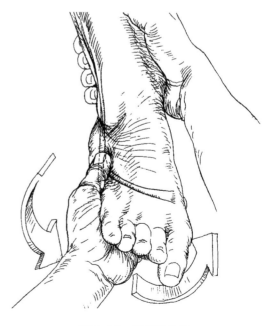

图 8-82　腓骨肌检查

胫骨后肌 其肌腱紧靠内踝后方。虽然该肌肉功能很难单独检查，但肌腱在经过内踝、止于舟状骨结节处易于触及。跖屈和内翻联合动作使肌腱明显突出。

肌力检查：患者坐在检查床上，固定足部。嘱患者跖屈和内翻足部，同时施加阻抗力。如胫骨后肌比踝周其他肌腱更有力，则能使足部产生畸形，特别是儿童。

感觉检查

腰骶部发出神经支配小腿和足部的皮肤感觉。特定神经平面支配区域可描述为皮节或带，覆盖相应区域的皮肤。L4 皮节通过膝关节，覆盖小腿内侧（胫骨嵴内侧、内踝和足内侧）。L5 皮节覆盖小腿外侧（胫骨嵴外侧）和足背部。S1 皮节覆盖足部外侧（图8-84）。

检查每条外周神经位于足背的感觉支配区域。足背内侧由隐神经支配，足背中间由腓神经支配，足背外侧由腓肠神经支配（图8-85）。

反射检查

跟腱反射（S1） 跟腱反射是深肌腱反射，由腓肠肌和比目鱼肌完成。它主要由S1 脊髓平面发出的神经支配。如 S1 神经根断裂或受压，则跟腱反射几乎消失。

反射检查：嘱患者坐在床边，双腿自然下垂，轻轻背屈患者足部使跟腱轻度拉伸。拇指和其余手指分别置于两侧的软组织凹陷

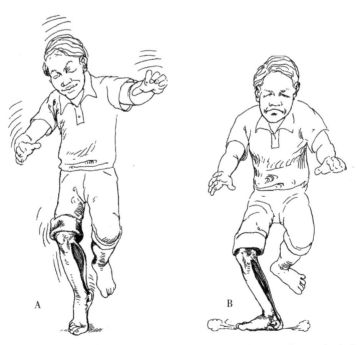

图 8-83 A. 检查腓肠肌和比目鱼肌单元，嘱患者用前足跳动。B. 如患者平足着地，则可能存在小腿后肌肉无力

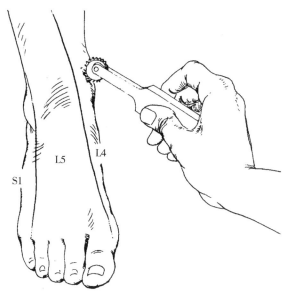

图 8-84 检查踝和足的感觉分布

中，准确定位跟腱。以屈腕动作，用神经锤的平头叩击肌腱，引起患者突然、不自主的足部跖屈（图 8-86）。叩击跟腱时，有时可通过拉开患者紧握的双手（或合拢伸展的双手）强化反射。

还有几种检查跟腱反射的方法，其中的一些会再做叙述。须根据患者情况选择合适方法。

对卧床患者，交叉其双腿，使一侧小腿置于对侧膝部，踝关节放松。轻度背屈足部，接着用神经锤的平头叩击跟腱。必要时，可加强反射。

图 8-85 足和踝的感觉分布

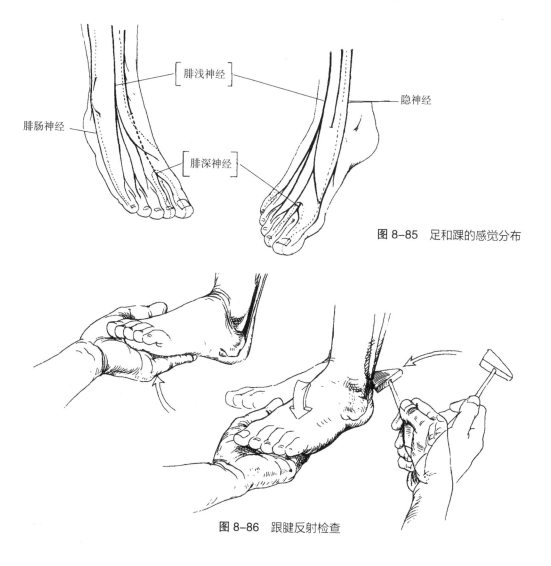

图 8-86 跟腱反射检查

如果患者俯卧位，嘱其屈膝至90°，轻度背屈足部。然后叩击跟腱。

如果踝关节肿胀，或直接叩击跟腱会有疼痛，则使患者俯卧，同时踝部放在床边，进而检查踝反射。手指压在患者前足跖面使其背屈，同时用神经锤叩击手指，手指可感觉到反射（图8-87）。

特殊检查

僵硬性或可复性平足试验　观察患者站立和坐位时的足部情况。如果在所有状态下足内侧纵弓都消失，则患者是僵硬性平足。如果患者足趾站立或坐位时纵弓存在，而只有站立时消失，则其平足是可复性的，可通过纵弓支撑器进行矫正（图8-88，图8-89）。

胫骨扭转试验　儿童内八字足可由胫骨过度内旋引起。如果怀疑胫骨扭转，需要在小腿两端的胫骨结节和内踝、外踝进行标记。正常情况下，两踝间的连线相对于胫骨结节至踝关节的垂线成外旋15°。如果胫

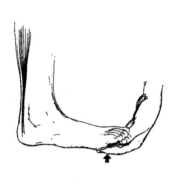

图8-87　检查跟腱反射的另一种方法

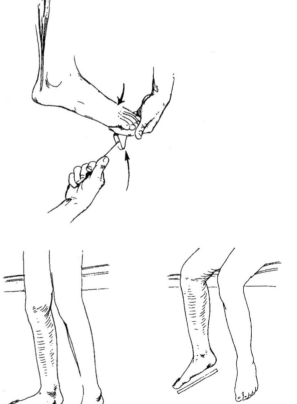

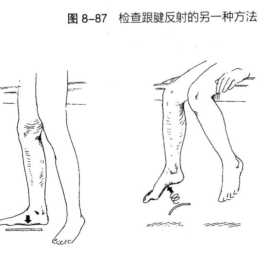

图8-88　除站立外的其他姿势，可复性平足可见足底纵弓

图8-89　僵硬性平足任何状态都呈扁平状

骨向内扭转，则踝间连线面向正前方，且接近垂线（图8-90~图8-92）。

前足内收矫正试验 儿童的前足内收并非必须进行矫正（图8-93）。如果检查者徒手能纠正患儿内收，且外展前足超过中立位，则不需治疗，因为足部最终会自行矫正（图8-94）。然而，如果只能部分纠正或不能纠正前足至中立位，则足部无法自行矫正，须支具矫正（图8-95，图8-96）。

踝关节背屈试验 当膝关节伸直时，踝

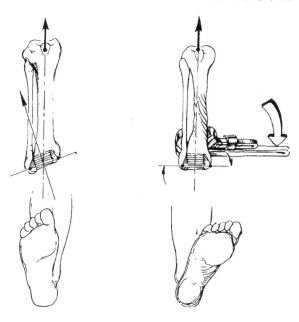

图8-90 内八字足可能是由胫骨过度内旋造成

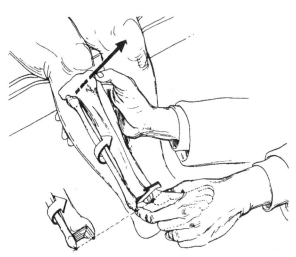

图8-92 胫骨向内扭转时，踝关节结合部面向前方或内侧

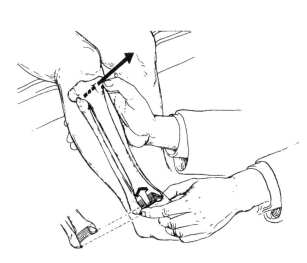

图8-91 踝关节结合部通常外旋15°

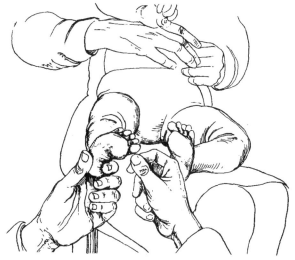

图8-93 儿童前足内收很常见

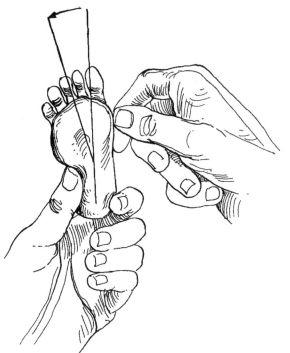

图 8-94 如果用手能将足部外展超过中立位，则不需要矫正

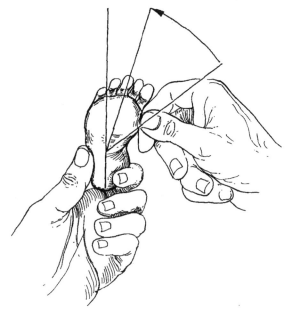

图 8-96 对于甚至不能纠正到中立位的前足内收，应进行支具矫正

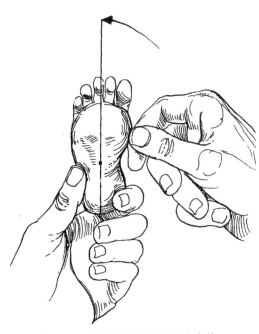

图 8-95 足部外展不能超过中立位

关节不能背屈或被限制于一定的跖屈位，其受限是由腓肠肌或比目鱼肌引起，可通过以下检查确定哪块肌肉引起的受限。首先屈膝。如果踝关节能背屈，则腓肠肌是活动受限原因，因为屈膝使腓肠肌起点更靠近其止点从而使之（跨两关节的肌肉）放松（图8-97，图 8-98）。因为比目鱼肌是单关节肌肉，不受屈膝影响；如果是比目鱼肌的原因，则无论是否屈膝，背屈同样受限。

伸踝试验（赫曼征） 检查深静脉血栓性静脉炎时，嘱患者腿部伸展，强制背屈其踝关节。此动作导致小腿肌肉疼痛，提示赫曼（Homan）征阳性。深部触诊小腿肌肉诱发疼痛进一步提示存在深静脉血栓性静脉炎（图 8-99，图 8-100）。

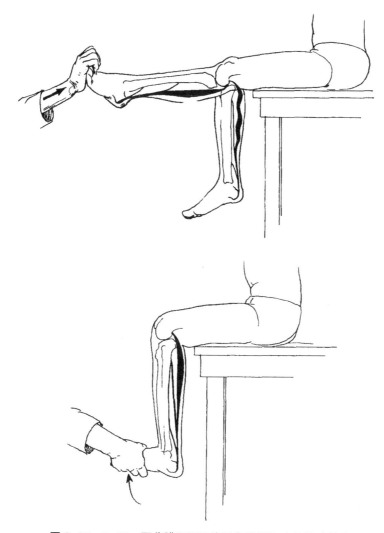

图 8-97，8-98　区分腓肠肌和比目鱼肌紧张度的特殊检查

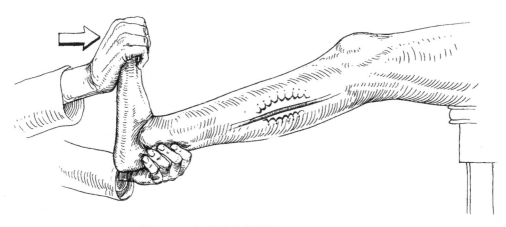

图 8-99　深静脉血栓性静脉炎引起的赫曼征

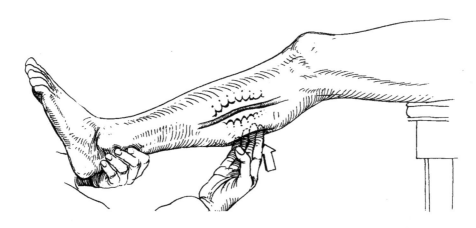

图 8-100 深部触诊小腿肌肉诱发疼痛提示深静脉血栓性静脉炎

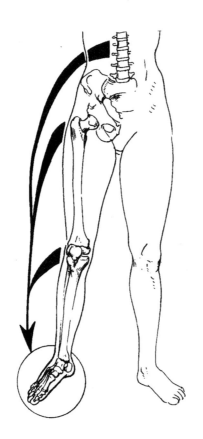

图 8-101 腰椎、髋部或膝部病变可引起足踝部疼痛

相关区域检查

足和踝的全面检查应包括下肢所有关节，因为膝部、髋部或腰部区域病变同样可引起足踝部疼痛（图 8-101）。

（张慧婷　兰　姗　王配军　廖晓龙

刘江涛　译）

第九章
腰椎体格检查

腰椎发出马尾神经支配下肢，也为腰背部提供一定活动度。同时，腰椎支撑人体上半身，并将上半身的重量分散到骨盆和下肢。因为腰椎不与肋骨相连，所以有相对较大的活动范围。

视诊

为了更全面地检查腰椎，患者须脱光衣物。患者脱衣时，观察其动作流畅性。患者有腰背部疾病时，在脱衣过程中，其脊柱僵硬，会避免弯腰、转身或其他可能引起疼痛的动作。脊柱任何笨拙或不自然的动作均可能提示某种病变。

先查看腰背部是否有发红或不正常皮肤征象。皮肤异常发红可能提示感染或长期接触热物质导致皮肤色斑。脂肪瘤、异常毛发、咖啡牛奶斑、胎记等常提示潜在的神经或骨骼病变。

腰部松软的面团样脂肪瘤（脂肪肿块）可能提示脊柱裂（椎弓在棘突处分裂），哑

铃状脂肪瘤可通过骨缺损延伸至马尾（图9-21）。

腰背部异常的毛发可能提示脊柱骨缺损，如脊髓纵裂（先天性骨性间隔，将脊髓纵向分裂成两部分）。毛发块（山羊胡子）伴脂肪瘤可更确切地提示潜在的骨骼病变。（图9-1）

皮肤斑记或带蒂赘生物常伴有皮肤"咖啡牛奶"斑，提示神经纤维瘤病（图9-1）。类似脂肪瘤的多发性纤维神经瘤可能会侵犯脊髓或神经根。

须仔细观察胎记或过大的酒红色斑，因为它们同样提示潜在的骨骼病变（脊柱裂）。

特定的姿势是多种脊柱疾病的直观征象，应充分分析。肩部和骨盆在同一水平，中线两侧的骨骼、软组织结构应对称。站立位，身体侧方倾斜多提示继发于腰椎间盘突

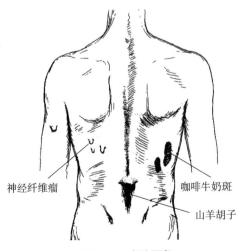

图9-1 皮肤征象

神经纤维瘤

咖啡牛奶斑

山羊胡子

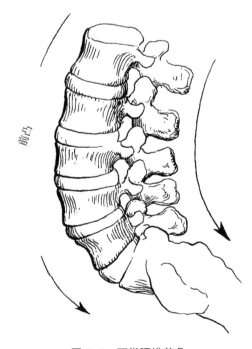

前凸

图9-2 正常腰椎前凸

出的坐骨神经痛。侧面观，轻度的腰椎前凸曲线是正常的（图9-2）。然而，正常的腰椎前凸完全消失也很常见（椎旁肌痉挛）（图9-3）。有时可能存在极严重的脊柱后凸（驼背畸形）（图9-4）。此外，异常的腰椎前凸是前腹壁薄弱的基本特征。

骨骼触诊

检查时，患者站立，检查者坐于患者后方（图9-5）。手指置于髂嵴，拇指置于背部中线L4-L5间（平髂嵴最高点连线），触诊椎间隙（图9-6）。L4、L5椎体棘突位于椎间隙上下。这两个棘突无重叠，代表椎体的实际位置，是定位其他椎体时的参照。

背侧

棘突 定位L4-L5间隙，向上触诊其他腰椎棘突（图9-7）。再回到L4-L5间隙，向下触诊骶椎棘突；通过髂后上棘连线定位S2棘突。触诊时脊柱的疼痛会诱发腰腿部放射痛（图9-8）。

骶三角区棘突间裂隙或腰骶椎棘突缺如，提示脊柱裂（图9-9）。肉眼可见或可触及的棘突移位提示脊椎滑脱（一个椎体在另一个椎体上滑向前方，常见于L5、S1或L4、L5）（图9-10），脊椎滑脱继发于椎体后部（椎弓峡部）骨缺失（椎弓峡部裂）。这种情况常导致腰背痛，尤其多发于青少年。峡部不连续时，可导致神经根牵拉或椎间盘突出，伴下肢放射痛。

尾骨背面（**图9-11**） 尾骨疼痛（尾骨痛）常由直接暴力引起。直肠检查是尾骨全面触诊的唯一方式（图6-70）。

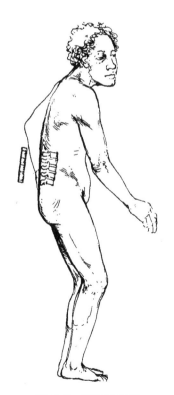

图9-3 椎旁肌痉挛

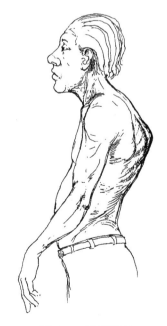

图9-4 驼背畸形

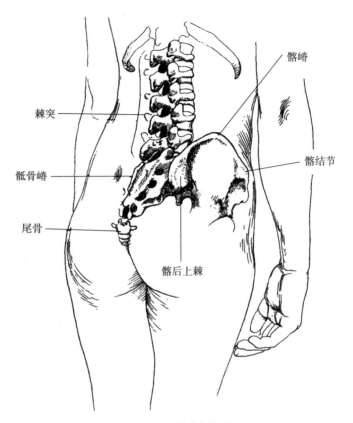

图 9-5 腰椎背侧解剖

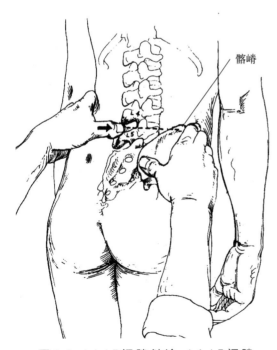

图 9-6 L4-L5 间隙触诊。L4-L5 间隙
平髂嵴最高点连线

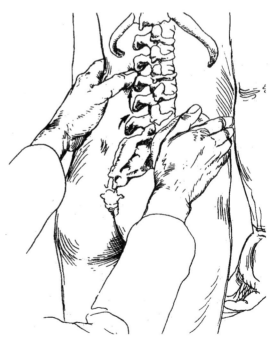

图 9-7 棘突触诊

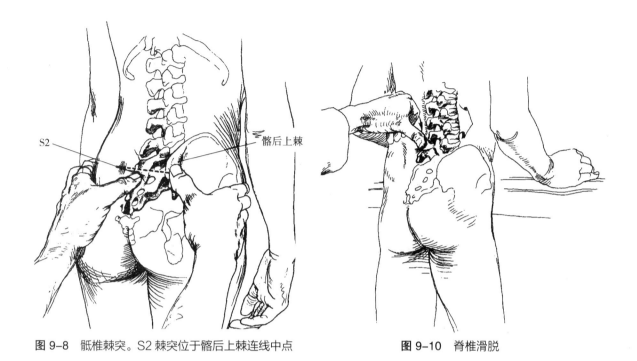

图 9-8　骶椎棘突。S2 棘突位于髂后上棘连线中点

图 9-10　脊椎滑脱

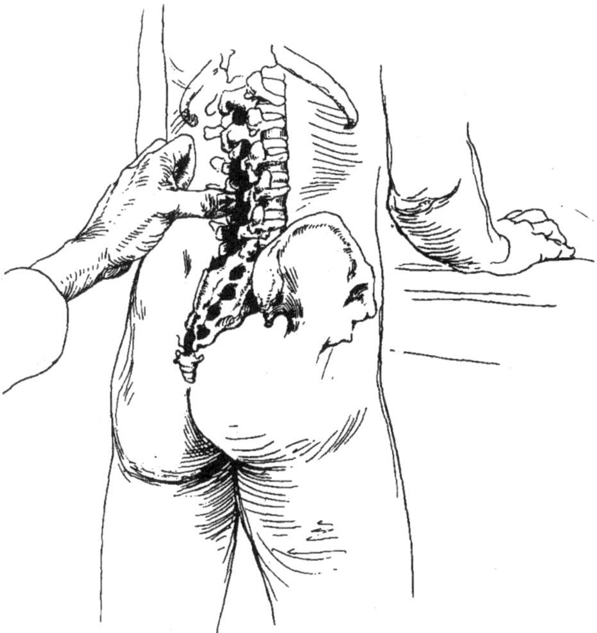

图 9-9　脊柱裂

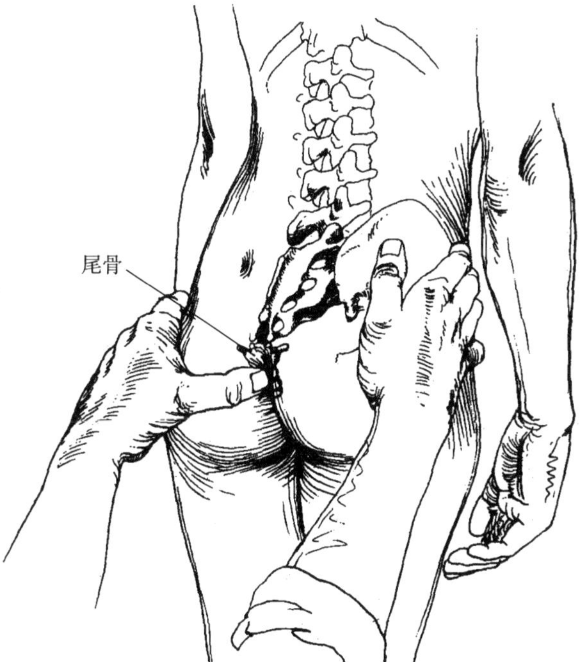

图 9-11　尾骨

为了全面触诊腰骶部，需检查髂后上棘、髂嵴、大转子和坐骨结节，检查方法见髋部章节（图9-12～图9-15）。

腹侧

检查时，患者仰卧，屈膝，腹部肌肉放松。

脐位于L3-L4间隙，腹主动脉在此分为左右髂总动脉。在腹主动脉分叉处以下可触诊L4、L5、S1椎体的前部及椎间盘，椎体前部由前纵韧带覆盖（图9-16）。

骶骨岬　L5-S1关节是腰骶区腹侧最突出的结构。手指置于脐下方，患者放松，沿腹白线缓慢加压，能勉强触及L5、S1椎体表面（图9-17）。

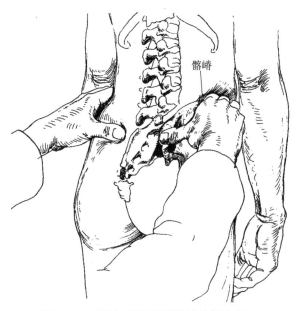

图 9-12　髂后上棘和髂嵴触诊的起始点

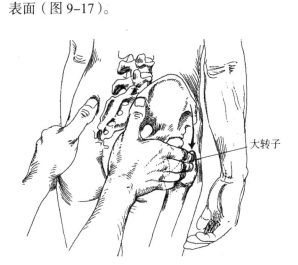

图 9-14　大转子

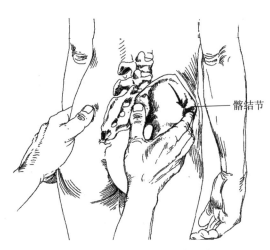

图 9-13　髂嵴后部和髂结节

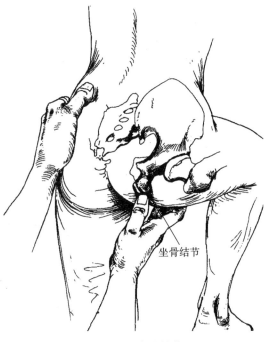

图 9-15　坐骨结节

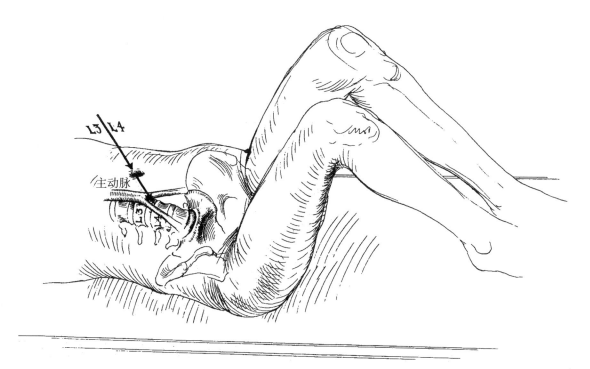

图 9-16 腰椎前面观。脐平 L3-L4 椎间盘水平

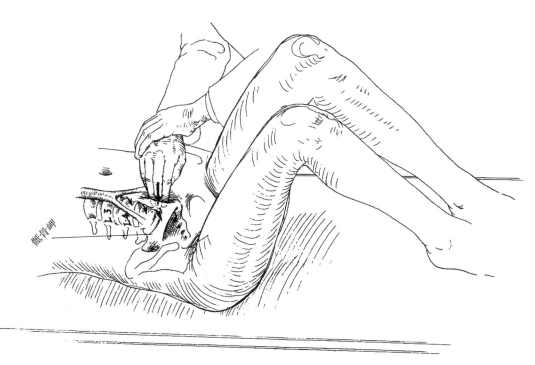

图 9-17 骶骨岬

软组织触诊

腰椎软组织分为 5 个临床区域。

Ⅰ区——脊柱中线。

Ⅱ区——髂嵴。

Ⅲ区——髂后上棘。

Ⅳ区——坐骨区。

Ⅴ区——前腹壁和腹股沟区。

Ⅰ区——脊柱中线

棘上韧带及棘间韧带（图 9-18） 韧带自后方连接腰椎、骶椎棘突。棘上韧带是一条坚韧的纤维带，连接第 7 颈椎到骶椎的棘突。棘上韧带腰部最宽，从腰椎表面可触摸其厚度。棘间韧带短而坚韧，连接相邻的棘突。由于棘间韧带位于棘突间，不在棘突上，所以无法触及。沿棘突线向下触诊，如棘上韧带或棘间韧带断裂，局部会出现压痛，棘突间会触及缺损（图 9-19）。

椎旁肌 椎旁肌由 3 层肌肉组成，其中只有浅层肌肉（竖脊肌——由棘肌、最长肌

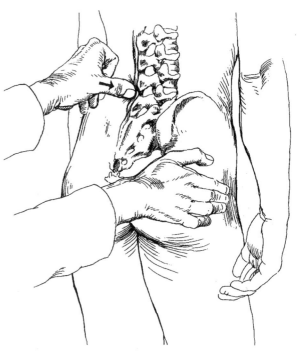

图 9-18　棘上及棘间韧带

及髂肋肌组成）可被触及。

检查者立于患者身后并嘱其头部后仰，使肌筋膜放松。触诊时无法区分竖脊肌的三层肌肉，可将中线两侧的肌肉各作为一个整体检查。用手指揉捏肌肉，注意此过程中

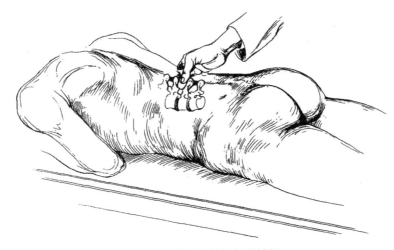

图 9-19　棘上及棘间韧带缺损

出现的压痛、痉挛、缺损和大小及连续性的差异。异常情况下，一侧的椎旁肌看起来会更加突出，也会更加僵硬（继发于痉挛），可能导致患者身体偏向一侧。如果两侧椎旁肌均痉挛，肌肉会明显突出，形成坚硬的嵴，正常腰椎前凸完全消失。由于节段性神经分布，椎旁肌也会出现局部萎缩（图9-20）。有时在中线或中线两侧可触及脂肪瘤（图9-21）。脂肪瘤可能侵犯脊髓或提示脊柱裂，这有重要临床意义。

Ⅱ区——髂嵴

臀肌起自髂骨大部，位于髂嵴下方。其起点在髂嵴后部边缘下方可触及，由后向前延伸至髂棘。臀肌触诊，详见161页。

检查臀肌起点区域时，检查纤维脂肪瘤，它们有时位于髂嵴后部边缘下方（图9-22）。瘤体触诊时有压痛，可引起局限性腰部疼痛。臀部神经瘤触诊时也有压痛（图9-23）。

Ⅲ区——髂后上棘

骶三角区由两侧髂后上棘和臀裂顶部围成。仔细触诊此区，因为它是腰部扭伤疼痛或髂后上棘肌韧带撕裂疼痛的常见部位。髂后上棘是骶结节韧带附着点，骶结节韧带与骶棘韧带共同连接骶骨和坐骨，维持骶髂关节稳定性。

Ⅳ区——坐骨区

坐骨神经 坐骨神经是人体最粗的神经，沿大腿后方中部垂直下行，沿途发出分

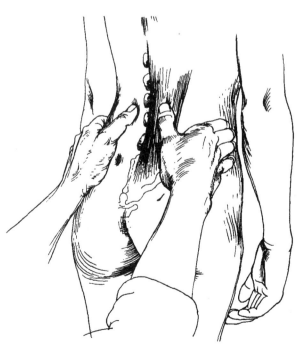

图9-20 椎旁肌触诊

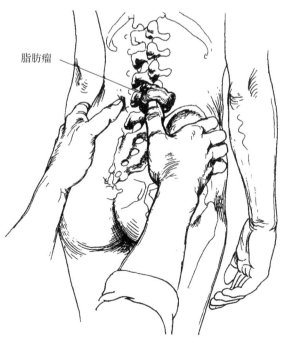

图9-21 脂肪瘤可能侵犯脊髓或提示脊柱裂

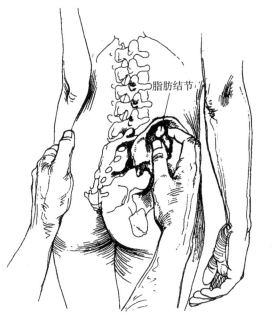

图 9-22 纤维脂肪瘤有时位于髂嵴后部边缘下方

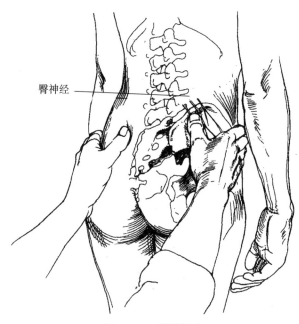

图 9-23 臀神经瘤

支到股后肌群,最后分为胫神经和腓总神经。坐骨神经易于定位,在梨状肌下方穿骨盆坐骨大孔,并通过大转子与坐骨结节连线的中点。

触诊时,患者屈髋,定位坐骨结节和大转子连线中点。用力按压此点触诊坐骨神经,勉强可及(图 9-24,图 9-25)。椎间盘突出或占位性病变压迫神经根,触诊时会引起神经痛。

Ⅴ区——前腹壁和腹股沟区

前腹壁肌肉 前腹壁肌肉是维持腰椎正常结构的关键因素,薄弱时会导致异常的腰椎前凸,进而引起姿势性腰部疼痛(图9-26)。

前腹壁肌群由多块肌肉构成,同椎旁肌一样受节段性神经支配。触诊腹肌时,患者前臂交叉置于胸前,1/4 仰卧体位。检查每一块腹直肌,注意有无肌肉薄弱或缺损。

腹股沟区 检查腹股沟区是否存在腰大肌脓肿,可表现为窦道、肿块或局限性脓肿。由于腰肌起自 T12~L5 椎体和椎间盘的前部,用力屈髋时,腰大肌脓肿产生的疼痛会加剧。腹股沟区的疼痛常提示髋关节病变。

活动范围

腰椎椎体由富含弹性的椎间盘间隔,椎间盘由纤维环和髓核组成。椎体活动度一部分由椎间盘的受压变形程度决定,另一部分取决于脊柱关节间关节面的角度和大小。椎

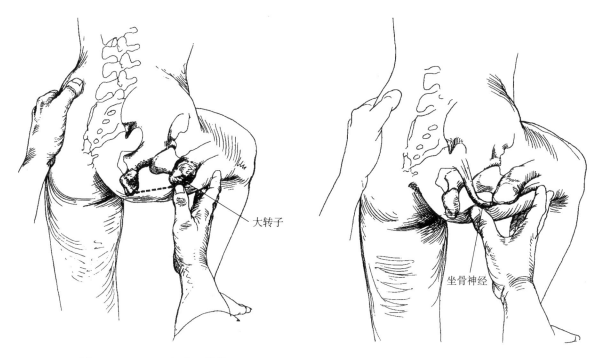

大转子

坐骨神经

图 9-24，9-25　在坐骨结节和大转子连线的中点可勉强触及坐骨神经，触诊时需屈髋

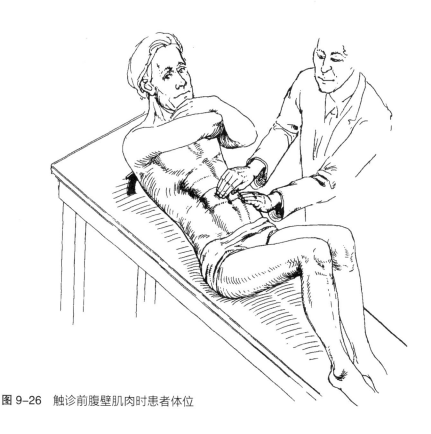

图 9-26　触诊前腹壁肌肉时患者体位

间盘越厚，关节面越大，椎体活动范围越大。腰区（L4、L5、S1）同时具备这些条件，L5-S1活动度远大于L1-L2。然而，活动范围大的部位更易出现病变，下腰椎比上腰椎更易发生椎间盘突出和骨性关节炎。

腰椎的活动包括：①屈；②伸；③侧屈；④旋转。

腰椎由于没有肋骨的限制，比胸椎有更大的屈伸范围。同样，理论上腰椎具有较大的旋转度。然而，铰锁的关节面、周围韧带及纤维环的固定作用限制了腰椎活动，减少了活动范围。

与四肢关节相比，腰椎单个椎间关节活动度较小。主要的活动，如屈曲，主要依靠髋关节活动，仅一小部分活动由脊柱本身完成。事实表明脊柱融合对患者脊柱活动度影响并不大。这里评估腰部活动度的检查主要是用来确定明显的活动受限。

前屈

腰椎的屈曲包括前纵韧带的松弛和棘上韧带、棘间韧带、黄韧带、后纵韧带的拉伸。椎体的大小会限制屈曲活动。

检查腰椎屈曲时，患者膝关节伸直站立，嘱其尽量前屈，并试图用手触摸脚趾。如果不能触及，测量指尖到地面的距离（图9-27）。在屈曲过程中正常的腰椎前凸没有反转，腰部最多只是变平。腰部屈曲时同颈椎一样不会出现后凸。椎旁肌痉挛患者会拒绝进行活动度检查，因为完整的动作将使疼痛加重，因其他原因腰痛的患者也会减小活动范围。

后伸

腰部后伸时，前纵韧带拉伸，后方韧带松弛。后伸动作由背部内在肌控制，腹直肌

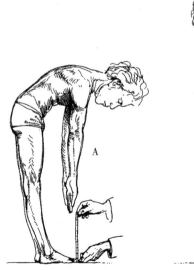
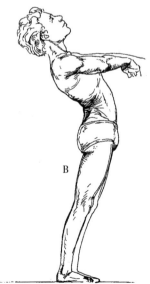

图9-27 A.腰椎前屈范围；B.腰椎后伸范围

会限制腰椎前凸。

检查后伸时，检查者立于患者身侧，手掌置于其髂后上棘，手指指向中线。以手为支点，嘱其尽量后仰（图9-27）。同时可用手在患者胸部缓慢施压助其后仰。

应评估并记录后伸范围。脊椎滑脱患者在后伸时腰背部疼痛加剧，前屈时疼痛有所缓解。

侧屈

腰椎侧屈不是一个独立的动作，同时伴随着脊柱的旋转。侧屈范围受周围韧带的限制。

检查时，首先固定髂嵴，嘱患者尽量向左侧侧屈，然后屈向右侧。记录患者向两侧的侧屈度，并做对比。进行被动侧屈试验时，固定患者盆骨，紧握其肩部，使其屈向两侧（图9-28）。应记录腰部主动或被动侧屈范围的差异。

旋转

检查时，立于患者身后，一只手置于髂嵴上固定骨盆，另一只手置于对侧肩部。检查者同时后旋患者骨盆和肩部来旋转其躯干。对侧重复相同的动作，对比两侧旋转范围（图9-29）。

神经检查

腰椎神经检查包括整个下肢检查，因为脊髓或马尾病变，如椎间盘突出、肿瘤或神经根撕脱，通常表现为下肢反射、感觉、肌力的改变。所以，神经检查中描述下肢各肌肉、反射、感觉区域与其相应脊髓平面的关系，可更精确、容易地检查和定位脊髓病变。

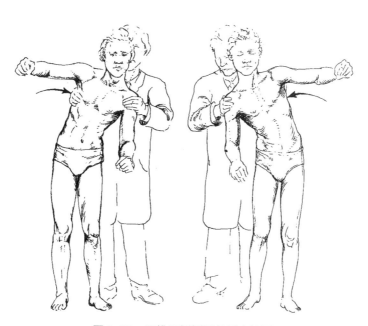

图 9-28 腰椎两侧侧屈范围应相同

为了阐明这种关系，建议沿神经走行而非临床分区进行检查。因此，对于每个神经平面，我们要检查其特有的肌肉、反射和感觉区域，以明确其神经支配的节段性。

注意：腰椎没有独立神经检查。由于只有明显的差异才能被识别，所以多数试验是检查活动范围。

T12、L1、L2、L3 神经平面

由于 T12、L1、L2、L3 平面没有单独的神经反射，所以其完整性只能通过肌肉和感觉检查来评估。

肌肉检查

髂腰肌：受 T12、L1、L2、L3 神经支配。

髂腰肌是主要屈髋肌。检查时，患者坐于床边，两腿自然下垂。首先，检查者一侧手置于髂嵴固定骨盆，嘱患者主动抬大腿。然后，另一侧手置于患者股骨远端，嘱其抬大腿，同时给予阻抗力。确定患者能克服的最大阻力，用相同方法检查对侧髂腰肌，比较两侧肌力。操作详见第 169 页。

感觉检查

L1、L2、L3 发出神经，支配腹股沟韧带到膝关节之间的大腿前区域感觉。L1 支配大腿前上部、腹股沟韧带下方的斜形带状区；L3 支配大腿前部、膝关节上方的斜形带状区；而 L2 支配区域位于两者之间，大腿中部前面。

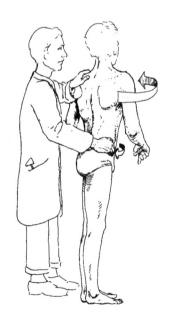
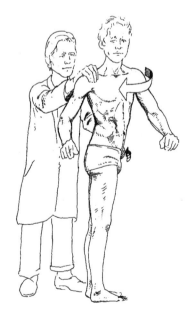

图 9-29　腰椎旋转范围

L2、L3、L4 神经平面

L2、L3、L4 可通过肌肉、感觉检查来评价；膝反射尽管由 L2、L3、L4 共同支配，但本质上是由 L4 支配，检查时亦如此。

肌肉检查

股四头肌：L2、L3、L4，股神经。

检查时，患者坐于床边。固定患者大腿远端，嘱其伸膝，同时给予阻抗力，操作详见第 198 页。

内收肌群：L2、L3、L4，闭孔神经。

髋部内收肌群，同股四头肌一样，检查时可作为一个大的肌群。检查时，患者坐位或仰卧位。嘱其两腿外展，检查者双手置于患者膝内侧，嘱其做对抗阻力的内收动作。操作详见第 171 页。

L4 神经平面

肌肉检查

胫骨前肌：L4，腓深神经。

检查时，在患者第一跖骨头内上方施加阻力，嘱患者对抗阻力做足背屈和内翻动作。操作详见第 238 页（图 8-79）。

反射检查

膝反射

膝反射为深肌腱反射，由 L2、L3、L4 神经根发出的神经支配，主要为 L4。临床上，膝反射被认为是 L4 神经反射，然而，即使 L4 神经根完全离断，膝反射仍然存在，但较前显著减弱，因为除了 L4 神经外它还受其他来源的神经支配。如何诱发膝反射详见第 191 页。

感觉检查

L4 支配小腿前内侧感觉。膝部为 L3 皮节（在上）和 L4 皮节（在下）分界。小腿胫骨嵴为内侧的 L4 皮节和外侧的 L5 皮节分界线（图 9-30）。

L5 神经平面

肌肉检查

姆长伸肌：L5，腓深神经。

检查者将拇指置于患者足背，姆趾抗阻力背屈（图 8-80）。操作详见第 238 页。

臀中肌：L5，臀上神经。

检查臀中肌肌力时，患者侧卧位，一只手固定盆骨。嘱患者外展下肢，完全外展时，在患者膝外侧施加阻抗力。操作详见第 170 页。

趾长伸肌、趾短伸肌：L5，腓深神经。

检查时，患者坐在床边。一只手固定患者跟骨，另一只手拇指置于足背，使其足趾背屈，然后施加阻力对抗其背屈。患者足趾不应跖屈。详见第 238 页（图 8-81）。

反射检查

L5 神经反射很难引出。虽然胫骨后肌有 L5 神经反射，但不易引出且很轻微。如果完成感觉和运动检查后，L5 神经完整性仍不能确定，则按以下方法检查胫骨后肌反射：维持前足在轻度外翻背屈位，然后叩击足内侧胫骨后肌肌腱舟状骨结节止点处。正常可引起轻微的足底内翻。

感觉检查

L5 支配小腿外侧和足背感觉。胫骨嵴为 L4 和 L5 皮节分界线（图 9-31）。

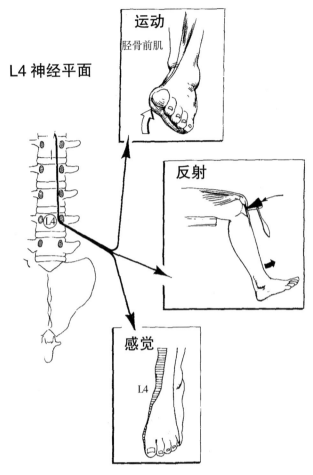

L4 神经平面

运动

胫骨前肌

反射

感觉

L4

图 9-30　L4 神经平面

S1 神经平面

肌肉检查

腓骨长肌、腓骨短肌：S1，腓浅神经。

检查腓骨肌时，固定患者踝关节，嘱其足部跖屈和外翻，手掌置于第五跖骨头处，施加阻力对抗。操作详见第 239 页（图 8-82，足踝章节）。腓肠肌 - 比目鱼肌：S1，S2，胫神经，腓肠肌群很强大，没有适合的手法检查其肌力。其功能检查详见 239 页。

臀大肌：S1，臀下神经。

检查臀大肌肌力时，嘱患者俯卧，屈膝伸髋。对抗髋部背伸，同时触诊臀大肌肌张力。操作详见第 169 页（图 6-50）。

反射检查

跟腱反射

跟腱反射是腓肠肌主导的深肌腱反射。检查时，患者缓慢背屈足部，使跟腱轻度拉伸。然后叩击跟腱，可诱发突然、不自主的足部跖屈。详细描述及替代方法详见足踝章节。

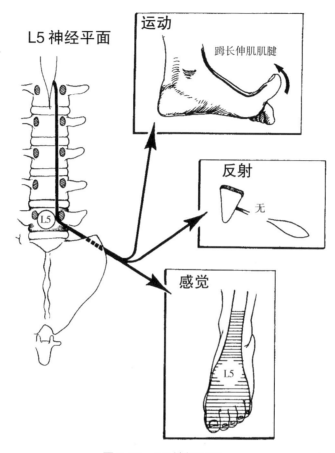

L5 神经平面

运动

踇长伸肌肌腱

反射

无

感觉

L5

L5

图 9-31 L5 神经平面

感觉检查

S1 皮节支配外踝、足外侧及足底皮肤感觉（图 9-32）。

S2、S3、S4 神经平面

S2、S3、S4 神经分支是支配膀胱的主要神经，同样也支配足内在肌。尽管无法单独检查膀胱肌肉，但膀胱神经病变同样也影响足内在肌功能，因此，应仔细检查足趾是否存在明显畸形。S2、S3、S4 没有对应深反射。

感觉检查

S2、S3、S4 神经支配肛周三个同心圆环区皮肤感觉，分别为 S2（外环）、S3（中环）、S4 和 S5（内环）。用锐器轻划三个环形区域皮肤，判断感觉是否正常。

表 9-1 汇总了临床上与各神经平面对应的检查。特别适用于腰椎间盘突出检查。

浅反射

腹壁反射、提睾反射、肛门反射是浅反射，或称为上运动神经元反射，反射需要刺

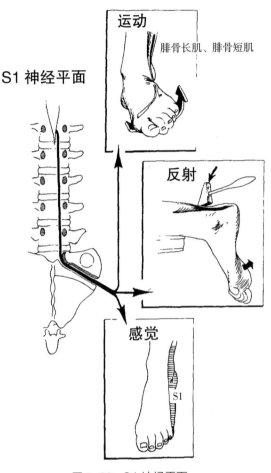

S1 神经平面

运动

腓骨长肌、腓骨短肌

反射

感觉

S1

图 9-32 S1 神经平面

激皮肤，并通过中枢神经系统（大脑皮层）调控。而膝反射和跟腱反射是深肌腱反射，又称为下运动神经元反射，需要刺激肌腱，由脊髓前角细胞调控。浅反射消失提示上运

动神经元损伤，如果同时伴深反射亢进，则更具临床意义。由于脑部中枢抑制作用，深反射不会过度反应，因此，深反射亢进合并浅反射消失共同提示大脑或上运动神经元异常。

腹壁反射 检查时，患者仰卧位。神经锤的尖端划过患者腹壁各区，观察脐是否向划过的方向移动（图 9-33）。腹壁反射消失提示上运动神经元损伤。腹壁肌肉受节段性神经支配，上部由 T7～T10 支配，下部由 T10～L1 支配。因此，如果存在下运动神经元受损，精确定位受影响的腹壁区域可提示神经损伤平面。

提睾反射 用神经锤尖端轻划大腿上内侧皮肤，引起提睾反射（图 9-34）。反射完整时，睾提肌（T12）收缩，同侧阴囊上提。两侧提睾反射同时消失或减弱提示上运动神经元损伤，单侧反射消失可能提示 L1 和 L2 间的下运动神经元损伤。

肛门反射 检查时，轻触肛周皮肤。皮肤和肛门括约肌（S2、S3、S4）出现收缩反应。

病理反射

病理反射同样是浅反射，由中枢神经系

表 9-1 下肢神经

椎间盘	神经根	反射	肌肉	感觉
L3–L4	L4	膝反射	胫骨前肌	小腿和足内侧
L4–L5	L5	无	踇长伸肌	小腿外侧和足背
L5–S1	S1	跟腱反射	腓骨长、短肌	足外侧

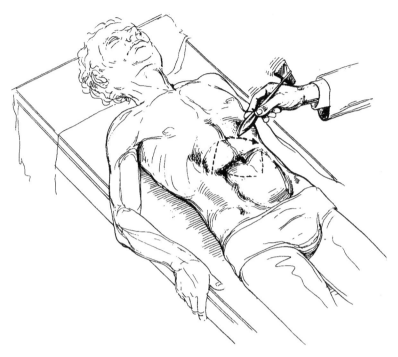

图 9-33　腹壁浅反射检查

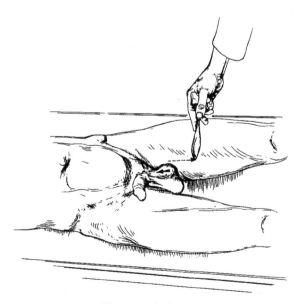

图 9-34　提睾反射

统（大脑皮层）调控。然而，病理反射意义与正常浅反射相反：出现病理反射，提示上运动神经元损伤，病理反射缺失表示神经完整；反之，正常浅反射存在提示神经完整，正常浅反射消失表示上运动神经元损伤。

巴宾斯基（Babinski）征 用检查工具尖端在足跖面从足跟外侧缘向前足轻划。阴性反应表现为足趾不会动，或者足趾一同向跖面屈曲（图9-35）。阳性反应则出现姆趾背屈，其余四趾跖屈，并呈扇形展开（图9-36）。巴宾斯基征阳性提示上运动神经元损伤，常因颅脑创伤或脑肿瘤压迫所致。新生儿巴宾斯基征可为阳性，但在出生后会迅速消失。

奥本海姆（Oppenheim）征 检查者用指甲沿患者胫骨前缘向下划过。正常情况下，无任何反应，或仅诉疼痛。阳性反应同巴宾斯基征：姆趾背屈，其余四趾跖屈，并呈扇形展开。

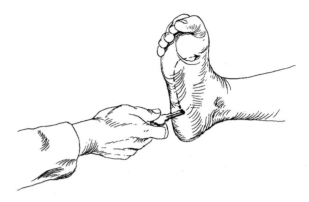

图9-35 巴宾斯基征阴性

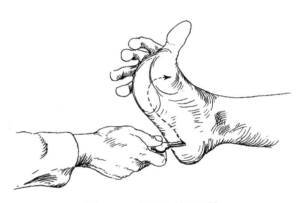

图9-36 巴宾斯基征阳性

特殊检查

1. 脊髓、马尾和坐骨神经拉伸试验。
2. 囊内压力增高试验。
3. 骶髂关节挤压试验。
4. 节段性神经支配试验。

脊髓和坐骨神经拉伸试验

直腿抬高试验 该试验通过重现腰腿疼痛来确定其病因。嘱患者仰卧位。检查者一只手托住患者足跟向上抬腿。同时用固定手保持患者膝关节伸直位。抬腿直至患者出现不适或疼痛，程度因人而异，一般正常人下肢与床面夹角约80°（图9-37）。如果直腿抬高时疼痛，则需判断是由坐骨神经病变还是由腘绳肌紧张引起。腘绳肌紧张引起疼痛局限在大腿后侧，而坐骨神经痛可沿腿向下放射。患者也可能述腰部疼痛，有时对侧腿也会疼痛（主动交叉直腿抬高试验）。患者直腿抬高试验感到疼痛时，稍放低下肢，背屈足部拉伸坐骨神经，重现坐骨神经痛（图9-38）。如果患者在足背屈时无疼痛感，那么直腿抬高引起的疼痛很可能是由腘绳肌紧张所致。如果直腿抬高试验和加强试验均为阳性，让患者尽量精确定位疼痛起源，可能是腰椎或坐骨神经行程的任何部位。

动交叉直腿抬高试验。

健侧直腿抬高试验

患者仰卧，健侧腿抬高。如果患者诉对（患）侧腰部及坐骨神经痛，则更能证明可能存在占位性病变，如腰部椎间盘突出（图9-39）。该试验也称对侧直腿抬高试验或主

胡佛（Hoover）试验　这个试验可用于判断当患者说不能抬腿时其是否装病，还可联合直腿抬高试验进行。当患者试图抬腿时，检查者用手托住对侧足跟部。当患者真正抬腿时，会对对侧足跟施加压力以获得平衡，检查者手能感觉到向下的压力（图9-40）。如果患者试图抬腿时检查者没有感

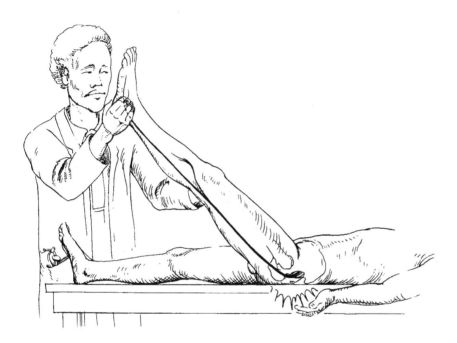

图 9-37　直腿抬高

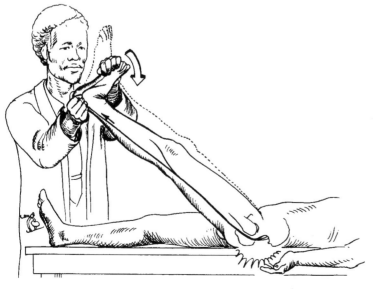

图 9-38　在此体位，足背屈可诱发坐骨神经痛

觉到这种压力，那患者可能没有真正尝试（图 9-41）。

克尼格（Kernig）试验 这是另一个用来拉伸脊髓、产生疼痛的试验。嘱患者仰卧位，双手置于头部后方，头部尽量前屈靠近胸部。患者可能诉颈部疼痛，有时疼痛在腰部或腿部，提示脑膜刺激、神经根受累或神经根外的硬膜囊受刺激（图 9-42）。嘱患者

定位疼痛起源部位，有助于检查者判断其根本原因。

囊内压力增高试验

米尔格拉姆（Milgram）试验 患者仰卧位，嘱其伸直双腿抬高至距离床面 2 英寸（约 5cm）的位置。尽可能长时间保持该状态。该动作拉伸髂腰肌和前腹壁肌肉，同时

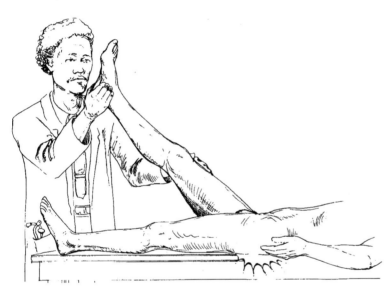

图 9-39 主动直腿抬高试验阳性：健侧直腿抬高可诱发患侧腰背部疼痛

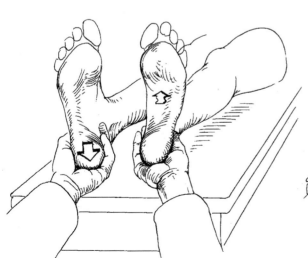

图 9-40 胡佛（Hoover）试验

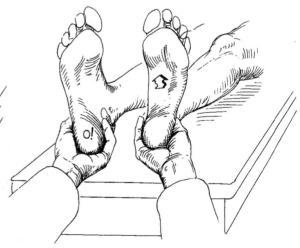

图 9-41 嘱患者一条腿抬高，如对侧足部无向下压力提示患者不愿尝试

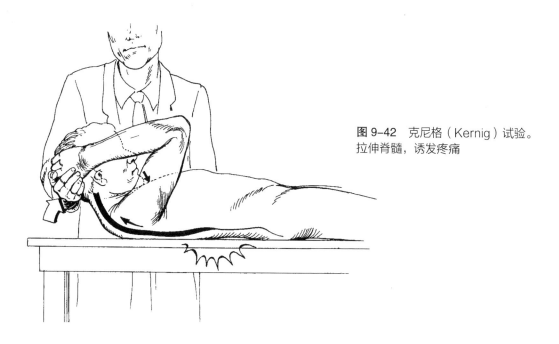

图9-42　克尼格（Kernig）试验。拉伸脊髓，诱发疼痛

使囊内压力增高（图9-43）。如患者能保持该体位30秒而不出现疼痛，则可排除囊内病变。但如果试验呈阳性，患者不能保持该体位，或根本不能抬腿，或尝试抬高时感到疼痛，则可能存在囊内或囊外病变（椎间盘突出），或者髓鞘（包裹脊髓）自身存在异常压力（图9-44）。

颈静脉压迫试验（Naphziger试验） 该试验通过增加脑脊液压力来升高囊内压。轻压双侧颈静脉约10秒直至患者面部开始呈红色（图9-45）。然后嘱其咳嗽，如果咳嗽引起疼痛，则可能有病变压迫髓鞘。嘱患者定位疼痛部位以帮助检查者判断病因。

瓦尔萨瓦（Valsalva）动作 嘱患者做用力排便样动作（图9-46）。这会增高囊内压力。如果用力时引起腰部疼痛或下肢放射痛，则可能存在囊内压增高病变或髓鞘本身病变。

骶髂关节挤压试验

骨盆挤压试验 嘱患者仰卧位。检查者两手分别置于患者两侧髂嵴，拇指置于髂前上棘，手掌位于髂结节。然后用力向身体中线挤压盆骨（图9-47）。如果患者诉骶髂关节疼痛，则可能关节本身存在病变，例如感染或创伤后的继发病变。

盖斯兰（Gaenslen）试验 患者仰卧位，双手抱膝使下肢靠近胸部。然后嘱患者移至检查床边，一侧臀部在床外，另一侧在床上（图9-48）。让无支撑的腿自然下垂，对侧腿部仍屈曲（图9-49）。如果患者诉骶髂关节疼痛，也提示该区域存在病变。

"4"字试验（Fabere试验） 该试验可用于检查髋部和骶髂关节病变。患者仰卧位，患侧足部置于对侧膝部。患侧髋关节处于屈曲、外展、外旋位。此时腹股沟处疼痛常提示髋关节或周围肌肉病变。当髋关节到

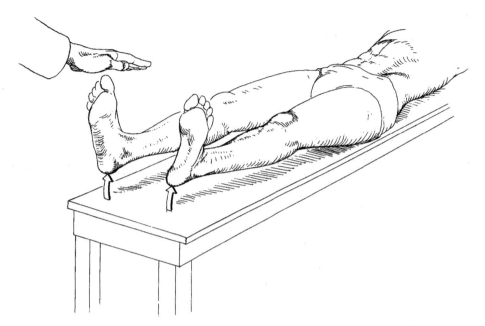

图 9-43　米尔格拉姆（Milgram）试验。如果患者能够保持该体位 30 秒，不出现疼痛，则可排除囊内病变

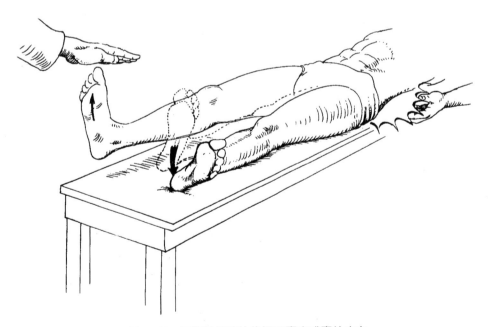

图 9-44　不能保持该体位提示囊内或囊外病变

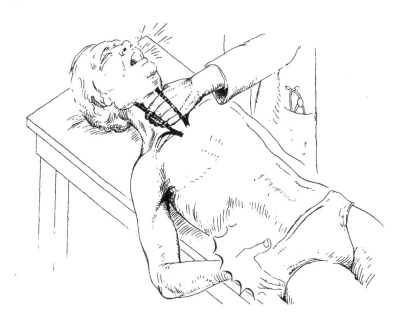

图 9-45　颈静脉压迫试验。试验可增高囊内压

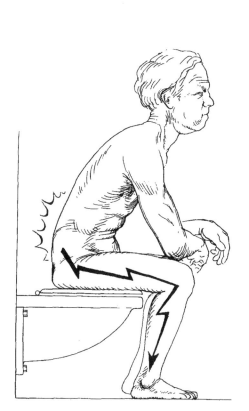

图 9-46　瓦尔萨瓦（Valsalva）动作

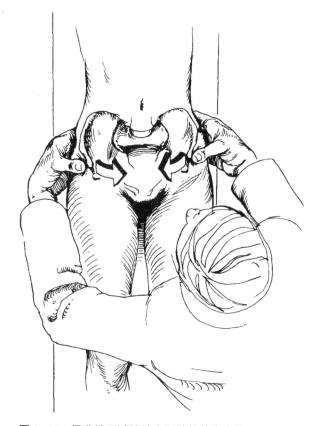

图 9-47　骨盆挤压试验检查骶髂关节稳定性

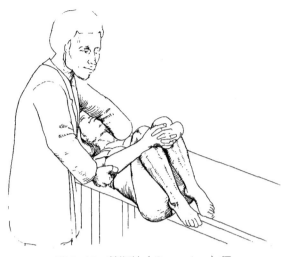

图 9-48　盖斯兰（Gaenslen）征

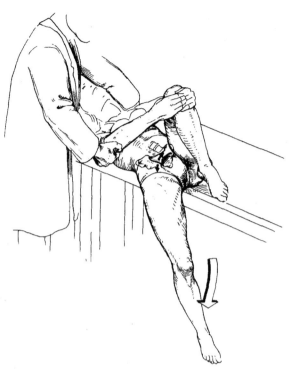

图 9-49　行该检查时疼痛，提示骶髂关节病变

达屈曲、外展、外旋终点时，股骨固定于骨盆。为了向骶髂关节施压，扩大活动范围，检查者一只手置于患者屈曲的膝关节上，另一只手放在其对侧的髂前上棘。两点同时施压，如同翻开一本书的封面。如果患者诉疼痛加剧，则可能存在骶髂关节病变（图9-50）。

骶髂关节病变不常见，然而发现时常伴随着累及骨盆的重大创伤或感染性疾病，例如结核。

节段性神经支配试验

比弗（Beevor）征　该试验检查腹直肌和相应的椎旁肌节段性神经支配的完整性。腹直肌由 T5 ~ T12（L1）脊神经前支节段性支配。相应的椎旁肌由 T5 ~ T12（L1）脊神经后支节段性支配。嘱患者 1/4 仰卧位，双臂交叉于胸前（图 9-51）。保持该状态，观察脐部。正常情况下，脐部不会移动。但如果脐部向上、向下或向一侧移动，则可能存在腹前壁和椎旁肌的不对称牵拉。脐部移向有力的或无病变的一侧（图 9-52）。部分腹直肌节段性受累常并发相应椎旁肌无力。检查腹部和腰部肌肉是否存在肌肉无力、萎缩、不对称。比弗征阳性常见于脊髓灰质炎或脊髓脊膜膨出患者。

相关区域检查

髋部、直肠和骨盆病变都可引起腰椎疼痛（图 9-53）。为了全面检查，应对所有的患者进行直肠检查。同样建议女性患者进行骨盆检查。

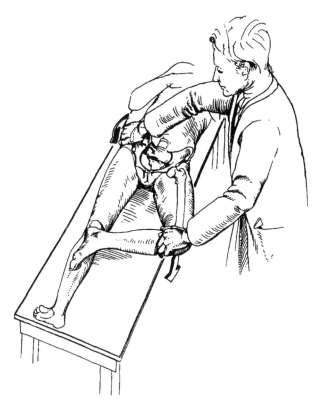

图 9-50 帕特里克（Patrick）或"4"字（Fabere）试验

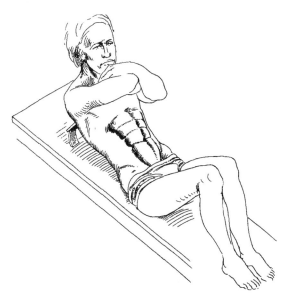

图 9-51 比弗（Beevor）征。阴性则脐部不动

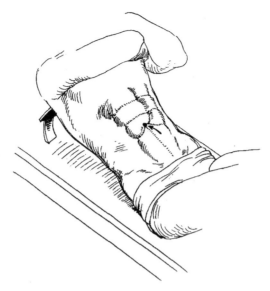

图 9-52 该姿势下，脐部移动表示腹直肌和椎旁肌节段性无力（Beevor 征阳性）

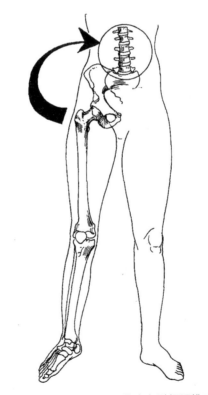

图 9-53 髋部、直肠和骨盆病变引起腰椎症状

（吴文凤　廖晓龙　刘江涛　叶恒波　译）

参考文献

1. Aegerter E, Kirkpatrick JA, JR. Orthopedic diseases: Physiology, pathology, radiology, 3rd ed.Philadelphia, W. B. Saunders 1968

2. Apley AG. A system of orthopaedics and fractures, 4th ed. London, Butterworths 1973

3. Appleton AB, Hamilton WJ, Simon J. Surface and radiological anatomy, 2nd ed. London, W. Heffer & Sons Ltd 1938

4. Basmajian JV. Muscles alive, 3rd ed. Baltimore, Williams & Wilkins 1974

5. Beetham WP JR, Polley HF, Slocumb CH,Weaver WF. Physical examination of the joints. Philadelphia ,W. B. Saunders 1965

6. Bunnell S. Bunnell's surgery of the hand , 3rd ed. Boyes, J. H, ed. Philadelphia, J. B. Lippincott 1970

7. Crenshaw AH, ed. Campbell's operative orthopaedics, 5th ed. St. Louis, C. V. Mosby 1971

8. Daniels L, Williams M, Worthingham C. Muscle testing: Techniques of manual examination, 2nd ed. Philadelphia, W. B. Saunders 1946

9. Delagi E, Perrotto L, Iazzetti J, Morrison D. An anatomic guide for the electromyographer. Springfield, Ill. Charles C Thomas 1975

10. Ferguson AB.Orthopedic surgery in infancy and childhood, 3rd ed. Baltimore, Williams & Wilkins 1968

11. Giannestras NJ. Foot disorders: Medical and surgical management, 2nd ed. Philadelphia, Lea&Febiger 1973

12. Helfet AJ. Disorders of the knee. Philadelphia, J.B. Lippincott 1974

13. Henry AK. Extensile exposure, 2nd ed. Baltimore, Williams & Wilkins 1959

14. Hoppenfeld S. Scoliosis. Philadelphia, J. B. Lippincott 1967

15. Inman VT, ed.Duvries' surgery of the foot, 3rd ed. St. Louis, C.V. Mosby 1973

16. Kaplan EB. Duchenne: Physiology of motion. Philadelphia W. B. Saunders 1959

17. Kelikian H.Hallux valgus, allied deformities of the forefoot and metatarsaligia, Philadelphia, W. B. Saunders 1965

18. Kite JH.The clubfoot. New York, Grune & Stratton 1964

19. Lewin P. The foot and ankle. Philadelphia, Lea & Febiger 1958

20. Mercer W, Duthie RB. Orthopaedic surgery. London, Arnold 1964

21. Morton DJ. The human foot. New York, Hafner 1964

22. Salter RB.Textbook of disorders and injuries of the musculoskeletal system. Baltimore, Williams & Wilkins 1970

23. Schultz RJ. The language of fractures. Baltimore, Williams & Wilkins 1972

24. Sharrard WJW. Paediatric orthopaedics and fractures. Oxford, Blackwell Scientific Publications 1971

25. Shore N.Occlusal equilibration and temporo mandibular joint dysfunction. Philadelphia, J. B. Lippincott 1959

26. Spinner M.Injuries to the major branches of peripheral nerves of the forearm. Philadelphia, W. B. Saunders 1972

27. Stanisavljevic S. Diagnosis and treatment of congenital hip pathology in the newborn. Baltimore, Williams&Wilkins 1963

28. Steindler A.Kinesiology of the human body. Springfield, Ill. Charles C Thomas 1955

29. Tachdjian MO. Pediatric orthopedics, vols. 1 and 2. Philadelphia, W. B. Saunders 1972

30. Turek SL.Orthopaedics: Principles and their application, 2nd ed. Philadelphia, J. B. Lippincott 1967